Karin Wallnöfer

Chinesische Medizin verstehen

Karin Wallnöfer

Chinesische Medizin verstehen

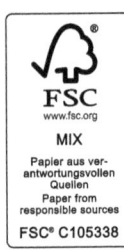

Wichtiger Hinweis:
Die hier dargestellten Inhalte dienen ausschließlich der neutralen Information und allgemeinen Weiterbildung. Der Text ersetzt keinesfalls die fachliche Beratung durch einen Arzt und er darf nicht als Grundlage zur eigenständigen Diagnose und Beginn, Änderung oder Beendigung einer Behandlung von Krankheiten verwendet werden. Konsultieren Sie bei gesundheitlichen Fragen oder Beschwerden immer den Arzt Ihres Vertrauens.

Bibliografische Information der Deutschen Nationalbibliothek:
Die Deutsche Nationalbibliothek verzeichnet diese Publikation in der Deutschen Nationalbibliografie; detaillierte bibliografische Daten sind im Internet über http://.dnb.dnb.de abrufbar.

2. überarbeitete Auflage
©2018 Karin Wallnöfer
Herstellung und Verlag:
BoD – Books on Demand, Norderstedt

ISBN: 9783741298318

Inhalt

Inhalt	5
Vorwort	9
Kurze Einführung in die TCM	13
Zwischen Tradition und Modernität	13
Ganzheitlichkeit	15
Yin und Yang	17
Yin und Yang in der Chinesischen Medizin	19
Die 5 Wandlungsphasen	22
Die Funktionskreise	24
Die Essenz	26
Das Qi	28
Das Qi der Funktionskreise	30
Das Blut	32
Die Körperflüssigkeiten	33
Fülle und Leere	34
Die Muster-Differenzierung	36
Holz	39
Die Wandlungsphase Holz in Kürze	39
Die Bewegungen des Qi	40
Die Leber-Qi-Stagnation - Ursachen	43
Die Leber-Qi-Stagnation - Symptome	49
Das Leber-Blut	57
Der Leber-Blut-Mangel	59
Die Leber-Blut-Stagnation	64

Der Leber-Yin-Mangel 68
Das aufsteigende Leber-Yang 70
Die Leber-Hitze 74
Die Blut-Hitze 79
Der Wind geht zur Leber 80
Der Innere Leber-Wind 83
Die Wut ist die Emotion der Leber 84
Der Funktionskreis Gallenblase 86
Die Feuchte-Hitze in Leber und Gallenblase 87

Feuer 92

Die Wandlungsphase Feuer in Kürze 92
Die Zirkulation des Blutes 93
Der Geist wohnt im Herzen 95
Das Herz öffnet sich in die Zunge 99
Der Herz-Qi-Mangel 101
Der Herz-Yang-Mangel 103
Der Herz-Blut-Mangel 105
Der Herz-Yin-Mangel 109
Die Herz-Hitze 112
Die Herz-Blut-Stagnation 115
Die Wärme geht zum Herzen 117
Die Freude ist die Emotion des Herzens 118
Der Funktionskreis Dünndarm 121
Der Funktionskreis Perikard 121
Der Funktionskreis Dreifacher Erwärmer 122

Erde 124

Die Wandlungsphase Erde in Kürze 124
Die Milz und die Verdauung 126
Der Milz-Qi-Mangel - Ursachen 129
Der Milz-Qi-Mangel - Symptome 135
Die haltende Funktion der Milz 140
Der Milz-Yang-Mangel 142

Die Feuchtigkeit geht zur Milz 145

Feuchtigkeit sammelt sich in der Milz 147

Die Feuchte-Hitze in der Milz 154

Der Schleim 158

Das Nachdenken ist die Emotion der Milz 161

Der Funktionskreis Magen..163

Der Magen-Qi-Mangel.. 164

Die Magen-Hitze... 166

Der Magen-Yin-Mangel 169

Die Nahrungsstagnation im Magen 171

Das rebellierende Magen-Qi...173

Metall 176

Die Wandlungsphase Metall in Kürze 176

Die Lunge und das Qi 177

Der Lungen-Qi-Mangel... 181

Äußerer Wind dringt in die Lunge ein 186

Schleim sammelt sich in der Lunge 189

Die Trockenheit geht zur Lunge 194

Der Lungen-Yin-Mangel 196

Die Lungen-Hitze.. 199

Die Traurigkeit ist die Emotion der Lunge 200

Der Funktionskreis Dickdarm 202

Wasser..205

Die Wandlungsphase Wasser in Kürze 205

Die Niere und die vorgeburtlichen Ressourcen 206

Der Nieren-Essenz-Mangel 209

Die Wurzel von Yin und Yang 212

Die Niere als Reservebatterie 214

Der Nieren-Yang-Mangel 217

Der Nieren-Yin-Mangel 223

Die schwache Niere 229

Die Angst ist die Emotion der Niere 231

Die Kälte geht zur Niere 233
Der Funktionskreis Blase 235
Die Feuchte Hitze in der Blase 236

Nachwort 239

Kurzes Loblied auf die Prävention 239
Danke! 243
Literatur 244
Stichwortverzeichnis 246

Vorwort

Was mich an der Chinesischen Medizin am meisten fasziniert, ist, dass Wissen, Verantwortung und Kompetenz nicht wie in der Biomedizin zum allergrößten Teil beim behandelnden Arzt oder Therapeuten liegen, sondern bei jedem Einzelnen selbst. Auf meinen Reisen nach China war ich immer wieder beeindruckt davon, wie kompetent viele Chinesen sich für die eigene Gesundheit einsetzen: da werden Akupunkturpunkte gedrückt und Meridiane gedehnt, es wird frühmorgens Qigong geübt und abends mit den Hühnern zu Bett gegangen, es wird je nach Wetterlage gekocht und bei den kleinsten Problemen kommt gleich die richtige Heilkräutersuppe auf den Tisch.

Seit vielen Jahren gebe ich als Ausbildnerin und Beraterin meinen Beitrag dazu, diese Art von Eigenverantwortung und Kompetenz auch hierzulande zu stärken. Das ist nicht immer einfach und das größte Problem dabei würde ich wohl so formulieren: viele Menschen sind sich selbst sehr fern. Zum einen betrifft diese Entfernung zu sich selbst die körperliche Ebene. Hier geht es darum, dass der Körper mehr von außen betrachtet und nach seinen Leistungen beurteilt wird, als von innen her erspürt und beseelt. Es hapert an der Wahrnehmung ganz einfacher Dinge: Atmung, Anspannung, Wärme, Müdigkeit.... Doch darüber hinaus fehlt es oft auch an Verständnis, gibt es eine Art intellektueller Fremdheit dem eigenen Organismus gegenüber. Was dabei fehlt, sind nicht die Fachkenntnisse eines Therapeuten, sondern eigentlich der reine Hausverstand: was stärkt den Organismus, was schwächt ihn, wie reagiert der Körper auf äußere Einflüsse, wie verdaut er, wie schläft er, was macht ihn krank, wie erholt er sich am besten, wie spielen Seele und Körper zusammen? Einfache Fragen, auf die es in der Chinesischen Medizin ebenso einfache und einleuchtende Antworten gibt. Sich mit diesen Antworten vertraut zu machen, ist wohltuend, ja geradezu heilsam, denn Gesundheit hat nicht zuletzt damit zu tun, dass wir verstehen, wie unser Organismus funktioniert und wie sich Ungleichgewichte anfühlen oder bemerkbar machen. Diese Art von tiefem Verständnis für die natürlichen Prozesse und Gleichgewichte kann die Chinesische Medizin sehr viel besser vermitteln als die moderne Biomedizin.

Dieses Buch will kein Lehrbuch der Chinesischen Medizin sein; es geht hier nicht so sehr um trockenes Wissen, als vielmehr um Verständnis, Einsicht in Zusammenhänge, Erfahrung. Ich verzichte deshalb bewusst auf eine systematische Abhandlung, wie dies in einem Lehrbuch angesagt wäre. Dennoch werden in den Kapiteln in lockerer Abfolge alle wichtigen Themen abgehandelt. Der einführende Teil über die Grundlagen der TCM dient Neulingen in diesem Gebiet als kurze Einführung, kann aber in Vollständigkeit und Objektivität nicht mit einem Lehrbuch gleichhalten.

Neben den Funktionskreisen werden alle wichtigen Muster besprochen und zwar jeweils, was die Ursachen und die Symptome betrifft. Vor allem wer sich zum ersten Mal mit der Chinesischen Medizin auseinandersetzt wird es sich wohl nicht verkneifen können, bei sich selbst oder anderen nach Anzeichen und Symptomen für die Muster zu suchen, und er wird dabei zu allerhand Einsichten gelangen. Eine solche grobe Einschätzung der Muster und Ungleichgewichte kann im Alltag sehr hilfreich sein. Sie zu erreichen ist Teil der eingangs erwähnten Kompetenz und somit durchaus ein Ziel dieses Buches. Dabei muss aber klar sein, dass eine solche grobe Einschätzung nicht einer gründlichen Befundung nach der TCM entspricht. Hierfür braucht es eine gründliche Befragung, die Begutachtung von Zunge und Puls sowie einiges an Erfahrung. Zudem kann auch die exakteste Befundung nach der TCM keine medizinische Diagnose ersetzen. Was dieses Buch also nicht bieten kann, ist eine Anleitung zur Befundung nach der TCM oder gar zur Selbstbehandlung.

Kurze Einführung in die TCM

Zwischen Tradition und Modernität

Als erstes und bis heute grundlegendes schriftliches Werk in der Chinesischen Medizin gilt der Innere Klassiker des Gelben Kaisers (auf Chinesisch *huangdi neijing*). Diese wahrscheinlich während der zwei letzten vorchristlichen Jahrhunderte verfasste Schrift enthält alle grundlegenden Ideen, Begriffe und Erklärungsmodelle, auf welche die Chinesische Medizin bis heute baut. In den darauf folgenden zwei Jahrtausenden hat sich die medizinische Tradition in China unweigerlich weiterentwickelt und konnte doch über viele Jahrhunderte eine starke Homogenität erhalten. So blieb die grundlegende Theorie der Chinesischen Medizin über die Zeit mehr oder weniger unverändert gültig und die Schulen und Ärzte fühlen sich trotz mancher Unterschiede bis heute alle derselben Tradition zugehörig, einer Tradition, die im Inneren Klassiker des Gelben Kaisers wurzelt.

Die TCM besteht grob gesprochen aus zwei Systemen, die sich derselben theoretischen Modelle bedienen und sozusagen unter demselben Dach wohnen, trotzdem aber völlig unabhängig voneinander eingesetzt werden können. Zum einen gibt es die Innere Medizin, in der die Funktionskreise und ihre Störungsmuster im Mittelpunkt stehen. Nach dieser Inneren Medizin richten sich vor allem die Chinesische Kräuterheilkunde und die Ernährungslehre. Daneben gibt es eine Äußere Medizin, in der Meridiane und Akupunkturpunkte beschrieben werden und nach welcher Akupunktur, Moxibustion, Tuina und Qigong sich ausrichten. Den eigentlichen Kern der modernen TCM, vor allem was die Theorie und die Diagnosemethoden betrifft, bildet die Innere Medizin und um deren Erkenntnisse geht es auch in diesem Buch.

Die Chinesische Medizin ermöglicht uns nicht nur einen Zugang zu alternativen Heilmethoden, sie stellt ein im Vergleich zur modernen Biomedizin grundlegend anderes Medizinmodell dar. TCM und Biomedizin betrachten denselben menschlichen Organismus und doch kommen sie zu vollkommen unterschiedlichen Ergebnissen. Das Objekt ist dasselbe, doch der Blick könnte unterschiedlicher nicht sein. So wie auf einer geographischen und einer politischen Landkarte dieselbe Gegend dargestellt wird und wir doch andere Dinge erkennen können: Berge, Meerestiefen und Wüsten auf der einen Karte, Landesgrenzen, Hauptstädte und Hoheitsgebiete auf der anderen.

Für die TCM und insbesondere die Innere Medizin war der menschliche Körper seit jeher eine Art *black box*: er konnte von außen sehr genau beobachtet werden, doch systematische Kenntnisse über sein Inneres gab es nicht. Also konzentrierte sich die Chinesische Medizin aufs Beobachten. Viele Generationen von Ärzten haben über Jahrhunderte eine schier unendliche Menge empirischer Daten gesammelt, zwar nicht nach den strengen wissenschaftlichen Kriterien moderner Forschung, dafür aber mit Offenheit, Hausverstand und sehr viel Erfahrung. Um den empirischen Erkenntnissen eine logische Ordnung zu geben, hat die Chinesische Medizin Modelle entwickelt, die sich an die chinesische Naturphilosophie anlehnen und die als heuristisch bezeichnet werden können, denn sie versuchen, begrenztes Wissen so zu organisieren, dass sich daraus erfolgreiche therapeutische Strategien ableiten lassen.

Es gibt Zusammenhänge, Phänomene und Pathologien, bei denen die Erklärungsmodelle der TCM passen wie angegossen. Bei anderen Zusammenhängen können sie durch einzelne Ausnahmen oder Zusätze passend gemacht werden. Doch gibt es auch Bereiche, in denen die TCM keine wirklich stimmigen Erklärungen liefern kann. Wie jedes Modell der Wirklichkeit haben eben auch die Theorien der TCM ihre blinden Flecke. Die Versuche, die Erklärungsmodelle in diesen Bereichen zurechtzurücken, gleichen dem Versuch, sich mit einer zu kurzen Bettdecke warm zu halten. Zum Glück aber hat die Chinesische Medizin auch dann empirisch erprobte und therapeutisch erfolgversprechende

Behandlungsmethoden zu bieten, wo ihre theoretischen Erklärungsversuche nicht immer ganz überzeugen können.

Empirie und Philosophie, zwischen diesen beiden Polen hat sich die Chinesische Medizin über viele Jahrhunderte entwickelt und steht damit in einem Spannungsfeld zwischen Tradition und Moderne. Sie ist im Lauf ihrer Geschichte ihren Wurzeln treu geblieben und hat sich doch auch immer wieder neu in Frage gestellt. Aus diesem Zusammenspiel von alt und neu, Sinn und Zweck, Ordnung und Dynamik schöpft die Chinesische Medizin ihre Kraft und Vitalität.

Ganzheitlichkeit

In China selbst wurde die Ganzheitlichkeit der Chinesischen Medizin eigentlich erst im Vergleich mit der westlichen Biomedizin zum Thema. In diesem Vergleich aber erscheint die Ganzheitlichkeit der TCM als eine ihrer grundlegendsten Eigenschaften. In dem komplexen System des menschlichen Organismus versucht sie, Zusammenhänge und Regelmäßigkeiten zu erkennen, ohne das große Ganze aus den Augen zu verlieren. Es geht um Gleich- oder Ungleichgewichte, Wechselwirkungen, Dynamiken und Tendenzen in einem sich selbst regulierenden System, in dem alles mit allem zusammenhängt und das sich in ständiger Bewegung befindet. Wechselwirkung und Bewegung, diese beiden sind der eigentliche Kern der Chinesischen Medizin; in anderen Worten: Relation und Dynamik.

Wir können den ganzheitlichen Gedanken in der Chinesischen Medizin auf mehreren unterschiedlichen Ebenen wiederfinden. Eine erste Einheit verbindet den Menschen als Mikrokosmos mit seiner natürlichen Umwelt, dem Makrokosmos. Der Mensch ist selbstverständlich ein Teil der Natur und unterliegt deren Gesetzmäßigkeiten. Die Rhythmen der Natur, das Klima, das Zusammenleben mit Pflanzen und Tieren haben sich im Laufe von Jahrtausenden in das Wesen des

Menschen eingeschrieben, sind Teil seiner eigenen Natur geworden. Alle Gesetzmäßigkeiten des Kosmos spiegeln sich in der Natur des Menschen wider. Der Wechsel von Yin und Yang, die Abfolge der Fünf Wandlungsphasen, kurz: das Dao des Himmels wirkt in uns ebenso wie es im Makrokosmos wirkt. Unser Organismus wird nicht nur beeinflusst von den Gegebenheiten der äußeren Welt, er hat sie sozusagen verinnerlicht. In der Logik der Chinesischen Medizin gibt es auch im menschlichen Organismus Tag und Nacht, Sommer und Herbst, Kälte, Hitze oder Wind.

Ebenso eingebunden ist der Mensch auch in seine soziale Umwelt. Er ist immer und unweigerlich Sohn, Bruder oder Vater, Tochter, Schwester oder Mutter. Daraus erwachsen Verpflichtungen, Konflikte, Freuden; es wird gearbeitet, gefeiert oder getrauert. Auch hier ergeben sich über Emotionen und Lebensgewohnheiten unvermeidbare Einflüsse auf das innere Gleichgewicht. Will man Gesundheit und Krankheit begreifen, so kann man aus der Sicht der Chinesischen Medizin diese Zusammenhänge nicht außer Acht lassen, denn sie sind das Fundament für beides.

Eine weitere untrennbare Einheit stellt der Mensch selbst in seiner Ganzheit dar. Dies ist eine Erkenntnis, die eigentlich nicht angezweifelt werden kann und der doch von der Biomedizin nicht genügend Rechnung getragen wird. Der Mensch ist für die TCM eine Einheit, in der Körper, Körperfunktionen, Emotionen, geistige Fähigkeiten und die spirituelle Ebene untrennbar miteinander verbunden und voneinander abhängig sind. Die Zusammenhänge zwischen den einzelnen Bereichen bilden ein komplexes System und gehen weit über die wenigen von der Biomedizin als psychosomatisch anerkannten Erkrankungen hinaus. Gerade die Trennung von Körper und Psyche und die Behandlung des einen ohne das andere, die wir uns in der Biomedizin so sehr zur Gewohnheit gemacht haben, wirken aus der Sicht der Chinesischen Medizin manchmal geradezu absurd.

Ein dritter wichtiger Aspekt der Ganzheitlichkeit betrifft die Teilsysteme, aus denen der menschliche Organismus sich aufbaut. Es ist eine grundlegende Überzeugung der Chinesischen Medizin, dass jedes

Teilsystem die Ordnung des großen Ganzen widerspiegelt. Die Gesichtszüge, der Bauch, der Rücken, die Zunge, der Puls, das Ohr... in jedem einzelnen dieser Teile zeigt sich und wirkt das Ganze und wird auf diese Weise sichtbar und behandelbar. So funktioniert letztendlich auch die Befundung in der TCM als ein Erkennen des Großen im Kleinen, des Ganzen in einem Teil (Zunge, Puls).

Es ist nach der Logik der Chinesischen Medizin also nicht sinnvoll, den menschlichen Organismus in Diagnose oder Therapie in seine Einzelteile zu zerlegen. Deshalb gibt es in der TCM auch keine Spezialisten für einzelne Teilbereiche, keine Kardiologen, Gynäkologen oder Orthopäden, sondern höchstens Fachleute, was einzelne therapeutische Methoden betrifft, also zum Beispiel Ärzte, die nur Akupunktur oder nur Heilkräuter einsetzen. Für einen Arzt der Chinesischen Medizin hängen Schwerhörigkeit, Inkontinenz und Ängste als Störungen des Funktionskreises Niere eng zusammen. Für deren Behandlung braucht es keinen Hals-Nasen-Ohren-Arzt, keinen Urologen und keinen Psychiater. Diese drei so unterschiedlichen Probleme werden von ein und demselben Arzt, nach ein und derselben Befundung mit denselben Methoden behandelt.

Yin und Yang

Zunächst ein kurzer Hinweis zur Schreibung: die beiden Wörter Yin und Yang werden manchmal klein und andere Male groß geschrieben. Sowohl in der Philosophie als auch in der Chinesischen Medizin werden sie nämlich manchmal als Adjektive eingesetzt und andere Male als Substantive. Es kann also einmal heißen "Blut ist stärker yin als Qi" und ein anderes Mal "Das Yin ist zu schwach".

Yin und Yang sind das Fundament, auf das die gesamte chinesische Naturphilosophie und mit ihr die Chinesische Medizin aufbauen. In der Philosophie beschreiben die Begriffe Yin und Yang keine jeweils einzelnen Objekte, Kräfte oder Eigenschaften, sondern vielmehr Paare von einander mehr oder weniger entgegengesetzten Tendenzen, Kräften oder Eigenschaften, durch deren Verhältnis zueinander eine bestimmte Dynamik entsteht. Eine solche Dynamik zwischen Yin und Yang lässt sich in vielen Naturphänomenen beobachten, sowohl in der unbelebten Natur, als auch in der belebten: Licht und Schatten, Tag und Nacht, Expansion und Konzentration, Aktivität und Ruhe ... und die Liste könnte noch lange fortgeführt werden.

Auf der Suche nach einem konkreten Bedeutungspaar für Yin und Yang kommen uns die chinesischen Schriftzeichen zu Hilfe: 阴 (*yin*) und 阳 (*yang*). Die beiden enthalten auf der linken Seite das Zeichen für Hügel, während die rechte Hälfte im Schriftzeichen Yin vom Mond und im Schriftzeichen Yang von der Sonne gebildet wird. Gemeint sind damit die Schatten- und Sonnenseite eines Hügels und davon abgeleitet die Eigenschaften verborgen, dunkel, kühl und feucht für Yin, und offen, hell, warm und trocken für Yang. Ein weiteres starkes und seit dem Altertum immer wieder verwendetes Sinnbild für Yin und Yang sind Wasser und Feuer. Das Wasser steht hier für das Yin: es tendiert nach unten, kühlt, befeuchtet und ist relativ träge. Das Feuer hingegen repräsentiert das Yang: es strebt nach oben, wärmt, trocknet und ist aktiv. Wichtig ist auch in diesem Fall die Dynamik zwischen den beiden: das Wasser kann das Feuer löschen, das Feuer aber kann das Wasser verdampfen lassen.

Das Verwirrende für uns ist dabei, dass Yin und Yang niemals irgendwelche konkreten Eigenschaften oder Kräfte bezeichnen, sondern immer nur das Verhältnis, das sich zwischen zwei Eigenschaften oder Kräften entwickelt. Denken wir zum Beispiel an das Paar Wasser-Feuer. Es stimmt: das Feuer ist im Vergleich zum Wasser eindeutig Yang und das Wasser kann in diesem Kontext nur als Yin bezeichnet werden. Betrachten wir nun aber das Wasser im Vergleich zum Eis, so wird, was eben noch Yin war, eindeutig Yang: das Wasser kann das Eis schmelzen, es ist beweglicher und wärmer als letzteres. Es gibt also nichts, was für sich genommen Yin oder Yang ist.

So haben wir in der Theorie von Yin und Yang die beiden Prinzipien wiedergefunden, die die gesamte chinesische Philosophie und Medizin durchziehen: Relation und Dynamik.

Yin und Yang in der Chinesischen Medizin

Soweit die Philosophie. In der Chinesischen Medizin haben Yin und Yang darüber hinaus eine sehr viel konkretere Bedeutung: sie bezeichnen Kräfte, Fähigkeiten, Ressourcen über die der gesamte Organismus, jedes Organ und jede einzelne Zelle verfügen. Organismus, Organ und Zelle können nämlich in ihren Aktivitäten in zwei unterschiedliche Richtungen tendieren: zum einen kann eine stärkere Verinnerlichung und/oder Verlangsamung der Aktivitäten stattfinden, wobei vermehrt speichernde, befeuchtende, nährende und substanzbildende Prozesse ablaufen. Diese Tendenz entspricht nach der TCM dem Yin, setzt sich im Organismus während der Nachtstunden durch und ist auch im Winter stärker spürbar. Zum anderen können sich die Aktivitäten mehr nach außen hin verlagern und schneller ablaufen, wobei vermehrt bewegende, Energie verbrauchende und transformierende sowie wärmende Prozesse ablaufen. Diese zweite Tendenz entspricht dem Yang, charakterisiert die Tagesstunden und verstärkt sich im Sommer.

Das Yang eines Funktionskreises bezeichnet dessen Fähigkeit, aktive Funktionen auszuführen, also Energie (Qi) in Wärme, Dynamik und Aktivität umzusetzen. Das Yin eines einzelnen Funktionskreises beschreibt hingegen seine Fähigkeit, die Aktivität zu bremsen oder nach innen zu lenken und sich dabei in seiner Substanz zu erneuern oder zu erhalten. Ein recht klares Beispiel ist der Funktionskreis Magen: das Yang bestimmt über die Produktion von aktiven Magensäften (allen voran Magensäure) und eine effektive Peristaltik; das Yin ist notwendig, um die Säfte ausreichend zu verdünnen, den Magen zwischen zwei

Mahlzeiten zur Ruhe kommen zu lassen und die Magenschleimhaut vor der Säure zu schützen.

Die Kraft und die Fähigkeit, diese Richtungen einzuschlagen, verdankt der Organismus seinem Yin und seinem Yang. Im Unterschied zu Qi, Blut und Körperflüssigkeiten, die ständig verbraucht und wieder aufgefüllt werden, sind Yin und Yang Ressourcen, über die wir von Geburt an verfügen. Sie wurzeln im Funktionskreis Niere und können, sind sie einmal geschwächt, nicht so leicht und bisweilen auch nicht vollständig wieder aufgebaut werden. Mir scheint es deshalb korrekt, für Qi, Blut und Körpersäfte die Bezeichnung "substanzielle Ressourcen" zu verwenden, während Yin und Yang als "regulative Ressourcen" beschrieben werden können.

Das Beispiel der thermischen Regulierung kann uns das Gleichgewicht zwischen Yin und Yang recht gut veranschaulichen. Der gesunde menschliche Organismus ist dazu imstande, seine Kerntemperatur weitgehend unabhängig von der Temperatur der Umgebung mehr oder weniger konstant zu halten. Dabei gibt es aber beachtliche Unterschiede in der subjektiven Wahrnehmung der eigenen Körpertemperatur. Besonders während der Übergangszeiten sitzt nicht selten ärmelloses Shirt neben Pullover, Sandale neben Wollsocke. Diese Unterschiede haben mit dem individuellen Gleichgewicht zwischen Yin und Yang zu tun: ist das Yang stärker, so strömen das Qi und damit auch das Blut und die Wärme vermehrt an die Körperoberfläche, man hat das Gefühl von Wärme. Neigt sich das Gleichgewicht hingegen eher in Richtung Yin, so sammelt sich das Qi im Körperinneren, die Oberfläche kühlt aus und man hat eher das Gefühl von Kälte. Diese Wechsel sind nötig, um die Körpertemperatur auch in einer wärmeren oder kälteren Umgebung konstant zu erhalten. So erlaubt die warme Körperoberfläche im Sommer in Kombination mit dem Schwitzen eine Abkühlung, während das Zusammenziehen von Qi und Blut ins Körperinnere im Winter den Verlust von Wärme und Energie minimiert. Aufgrund dieser Unterschiede kann es passieren, dass wir bei derselben Raumtemperatur im Winter frösteln, während wir sie im Sommer als angenehm wahrnehmen. Einen vergleichbaren Wechsel zwischen Yin und Yang gibt es auch im Tagesverlauf: nachts tendiert unser Körper zum Yin und kühlt aus (weshalb man sich gerne zudeckt), tagsüber stärker zum Yang und die Temperatur steigt etwas an. Diese rhythmischen Schwankungen zwischen Yin und Yang liegen also in unserer Natur, die individuellen Abweichungen davon hängen mit dem jeweiligen inneren Gleichgewicht zusammen. Eine Person mit einem schwachen Yang befindet sich sozusagen das ganze Jahr über mehr oder weniger im "Winter-Modus". Das Problem ist nicht, dass diese Person mit einem schwachen Yang prinzipiell über weniger Energie verfügt. Das Problem ist, dass ihr Organismus die zugeführten Kalorien nicht verbrennt, um Aktivität und Wärme zu steigern (das wäre die Yang-Lösung), sondern dass er so viel wie möglich spart und die Kalorien lieber in Form von Substanzen ansammelt (die Yin-Lösung).

Das Gleichgewicht zwischen Yin und Yang im Organismus ist dynamisch und komplex. Um dieses Zusammenspiel besser zu verstehen, können wir uns die Organisation eines Restaurants vor Augen halten. Die Yin-Aktivitäten finden statt, bevor die Gäste kommen: einkaufen, die Kühlschränke füllen, Gemüse putzen, Brühen einkochen, Desserts vorbereiten und die Tische decken. Die Yang-Aktivitäten hingegen beginnen mit dem Eintreffen der Gäste: die Türen öffnen sich, man begrüßt die Gäste und entkorkt die Weinflaschen, die Musik spielt und die Kerzen brennen. Wie in diesem Beispiel so können auch im gesunden Organismus Yin und Yang nur dann funktionieren, wenn sie sich in einem harmonischen Gleichgewicht befinden. Es handelt sich um ein kompliziertes, dynamisches Gleichgewicht, in welchem sich Yin- und Yang-Phasen abwechseln, überschneiden und gegenseitig bedingen. Ein gesunder Organismus verfügt über die Fähigkeit, sich durch das harmonische Zusammenspiel und den natürlichen Wechsel zwischen diesen beiden Kräften an die Herausforderungen des Lebens anzupassen. Kommt es hingegen zu Ungleichgewichten, so folgen daraus früher oder später Störungen und Erkrankung.

Das Yin und das Yang bezeichnen Ressourcen, die sowohl dem gesamten Organismus als auch einzelnen Funktionskreisen zur

Verfügung stehen. So spricht man zum Beispiel von einem Leber-Yin oder einem Milz-Yang. Die Begriffe Yin- und Yang-Wurzel hingegen beziehen sich auf die Summe aller "yinigen" oder "yangigen" Ressourcen. In der Yin-Wurzel der Leber findet sich also neben dem Leber-Yin selbst auch das Leber-Blut, während die Yang-Wurzel der Milz das Milz-Yang und das Milz-Qi vereint.

Die 5 Wandlungsphasen

Es gibt in der chinesischen Naturphilosophie neben Yin-Yang noch weitere Erklärungsmodelle: die fünf Wandlungsphasen, die acht Trigramme, die 64 Hexagramme. Sie alle haben gemeinsam, dass sie sich auf eine Ganzheit beziehen, weshalb sie graphisch alle in einem Kreis dargestellt werden, und dass sie eine innere Dynamik dieser Ganzheit zum Ausdruck bringen.

Das Modell der fünf Wandlungsphasen setzt sich zusammen aus Wasser, Holz, Feuer, Erde und Metall. Jede einzelne der fünf Wandlungsphasen ist gekennzeichnet durch bestimmte Eigenschaften: das Wasser befeuchtet, fließt nach unten, sammelt sich und ist kühl; das Holz ist elastisch, es wächst, dehnt sich aus und entwickelt sich; das Feuer ist heiß, lodert nach oben und strahlt Licht und Wärme aus; die Erde befindet sich in der Mitte, sie bringt hervor und nimmt auf; das Metall schließlich beendet und transformiert, es zieht sich zusammen und sinkt nach unten. Tatsächlich geht es in dieser Theorie nicht um stoffliche Elemente, wie sie in der altgriechischen Philosophie beschrieben werden, sondern um aufeinander folgende Phasen in einem natürlichen Prozess.

Um die Eigenschaften der Wandlungsphasen besser zu begreifen, können wir sie auch aus Yin und Yang ableiten. Wenn wir in einem Kreis ganz oben das Yang und ganz unten das Yin positionieren, erhalten wir links und rechts zwei Übergangsphasen von Yin zu Yang und von Yang zu Yin. Nun setzen wir das große Yin unten mit dem

Wasser gleich, das zunehmende Yang links aufsteigend mit dem Holz, das große Yang oben mit dem Feuer, und das zunehmende Yin rechts absteigend mit dem Metall. Die Wandlungsphase der Erde positioniert sich in diesem Modell in der Mitte als der energetische Mittelpunkt, an welchem die Abfolge der Wandlungsphasen sich ausrichtet, oder als der Boden, auf welchem diese Entwicklungen stattfinden.

Es gibt in der chinesischen Philosophie noch ein weiteres Modell der fünf Wandlungsphasen, nach dem in einer kreisförmigen Anordnung eine Wandlungsphase aus der vorherigen entsteht und die nächste hervorbringt. In diesem Modell positioniert sich die Erde nicht in der Mitte, sondern sie folgt auf das Feuer und ist gefolgt vom Metall. In der Chinesischen Medizin stehen diese beiden Modelle der fünf Wandlungsphasen (nennen wir sie "Modell 5" und "Modell 4+1") ebenso wie weitere Erklärungsmodelle gleichberechtigt nebeneinander und werden je nach Kontext eingesetzt, um bestimmte Phänomene zu erklären.

Die fünf Wandlungsphasen werden meist hergenommen, um die einzelnen Phasen eines Prozesses oder Ablaufs zu beschreiben. Ihre Reihenfolge stellt auf symbolische Weise die innere Dynamik vieler natürlicher Abläufe dar und beschreibt die innere Logik, nach welcher diese sich entwickeln. So werden zum Beispiel die Jahreszeiten, das Werden und Vergehen eines Lebewesens und natürlich auch das Leben eines Menschen von der Geburt bis zum Tod sehr gut durch die Wandlungsphasen beschrieben.

Außerdem bilden die fünf Wandlungsphasen die Struktur für ein weitreichendes und oftmals bis ins Kleinste ausgetüfteltes System von Zuordnungen. Die unterschiedlichsten Dinge, Eigenschaften oder Aspekte werden in diesem System einer bestimmten Wandlungsphase zugeordnet, was eine tiefe, systemische Verbundenheit und eine Art von innerer Resonanz zwischen den sich nahestehenden Dingen postuliert. Das Aufzeigen einer solchen allumfassenden kosmischen Harmonie ist einer der Brennpunkte der chinesischen Kultur. Es geht dabei also um mehr als nur den Versuch der konfuzianischen Bürokraten, etwas mehr Ordnung in das Universum zu bringen.

Auch in der TCM gibt es ein solches Zuordnungssystem, das Funktionskreise, klimatische Faktoren, Körperöffnungen, Arten von Körpergewebe, Emotionen, Geschmäcker, Farben und vieles mehr miteinander in Beziehung bringen. Hier eine kurze Übersicht:

	Holz	Feuer	Erde	Metall	Wasser
Zang oder Yin-Funktionskreis	Leber	Herz	Milz	Lunge	Niere
Fu oder Yang-Funktionskreis	Gallenblase	Dünndarm	Magen	Dickdarm	Blase
klimatischer Faktor	Wind	Hitze	Feuchtigkeit	Trockenheit	Kälte
Emotion	Ärger	Freude	Grübeln	Traurigkeit	Angst
Laut	schreien	lachen	singen	weinen	stöhnen
Farbe	grün	rot	gelb	weiß	blau/schwarz
Geschmack	sauer	bitter	süß	scharf	salzig
Körperöffnung	Auge	Zunge	Lippen, Mund	Nase	Ohr
Gewebe	Sehnen	Blutgefäße	Muskeln, Bindegewebe	Haut, Härchen	Knochen, Knochenmark

Die Funktionskreise

Zu den Unterschieden zwischen Biomedizin und Chinesischer Medizin gehört auch, dass die Biomedizin viele ihrer Erkenntnisse durch die Sektion toter Körper erhalten hat und deshalb die Anatomie in den Vordergrund stellt, während die Chinesische Medizin sich immer auf den lebendigen, integren Leib bezieht und dabei besonders Wechselwirkungen und Dynamik beachtet, Aspekte also, die an einer Leiche nicht mehr zu erkennen sind. Die Biomedizin nimmt auf anatomisch abgrenzbare, mehr oder weniger isolierte Organe Bezug, während wir es in der Chinesischen Medizin mit sogenannten Funktionskreisen zu tun haben. Die Funktionskreise beziehen sich zwar im weitesten Sinne auf die Funktionen von Organen im biomedizinischen Sinn (also von Herz, Leber, Blase etc.) und erhalten von diesen auch ihre Namen, doch entsprechen sie diesen Organen oft nur sehr am Rande.

Machen wir ein konkretes Beispiel. Die Milz in der TCM (also der Funktionskreis Milz) hat mit der im linken mittleren Bauchraum liegenden anatomischen Milz leidlich wenig zu tun. Wollte man der Bedeutung der Milz in der TCM gerecht werden, dann wäre die Bezeichnung „Dünndarm und Bauchspeicheldrüse" schon viel eher angebracht. Doch auch diese Namensgebung führt letztlich in die Irre, denn ein Funktionskreis kann nie auf ein oder mehrere Organe im biomedizinischen Sinn reduziert werden. Vielmehr vereint die chinesische Milz die unterschiedlichsten Körperteile, außerdem funktionelle, emotionale und geistige Aspekte, welche sich über den gesamten Organismus verteilen beziehungsweise überhaupt nicht lokalisiert werden können. Mit dem Funktionskreis Milz hängen unter anderem zusammen: die Resorption von Nährstoffen, das Muskel- und Stützgewebe, die Lippen, die Fähigkeit zu schmecken und die Fähigkeit zum rationalen Denken. In der Chinesischen Medizin werden also Durchfall und Blähungen ebenso als Störungen der Milz beschrieben, wie Appetitlosigkeit, kraftlose Gliedmaßen oder die Neigung zum Grübeln. Die Milz ist damit - wie alle anderen Yin-Funktionskreise auch - ein vertikaler Querschnitt durch alle Ebenen des menschlichen Organismus.

Was die einzelnen Aspekte eines Funktionskreises verbindet, ist die Beobachtung, dass sie miteinander enger in Verbindung stehen als mit anderen Teilen und Funktionen des menschlichen Organismus. Dabei stammen die Erkenntnisse der Chinesischen Medizin sowohl aus der Beobachtung eines gesunden Organismus (sprich: aus der Physiologie) als auch aus der Beobachtung von Störungen und Erkrankungen (also aus der Pathologie). Sehr wahrscheinlich haben einige der Zusammenhänge auch mit der Beobachtung der Wirkungen von Heilkräutern oder Akupunkturpunkten zu tun. Wenn zum Beispiel ein Heilkraut die Resorption der Nährstoffe verbessert, so wird es als ein Tonikum des Milz-Qi eingestuft werden. Verbessert sich durch die Einnahme desselben Heilkrautes auch der Appetit, so ist es naheliegend, einen guten Appetit als eine Funktion des (nunmehr gestärkten) Milz-Qi zu interpretieren.

Die Funktionskreise werden in der TCM in zwei Gruppen unterteilt. Die „vollen" Funktionskreise, die sogenannten Zang, sind von ihrer Natur her stärker yin. Sie bilden, speichern und verwandeln die Ressourcen des Organismus, also Qi und Blut, Yin und Yang sowie die Essenz. Die „hohlen" Funktionskreise, die sogenannten Fu, sind stärker yang und nehmen unreinere Substanzen auf oder leiten sie weiter, so zum Beispiel Speisen und Getränke, Stuhl oder Urin. Jeweils ein Yin- und ein Yang-Funktionskreis zusammen bilden ein Paar und werden mit einer der fünf Wandlungsphasen korreliert. Innerhalb dieser Paare kommt dem Yin-Funktionskreis jeweils eine sehr viel größere Bedeutung zu, die ihm zugeordneten Funktionen sind weitläufiger und wichtiger. Zu diesen fünf-mal-zwei-gleich-zehn Funktionskreisen kommen zwei weitere dazu: das Perikard (ein Zang) und der Dreifache Erwärmer (ein Fu). Da diese beiden in unserer Betrachtung (wie allgemein in der Inneren Medizin) als eigene Funktionskreise allerdings kaum eine Rolle spielen, konzentrieren wir uns mehr auf die in der Tabelle zu den Wandlungsphasen aufgelisteten zehn Funktionskreise.

Die Essenz

Mit Yin und Yang haben wir bereits zwei Ressourcen kennengelernt, sehen wir uns also auch die anderen kurz an. Die allererste Ressource überhaupt ist die Essenz (*jing*, 精) und dies deshalb, weil sie zeitlich als erste vorhanden ist und zugleich den Grundstein für ein menschliches Leben legt. Wenn Ei- und Samenzelle sich vereinen, verschmelzen auch die Essenzen der beiden Eltern und bilden die Basis für ein neues Leben. Diese von den Eltern erhaltene Essenz steht für die vorgeburtlichen Ressourcen eines jeden Menschen. Sie wird laut TCM vom Funktionskreis Niere gespeichert, der deshalb unter den

Funktionskreisen eine Art Fundament darstellt, die Wurzel des Vorgeburtlichen oder wie es in Chinesisch heißt des "Vorhimmels".

Genau genommen wird die Essenz nochmals unterteilt in einen Yang-Anteil und einen Yin-Anteil. Der Yang-Anteil, das Ursprungs-Qi (*yuan qi*, 元气), ist so etwas wie der Funke, den es zum Leben braucht, eine Art erstes, inneres Feuer, das ein Leben lang und in jeder einzelnen Zelle brennt, vielleicht eine Art Lebendigkeit an sich. Der Yin-Anteil hingegen ist die eigentliche Essenz (im engeren Sinne) und meist dann gemeint, wenn ohne weitere Erläuterungen von "Essenz" gesprochen wird. Es ist dies die stoffliche, substanzielle Grundlage für die Entwicklung eines Menschen. Wir dürfen dabei ruhig auch an eine Art genetisch festgelegten Bauplan denken, wie man in der Biomedizin davon ausgeht.

Die Qualität dieser vorgeburtlichen Essenz ist grundlegend dafür, wie sich ein Mensch entwickeln wird und ob er gesund ist und bleibt. Für eine gute Essenz – so die Vorstellung der Chinesen – schulden wir bis zu sieben Generationen von Ahnen unseren Dank. Den größten Einfluss auf die Essenz aber haben die Eltern selbst, denn sie hängt maßgeblich von Alter und Gesundheitszustand der Eltern zum Zeitpunkt der Zeugung und der optimalen Entwicklung von Embryo und Fötus während der Schwangerschaft ab. Spätestens vom Augenblick der Geburt an kann die Essenz nicht mehr grundlegend verändert werden; alle Mängel, die nun vorhanden sind, bleiben bestehen. Die Essenz lenkt und bestimmt während des gesamten Lebens die Entwicklung, das Wachstum, die sexuelle Reife und schließlich den Alterungsprozess. Dabei wird die Essenz langsam aber sicher verbraucht, ein unumkehrbarer Prozess, der in das Altern mündet und mit dem Tod endet. Kinder haben sehr viel Essenz, sind deshalb vital und anpassungsfähig und regenerieren sich sehr schnell. Im Laufe des Lebens wird die Essenz wie gesagt langsam weniger, wobei die von ihrem Rückgang bestimmte Alterung nicht direkt mit der Gesundheit zusammenhängt. Man kann durchaus gesund älter werden und durch das Versiegen der Essenz und das Erlöschen des Ursprungs-Qi am Alter, aber in relativer Gesundheit sterben. Doch nehmen mit dem Rückgang der Essenz Vitalität und

Anpassungsvermögen ab und es zeigen sich für das Altern typische Zeichen, die im Kapitel über die Niere näher beschrieben werden. Wie schnell die Essenz abnimmt, wird dabei von einer gesunden Ernährung und Lebensführung positiv, von schweren Krankheiten, Krisen oder Unfällen negativ beeinflusst.

Das Qi

Die vorgeburtliche Essenz besitzt der Mensch von Geburt an und kann sie, ist sie einmal verbraucht, nicht wieder auffüllen. Ganz anders funktionieren die nachgeburtlichen Ressourcen, die wir als substanziell bezeichnen: Qi, Blut und Körperflüssigkeiten. Diese werden tagtäglich verbraucht und wieder aufgefüllt. Es handelt sich hierbei um Substanzen von mehr oder weniger fein- bzw. grobstofflicher Natur, im chinesischen Sinne also eher yang oder yin. Dabei gibt es nach der chinesischen Sichtweise keine klare Grenze zwischen Energie (Yang) und Materie (Yin). In der chinesischen Naturphilosophie ebenso wie in der modernen Physik ist diese strikte Unterscheidung hinfällig. Wenn wir die drei genannten nachgeburtlichen Ressourcen aufgrund ihrer Eigenschaften nach Yin oder Yang ordnen, so finden sich am Yin-Ende des Spektrums die Körperflüssigkeiten, anschließend das Blut und schließlich, am Yang-Ende, das Qi. Körperflüssigkeiten und Blut sind also stärker yin als das Qi: sie sind sichtbar und träge und müssen vom Qi auf mehr oder weniger vorgegebenen Bahnen bewegt werden. Das Qi hingegen ist nach den Vorstellungen der TCM unsichtbar und kann sich ähnlich wie Elektrizität oder Wärme relativ unabhängig von anatomischen Strukturen bewegen, ja den Körper sogar verlassen. Das Qi ist also das Gegenteil von träge, es steht hinter jeder Form von Bewegung, bewegt sich selbst und alle anderen Körperteile und Substanzen. Dennoch ist die Bezeichnung des Qi als eine Form von Energie nicht ganz korrekt, denn es kann wie eine Art von Brennstoff von den Funktionskreisen gespeichert werden, hat also durchaus auch stoffliche

Qualitäten. Das chinesische Schriftzeichen für Qi (氣) spiegelt diese zweifache Natur zwischen Energie und Materie bildlich wider: es stellt Reis dar, von dem heißer Dampf aufsteigt.

Ein großes Problem im Umgang mit dem Begriff Qi ist, dass es *das eine* Qi gar nicht gibt. Um allen unterschiedlichen, dem Begriff Qi zugeschriebenen Aspekten gerecht zu werden, unterscheidet die TCM zwischen mehreren Arten von Qi. Es gibt Ursprungs-Qi, Wahres Qi, Nähr-Qi, Abwehr-Qi, Brust-Qi, außerdem das Qi jedes einzelnen Funktionskreises, also Milz-Qi, Magen-Qi, Lungen-Qi…. Auch innerhalb der Chinesischen Medizin gibt es also kein einheitliches Konzept von Qi, sondern eher ein Sammelsurium von oft sehr unterschiedlichen und zum Teil relativ vage definierten Qi-Arten.

Noch schwieriger wird es mit dem Verständnis, wenn wir versuchen zu begreifen, was aus der Sicht der Biomedizin hinter dem Begriff Qi steht. Dabei ist es sehr hilfreich, zwischen Innerer und Äußerer Medizin zu unterscheiden. In der Inneren Medizin, die Störungen als Fülle- oder Leere-Muster der Funktionskreise und ihrer Ressourcen beschreibt, funktioniert der Begriff Qi im Prinzip als ein Modell für alle aktiven Prozesse, Kräfte und Funktionen im Organismus. Aus biomedizinischer Sicht können wir so unterschiedliche Dinge mit dem Qi oder einer seiner Erscheinungsformen in Verbindung bringen, wie die Funktionen des Immunsystems, den Blutzucker und das analytische Denkvermögen. In anderen Worten: alles das, was yang ist (aktiv, warm, bewegt…), geschieht durch das Qi, unter Mitwirkung des Qi. So macht das Qi in seinen unterschiedlichen Spielarten letztlich den Unterschied zwischen einem lebendigen und einem toten Körper aus: das Qi bewegt, wärmt und schützt, ohne Qi hingegen kühlt der Körper aus, wird bewegungslos und beginnt, sich zu zersetzen.

Mindestens ebenso schwierig ist es, den Begriff Qi in der Äußeren Medizin zu fassen, wo es um Meridiane und Akupunkturpunkte geht. Auch entlang der Meridiane und durch die Punkte zirkuliert – so die Erklärung der TCM - eine Form von Qi. Es gibt auch hier viele verschiedene Ansätze für mögliche biomedizinische Erklärungen, letztendlich aber bleiben viele Wahrnehmungen, Phänomene und

Reaktionen zwar beobachtbar und wahrnehmbar, sind aber bis heute wissenschaftlich nicht vollständig erklärbar.

Die Unterscheidungen verschiedener Arten von Qi und die dazugehörigen chinesischen Namen können leicht Verwirrung stiften. Wir versuchen daher bei einem möglichst einfachen und übersichtlichen Zugang zu bleiben. Wenn wir in der Chinesischen Medizin von Qi sprechen, ohne weitere Unterscheidungen zu machen, so meinen wir damit das nachgeburtliche Qi, eine Ressource also, die ständig verbraucht und aus Atemluft und Nahrung ständig wieder aufgefüllt wird. Dieses Qi kann wiederum in Nähr- und Abwehr-Qi unterteilt werden, wobei mit "Qi" ohne weitere Unterscheidungen meist das Nähr-Qi gemeint ist. Das Nähr-Qi zirkuliert durch den gesamten Körper, sowohl entlang der Meridiane als auch in der Tiefe der Organe, es nährt, wärmt und bewegt und ist letztlich auch die Basis für das Qi der einzelnen Funktionskreise. Das Abwehr-Qi hingegen zirkuliert unmittelbar unter der Körperoberfläche und hat unter anderem die Aufgabe, den Körper nach außen hin zu schützen.

Das Qi der Funktionskreise

Mit dem Qi der einzelnen Funktionskreise, also dem Milz-Qi, dem Lungen-Qi, dem Magen-Qi und so weiter, beschreibt die TCM die Funktionalität dieser Funktionskreise, in anderen Worten ihre Fähigkeit, bestimmten aktiven Aufgaben nachzukommen. So kommt es bei einem Milz-Qi-Mangel zum Beispiel zu einem Nachlassen einiger Milz-Funktionen, die vom Qi abhängen, wie der Aufnahme von Nährstoffen durch den Dünndarm, dem Appetit, der Fähigkeit klar zu denken; bei einem Lungen-Qi-Mangel wird die Atmung flacher, die Schultern hängen nach vorne, es kann zu spontanem Schwitzen und einer traurigen, introvertierten Grundstimmung kommen usf. Alle diese Funktionen benötigen Kraft, Energie, und werden bei einem Qi-Mangel vermindert oder verlangsamt.

Obwohl wir zwischen dem Qi im Allgemeinen und dem Qi der einzelnen Funktionskreise unterscheiden müssen, gibt es einen engen Zusammenhang zwischen diesen beiden Aspekten. Fehlt es allgemein an Qi, so zeigt sich dies in sehr unspezifischen Zeichen: in Blässe, Müdigkeit und Schwäche. Unter einem solchen allgemeinen Qi-Mangel leiden selbstverständlich alle Funktionskreise, insbesondere aber jene, die für ihre Funktionen sehr viel Qi benötigen. Milz, Magen, Lunge und Herz sind besonders hungrig nach Qi und entwickeln deshalb bei einem allgemeinen Mangel an Qi relativ leicht auch einen spezifischen Qi-Mangel. Andererseits kann es durchaus auch in einem mit Qi im allgemeinen Sinn gut versorgten Organismus zu einer Unterfunktion einzelner Funktionskreise und damit zu Symptomen für einen spezifischen Qi-Mangel kommen, wenn die Funktionen dieser einzelnen Funktionskreise aufgrund anderer Ursachen beeinträchtigt werden.

Während der Qi-Mangel eines oder mehrerer Funktionskreise immer eine Störung darstellt, muss ein Qi-Mangel im allgemeinen Sinne nicht unbedingt pathologisch sein. Müdigkeit und Antriebslosigkeit sind nach einer körperlich oder geistig anstrengenden Phase (wenn also besonders viel Qi verbraucht wurde) ganz alltägliche Zeichen eines allgemeinen Qi-Mangels und die normale Reaktion eines gesunden Organismus. Problematisch sind diese Symptome erst dann, wenn sie chronisch werden und die Müdigkeit oder der allgemeine Qi-Mangel auch ohne vorhergehende Anstrengung auftreten. Ursachen dafür können zum Beispiel eine mangelhafte Ernährung, eine langanhaltende, kräftezehrende Erkrankung oder eine Unterfunktion derjenigen Funktionskreise sein, welche das Qi produzieren und verteilen.

Im Unterschied zum Qi im Allgemeinen, das immer wieder neu produziert und verbraucht wird, ist das Qi der einzelnen Funktionskreise nicht da, um verbraucht zu werden. Ein Qi-Mangel in einem Funktionskreis ist deshalb in jedem Fall ein Ungleichgewicht.

Das Blut

Das Blut (chinesisch *xue*, 血) ist wie das Qi eine nachgeburtliche, substantielle Ressource, allerdings ist es im Vergleich zu diesem stärker yin. Es ist gemeinsam mit Yin und Körperflüssigkeiten Teil der Yin-Wurzel des Organismus. Das Blut in der TCM entspricht nicht 1:1 der roten Flüssigkeit, welche durch unsere Adern und Venen fließt. Vielmehr geht es in der chinesischen Auffassung eher um eine Gruppe von Funktionen (in diesem Fall Funktionen des Nährens und Befeuchtens) als um einen wie auch immer abzugrenzenden materiellen Bestandteil des Körpers. Und doch gilt das Blut in der TCM *auch* als eine Substanz, die bei einer Schwäche ganz konkret über eine geeignete Ernährung wieder aufgefüllt werden kann. Es gibt also - wie so oft in der Chinesischen Medizin – je nach dem Kontext durchaus Spielraum für unterschiedliche Interpretationen.

Drei Funktionskreise haben eine besonders enge Verbindung zum Blut: Milz, Leber und Herz. Nach der Theorie der TCM entsteht das Blut aus den reinen Anteilen, die die Milz durch die Umwandlung von Speisen und Getränken erhält und nach oben transportiert, wo sie für die Produktion von Qi in der Lunge und von Blut im Herzen benötigt werden. Das Blut entsteht also im Funktionskreis Herz und wird vom Qi des Herzens durch den gesamten Körper bewegt, um alle Körperteile mit Feuchtigkeit und Nährstoffen zu versorgen. Der Funktionskreis Herz herrscht über das Blut und bewegt es, der Funktionskreis Leber hingegen speichert es und gibt es bei Bedarf frei. Die Leber-Funktionen, die mit dem Blut zusammenhängen, sind sehr vielfältig und werden im Kapitel über das Leber-Blut im Detail besprochen.

Wie schon beim Qi, können wir auch beim Blut den Mangel im Allgemeinen von demjenigen unterscheiden, der die einzelnen Funktionskreise betrifft, also in diesem Fall Leber und Herz. Die Symptome eines allgemeinen Blutmangels begleiten meist auch einen Blut-Mangel von Leber oder Herz und sind recht unspezifisch: Blässe, Schwindel und Abgeschlagenheit. Sehr häufig finden wir einen allgemeinen Blut-Mangel auch in Verbindung mit einem Qi-Mangel, denn Qi und Blut sind eng miteinander verbunden und voneinander abhängig, was sich vor allem in der Funktion der Milz veranschaulichen lässt. Das Blut wird regelmäßig wieder aufgefüllt und für den Nachschub zuständig ist der Funktionskreis Milz mit der Umwandlung von Speisen und Getränken in körpereigene Substanzen. Ist die Umwandlungsfunktion der Milz geschwächt, und dies ist bei einem Qi-Mangel sehr oft der Fall, so ist deshalb über kurz oder lang auch ein Blut-Mangel absehbar. Dieser Zusammenhang ist nicht nur der Grund für die sehr häufige gleichzeitige Schwäche von Qi und Blut, sondern zugleich auch eine Art Brücke, über die eine Schwäche der Yang-Wurzel (Qi-Mangel) auf die Yin-Wurzel (Blut-Mangel) übergreifen kann.

Die Symptome von allgemeinem Qi- und Blut-Mangel ähneln sich zum Teil. In beiden Situationen können Blässe und Müdigkeit auftreten, doch gibt es wichtige Unterschiede. Ist die Blässe bei einem allgemeinen Qi-Mangel meist hell, durchscheinend und glänzend, so fällt bei einem Blut-Mangel eher eine schmutzig oder grau wirkende und glanzlose Blässe auf. Außerdem wird ein Qi-Mangel von einer trägen, schlappen Müdigkeit charakterisiert und von der Tendenz zur Ansammlung von Feuchtigkeit, während ein Blut-Mangel zwar auch zu Müdigkeit und Abgeschlagenheit führen kann, aber meist mit einer gewissen inneren Unruhe und fehlenden emotionalen Stabilität einhergeht und außerdem sehr oft von Trockenheit begleitet wird.

Die Körperflüssigkeiten

Die Körperflüssigkeiten umfassen in der TCM eine sehr heterogene Gruppe von Substanzen, vom Schweiß und den Tränen über die Verdauungssäfte bis zu den Gelenkflüssigkeiten. Wie auch das Blut entstehen die Körperflüssigkeiten aus der Umwandlung von Speisen und Getränken durch den Funktionskreis Milz. Die Funktionen der Körperflüssigkeiten liegen, ganz ähnlich wie die des Blutes, im Nähren und Befeuchten. Tatsächlich hängen Blut und Körperflüssigkeiten sehr eng voneinander ab und können zum Teil ineinander umgewandelt werden.

Die drei Funktionskreise Niere, Milz und Lunge sind die wichtigsten Akteure im Haushalt der Körperflüssigkeiten. In der Milz entstehen sie aus Speisen und Getränken und von der Milz werden sie transportiert, also allen anderen Funktionskreisen zugeführt. Die meisten Körperflüssigkeiten benötigt und erhält dabei der Funktionskreis Lunge. Die TCM umschreibt die Aufgabe dieses Funktionskreises mit dem Bild eines Deckels: wie ein Deckel auf einem Topf sitzt die Lunge an oberster Stelle von allen Funktionskreisen, fängt den aufsteigenden Wasserdampf auf, verteilt ihn in alle Richtungen und leitet die überschüssigen Flüssigkeiten nach unten, zum Funktionskreis Niere ab. Der Funktionskreis Niere wiederum schließt den Kreislauf der Körperflüssigkeiten. Er kontrolliert und beherrscht sie, das heißt, er ist in der TCM dafür zuständig, reine Flüssigkeiten zu „verdampfen" und so wiederum der Lunge zuzuführen, überschüssige oder trübe Flüssigkeiten hingegen in Form von Urin über die Blase abzuleiten.

Fülle und Leere

Die Ursache für eine Erkrankung ist nach der Chinesischen Medizin immer entweder einer Fülle oder einer Leere zuzuordnen. Im ersten Fall ist etwas zu viel da, im zweiten Fall von etwas zu wenig. Leere betrifft dabei immer die Ressourcen des Organismus, ganz gleich ob vor- oder nachgeburtliche, regulative oder substanzielle: Essenz, Yin und Yang, Qi, Blut und Körperflüssigkeiten. Eine dieser Ressourcen ist bei einem Leere-Muster nicht ausreichend stark oder nicht in ausreichender Menge vorhanden. Ursachen dafür können ein gesteigerter Verbrauch, eine verminderte Produktion oder aber eine entsprechend schwache Konstitution sein. Meistens bildet sich ein Leere-Muster nicht von heute auf morgen aus, sondern hat einen längeren, chronischen Verlauf.

Eine Fülle hingegen betrifft nie die physiologischen, wertvollen Ressourcen, denn davon kann im Prinzip nicht zu viel vorhanden sein. Was bei einer Fülle da ist, sind pathologische, störende Substanzen oder Faktoren, die also in einem gesunden Organismus nicht vorhanden sein sollten. Es können dies Substanzen oder Faktoren sein, die im Körper selbst entstanden sind, so zum Beispiel Schleim oder Hitze. Es kann sich aber auch um Faktoren handeln, die von außen in den Körper eindringen. Im zweiten Fall spricht man in der TCM von „klimatischen" Störfaktoren, also zum Beispiel von Wind, Kälte oder Feuchtigkeit, natürlich auch dann, wenn es sich aus der Sicht der Biomedizin um Viren oder Bakterien handelt. Ein solches, durch das Eindringen von äußeren Störfaktoren entstandenes Fülle-Muster kann im Unterschied zu den meisten Leere-Mustern sehr akut auftreten.

Störfaktoren, ganz gleich welchen Ursprungs und welcher Art, zeichnen sich dadurch aus, dass sie nicht mit den Ressourcen des Organismus zusammenarbeiten und so das innere Gleichgewicht stören. So unterscheidet sich störende, pathologische Hitze vom physiologischen, "guten" Yang dadurch, dass sie sich nicht wie letzteres durch das Yin kühlen und beruhigen lässt. Ebenso sind nützliche Körperflüssigkeiten rein, können vom Qi transportiert werden und erfüllen ihre Aufgaben im Organismus, während pathologische Feuchtigkeit entweder „trüb" ist oder stagniert.

Dass der Unterscheidung zwischen Fülle und Leere in der Diagnose der TCM eine so große Bedeutung zukommt, liegt daran, dass es in der Therapie sehr wichtig ist, diese beiden Situationen klar zu unterscheiden. Bei einem Leere-Muster muss nämlich hinzugefügt, gestärkt oder genährt werden, bei einem Fülle-Muster hingegen muss etwas Störendes oder Überflüssiges ausgeleitet, geklärt, entfernt werden. Besonders kompliziert und schwierig wird es dann, wenn sich Leere und Fülle mischen und überschneiden, ja wenn sie sich gegenseitig sogar bedingen. So kann zum Beispiel ein Qi-Mangel der Milz (Leere) zur Ansammlung von Feuchtigkeit (Fülle) führen, ein Blut-Mangel der Leber (Leere) zum Auftreten von Innerem Wind (Fülle) oder das

Eindringen von äußerer Kälte (Fülle) kann das Yang nachhaltig schwächen (Leere).

Die Muster-Differenzierung

Wer sich schon einmal nach der Chinesischen Medizin hat behandeln lassen, weiß, dass der Arzt oder Praktiker zunächst eine Menge Fragen stellt, die Zunge betrachtet und den Puls fühlt. Dies gibt ihm Aufschluss über das innere Gleichgewicht seines Patienten und darüber, welche Muster oder Syndrome vorhanden sind. Die Zunge dient dabei als eine Art Verlängerung der inneren Oberflächen und gibt Auskunft darüber, wie das innere "Klima" aussieht. Sie kann zum Beispiel geschwollen oder geschrumpft sein, nass, belegt, trocken oder rissig, blass, gerötet oder bläulich-violett. Je nachdem, in welchem Bereich der Zunge solche Veränderungen auftreten, kann darauf geschlossen werden, ob das entsprechende innere Klima im oberen Körperbereich (Zungenspitze), im unteren Körperbereich (Zungenwurzel) oder dazwischen herrscht.

Am Puls hingegen lässt sich vor allem die Dynamik zwischen Qi und Blut erkennen, zwei absolut grundlegenden Ressourcen. Dabei geht es nicht nur um die Pulsfrequenz, sondern auch um die fühlbare Spannung der Arterien, die Form und Kraft der Pulswelle, darum, ob das Gefäß gut gefüllt ist, und wie oberflächlich oder tief es sich zwischen Haut und Knochen positioniert. Die meist sehr ausführliche Befragung schließlich dient dazu, Auskunft über all jene Bereiche der Gesundheit zu erhalten, die der Patient selbst am besten kennt und beurteilen kann: etwaige Schmerzen, den Schlaf, die Verdauung, Durst und Appetit, die Wahrnehmungen von Kälte oder Wärme, die Emotionen und einiges andere mehr. Darüber hinaus wird ein erfahrener Arzt auch das Äußere, die Bewegungen, die Stimme seines Patienten beurteilen und all diese einzelnen Informationen zu einem sinnvollen Bild verweben.

Diese Befundung (die chinesische Bezeichnung *bian zheng*, 辨证 wird meist als Muster-Differenzierung übersetzt) ist keine medizinische Diagnose, denn sie führt nicht zum Erkennen von Krankheiten und Syndromen im biomedizinischen Sinn. Ziel der Befundung ist es vielmehr, den Zustand zu erkennen, der einer Erkrankung zugrunde liegt. Wäre der Mensch eine Wiese, so bestimmte die Biomedizin die einzelnen Pflanzen, die darauf wachsen, die TCM aber beschäftigte sich mit dem Mikroklima der Wiese, mit ihrem biologischen Gleichgewicht und dessen Entgleisungen. Ist der Boden feucht oder trocken, nährstoffreich oder sandig? Natürlich gibt eine solche Beschreibung auch Auskunft über die Pflanzen, die wahrscheinlich auf der Wiese wachsen, aber eben nur indirekt.

Es ist ein wichtiges Prinzip der TCM, dass derselben Krankheit im biomedizinischen Sinne in unterschiedlichen Fällen durchaus unterschiedliche Muster zugrunde liegen können, die dann auch unterschiedlich behandelt werden. Anderseits aber findet sich bei unterschiedlichen Krankheiten bisweilen dasselbe Muster und es ergibt sich daher dieselbe Behandlung. Eine direkte Gleichstellung von einzelnen TCM-Mustern und Krankheiten ist deshalb nur in extrem seltenen Fällen möglich und sinnvoll. Es ist wie beim Übersetzen von zwei sehr unterschiedlichen Sprachen: die Bedeutungen der Wörter streuen in beide Richtungen und eine 1:1-Entsprechung ist meist unmöglich.

Im Folgenden werden neben den Funktionskreisen und allen grundlegenden Zusammenhängen auch die einzelnen Muster im Detail beschrieben. Der aufmerksame Leser wird - auch ohne weitere Kenntnisse in der Chinesischen Medizin - unweigerlich sich selbst oder andere in der einen oder anderen Beschreibung wiedererkennen. Dies können wir als eine einfache, grobe Art der Befundung nach der TCM gelten lassen, die im Alltag durchaus hilfreich sein kann. Auf keinen Fall aber kann eine solche Einschätzung im Krankheitsfall die Begutachtung durch medizinisch geschultes Personal überflüssig machen oder eine medizinische Diagnose ersetzen.

Holz

Die Wandlungsphase Holz in Kürze

Die Wandlungsphase Holz ist mit dem Frühling und mit den Morgenstunden korreliert. Diese Wandlungsphase steht für das neuerliche und beginnende Aufbrechen des Yang nach einer Phase des Rückzugs ins Yin. Auf die Wandlungsphase Wasser folgt die Wandlungsphase Holz, auf den Winter folgt der Frühling, auf die Nacht der Morgen. Was die Natur im Frühling bewegt, kann diese Wandlungsphase sehr gut darstellen: Samen (eine geradezu perfekte Verkörperung des Yin) öffnen sich und keimen; die Bäume holen ihre Säfte aus den Wurzeln und treiben Knospen und junges Grün; Tiere erwachen aus dem Winterschlaf und kriechen aus ihren Höhlen. Kurz: all das, was den Winter ruhig, dunkel und dicht gepackt überdauert hat, bricht nun auf und entfaltet seine Kräfte. Die Dynamik der Wandlungsphase Holz geht nach oben und nach außen, sie ist gekennzeichnet von einem starken Drang nach Entfaltung.

Die Funktionskreise der Wandlungsphase Holz sind die Leber (das Zang, also der yin-Funktionskreis) und die Gallenblase (das Fu, also der yang-Funktionskreis).

Die Eigenschaften der Leber sind:
- sie hält den freien Fluss des Qi aufrecht,
- sie speichert das Blut,
- sie beherrscht die Sehnen,
- sie öffnet sich in die Augen,
- sie zeigt sich in den Nägeln und

- sie beherbergt die *hun*-Seele.

Die Gallenblase sammelt die von der Leber gebildete Galle und gibt sie in den Dünndarm ab. Der Funktionskreis Gallenblase ist in der Muster-Differenzierung so eng mit der Leber verbunden, dass es in Bezug auf die Muster bisweilen schwer ist, die beiden auseinanderzuhalten.

Der saure Geschmack geht zur Leber. Das bedeutet, dass saure Nahrungsmittel im richtigen Maß die Leber schützen und stärken, im Übermaß aber stören und aus dem Gleichgewicht bringen.

Der Wind geht zur Leber, das heißt, dass äußerer Wind im richtigen Maß die Leber stimuliert (in diesem Fall vor allem das Leber-Yang), im Übermaß aber die Leber aus dem Gleichgewicht bringt.

Die Emotion der Leber ist die Wut.

Die Bewegungen des Qi

Vieles im Organismus ist in ständiger Bewegung. Auch das innere Gleichgewicht des Organismus ist ein dynamisches: es benötigt die ständige Bewegung, um sich aufrecht zu halten, so wie wir auf einem Bein stehend ständig kleine Bewegungen machen, um in der Balance zu bleiben. Wenn die Bewegung behindert, gebremst oder gar blockiert wird, bedeutet dies immer eine ernste Krise für das gesamte System.

Bewegung hat im Organismus immer mit der Yang-Wurzel und hier vor allem mit dem Qi zu tun. Jede wie auch immer geartete Aktivität und insbesondere jede Art von Bewegung gehen nach der TCM von einer der unterschiedlichen Formen von Qi aus. Wir könnten auch sagen: Bewegung, Dynamik und Aktivität sind die eigentliche Natur des

Qi. Wir können uns das Qi in diesem Zusammenhang ein bisschen so vorstellen wie elektrischen Strom: auch dieser kann nur wirken, wenn er fließt. Ähnlich wie der Strom zwischen zwei Polen wirkt auch das Qi entlang von Spannungen, die sich zwischen oben und unten, innen und außen, leer und voll, Yin und Yang aufbauen. Dennoch kann das Qi (ganz ähnlich wie Strom in einer Batterie) auch in den Funktionskreisen gespeichert werden, hat in diesem Fall also durchaus auch substanzielle Eigenschaften.

Das Qi zirkuliert - so das Modell der TCM - ständig durch den Körper und versorgt alle Organe und Körperteile mit Kraft, Bewegung, Wärme und Schutz. Das Qi bewegt dabei nicht nur sich selbst, es bewegt gleichzeitig auch alle anderen, trägeren Substanzen: das Blut, die Körperflüssigkeiten, Speisen und Getränke, Stuhl und Urin. Ohne die bewegende Kraft des Qi würden alle Substanzen, aus denen der Körper sich zusammensetzt, würde der gesamte Organismus stillstehen. Genau dies passiert nach dem Tod, wenn sich Yin und Yang trennen, das Yang (und damit auch das Qi) Richtung Himmel entweicht und das Yin nach unten hin, zur Erde zusammensackt.

Aber kommen wir zurück zum Leben. In der TCM unterscheidet man grob vier verschiedene Richtungen, in welche das Qi sich ausrichten kann: nach außen, nach innen, nach oben und nach unten. In Wirklichkeit sind die Abläufe im Organismus natürlich nicht ganz so schematisch. Jeder einzelne Funktionskreis hat bestimmte Aufgaben zu erfüllen, was sich darin ausdrückt, dass sein Qi eine ganz bestimmte Richtung oder Art der Bewegung hat. So richtet zum Beispiel der Funktionskreis Lunge sein Qi nach unten, während der Funktionskreis Niere sein Qi aufsteigen lässt. Die beiden Kräfte begegnen sich und regulieren durch ihr harmonisches Zusammenspiel den rhythmischen Wechsel von Ein- und Ausatmung. Ein vergleichbares Gleichgewicht besteht zwischen Magen und Milz: das Qi des Magens ist nach unten gerichtet, während das Qi der Milz aufsteigt. In dem harmonischen Zusammenspiel dieser beiden Kräfte spiegeln sich die Abwärtsbewegung der Speisen vom Mund bis zum After und die Aufwärtsbewegung der während der Verdauung aufgenommenen Nährstoffe. Insgesamt ergeben die verschiedenen Richtungen der einzelnen Funktionskreise idealerweise ein harmonisches Ganzes, in dem alle einzelnen Bewegungen und Richtungen zusammenspielen. Diese große, geordnete Bewegtheit des Organismus nennt man in der TCM den Qi-Mechanismus (*qi ji*, 气极). Ihn zu ermöglichen und aufrecht zu erhalten ist eine der wichtigsten Funktionen der Leber.

Der Funktionskreis Leber garantiert also, dass das Qi jedes einzelnen Funktionskreises sich frei und in die richtige Richtung bewegen kann, sich auf diese Weise harmonisch in den Qi-Mechanismus fügt. Die Schlüsselwörter hierbei sind das freie, ungehinderte Fließen und die Harmonie des Ganzen. Beide Aspekte sind beeinträchtigt, sobald diese Funktion der Leber gestört ist, ein Muster, das man in der TCM als Leber-Qi-Stagnation bezeichnet. Noch klarer wird der Zusammenhang, wenn man ihn anders formuliert: stagniert das Leber-Qi, so stört es das freie Fließen des Qi und damit die Harmonie des Qi-Mechanismus. In diesem Zusammenhang ist sehr wichtig, dass sich dieses Muster auch in Bereichen manifestiert, die über den Funktionskreis Leber hinausgehen und die Funktionskreise Milz, Magen und (seltener) Lunge betreffen. Diese Tendenz der Leber-Qi-Stagnation, auch andere Funktionskreise zu beeinträchtigen, umschreibt die Chinesische Medizin als einen Übergriff der Leber auf Milz oder Magen, beziehungsweise als einen Angriff der Wandlungsphase Holz auf die Wandlungsphase Erde.

Eine für das Verständnis wichtige Unterscheidung ist meines Erachtens jene zwischen dem Muster der Leber-Qi-Stagnation als einer Art von "systemischer" Stagnation des Qi und einer einzelnen, lokalen Stagnation des Qi. Eine lokale Stagnation des Qi ist etwas sehr alltägliches und hinterlässt nach ihrem Auflösen keine sichtbaren Zeichen. Sie hängt ursächlich nicht notgedrungen von einem inneren Störungsmuster ab, sondern kann durchaus auch rein äußere Ursachen haben. So führen zum Beispiel eine Fehlhaltung oder eine muskuläre Überbelastung leicht zu einer chronischen Verspannung einzelner Muskeln und dadurch zu einer lokalen Blockade des Qi mit Schwellung und Schmerzen. In einem solchen Fall betrifft die Qi-Stagnation also nur die Peripherie des Körpers und fällt damit prinzipiell in die Zuständigkeit der Äußeren Medizin (Akupunktur, Tuina, Qigong). Die Anzeichen für eine lokale Qi-Stagnation sind Schwellung und/oder Schmerzen, beides wechselnd, sowohl was den Ort als auch was die Heftigkeit betrifft. Im Unterschied dazu ist eine Leber-Qi-Stagnation ein systemisches Muster, das sozusagen von innen her wirkt. Die Tendenz zu Muskelverspannungen und damit zur Entstehung von lokalen Blockaden des Qi gehört als ein mögliches Symptom zu diesem Muster, das sich darüber hinaus aber auch noch in vielen anderen Symptomen manifestieren kann.

Die Leber-Qi-Stagnation - Ursachen

Versuchen wir zunächst zu verstehen, wie es zu einer solchen Stagnation des Leber-Qi kommen kann, und dazu müssen wir etwas weiter ausgreifen. In der Chinesischen Medizin wird der Funktionskreis Leber als ein General dargestellt. Wie ein General auf dem Schlachtfeld sendet die Leber ihre Truppen aus, legt die Strategien fest und plant den Nachschub. In Wahrheit sind es natürlich keine Truppen, die da ausgeschickt werden, sondern eine Form von Qi, das Leber-Qi eben. Die Leber richtet dieses Qi aus und setzt es in Bewegung. Das QI der Leber schafft so den Schritt vom Impuls hin zur Tat, von der Idee zu ihrer Umsetzung. Es handelt sich um eine Art psychische Energie, die am ehesten als eine Form von Tatendrang beschrieben werden kann. Was unseren inneren General antreibt, ist die Lust auf Entfaltung und die Notwendigkeit, uns einen Platz auf dieser Welt zu erobern. Die Leber hat mit einer expansiven, im positiven Sinne aggressiven Kraft zu tun, die jedes Lebewesen an den Tag legt, wenn es darum geht, sich zu entfalten. Diese Kraft brauchen wir unter anderem, um Neues zu wagen und uns auf veränderte Situationen einzulassen. Wie ein Spross, der sich zwischen zwei Pflastersteinen seinen Weg sucht, entfaltet eine gesunde Leber dabei große Kräfte und bleibt doch flexibel.

So stark dieses Leber-Qi auch ist, so leicht ist es dennoch, es stagnieren zu lassen. Machen wir ein konkretes Beispiel, wie es zu einer solchen Stagnation kommen kann. Stell dir vor, du planst eine Reise. Du lädst Freunde dazu ein, informierst dich über Zugverbindungen und besorgst Proviant. Der Tatendrang, den du dabei spürst, kommt von deinem inneren General: er mobilisiert die Energien und richtet sie aus, um den Plan umzusetzen. Dann aber fällt die Reise einen Tag vor dem Start ins Wasser, muss abgesagt werden. Die innere Ausrichtung, die bereits mobilisierte psychische Energie, der Tatendrang, all dies wird blockiert. Die Truppen des Generals stecken fest und können nicht mehr weiter: das Leber-Qi stagniert. Die Folge ist einerseits auf emotionaler Ebene als Frustration spürbar, schlägt sich aber auch in körperlicher Anspannung nieder. Gerade diese emotional-körperliche Ambivalenz ist typisch für eine Leber-Qi-Stagnation.

Traditionell nennt die TCM als Ursache für dieses Muster eine Blockade der typischen Leber-Emotion: der Wut. Eine Leber-Qi-Stagnation kommt nach dieser Theorie immer dann zustande, wenn Wut unterdrückt oder frustriert wird. In der Praxis aber braucht es sich, wie wir an dem Beispiel mit der Reise gesehen haben, nicht immer um Wut zu handeln. Auch andere Impulse und Regungen können zu einer Leber-Qi-Stagnation führen, wenn sie blockiert werden. Sooft wir einen Impuls unterdrücken oder einer Regung nicht folgen, immer wenn ein Vorhaben gestoppt oder eine Initiative abgeblockt wird, bleibt das von der Leber bereits mobilisierte Qi sozusagen auf halbem Wege stecken und stagniert. Es ist dabei relativ gleichgültig, ob der Grund für die Blockade innen oder außen liegt, ob uns also verboten wird, etwas zu tun, wir daran gehindert werden oder wir es uns selbst nicht zugestehen. Deshalb kann man auch bei solchen Menschen eine starke Leber-Qi-Stagnation beobachten, die schlichtweg zu viel Kontrolle über ihre spontanen Impulse ausüben, also zum Beispiel bei sehr beherrschten, besonders rücksichtsvollen oder tendenziell perfektionistischen Zeitgenossen. Eine große Spannung kann sich auch dann aufbauen, wenn jemand über lange Zeit nach außen hin eine Rolle aufrechterhalten muss, die seiner eigentlichen Natur nicht entspricht, und deshalb seine spontanen Impulse frustriert. Auch wer viel Zeit mit besonders bedürftigen oder impulsiven Menschen verbringt, muss oft seine eigenen Impulse und Bedürfnisse zurückstellen und neigt deshalb zur Ausbildung dieses Musters. Kleinkinder sind ein ausgezeichnetes Beispiel hierfür und junge Mütter deshalb besonders oft von einer starken Leber-Qi-Stagnation gezeichnet.

Ob es in einer bestimmten Situation zu einer Leber-Qi-Stagnation kommt und wie stark sie ist, hängt außerdem sehr vom Charakter der jeweiligen Person ab. So kann der innere General stur gegen die Hindernisse anrennen, die sich vor ihm auftun, oder aber er schwenkt um und schickt seine Truppen in eine andere Richtung. Geht es dem Funktionskreis Leber gut, so ist der innere General ebenso stark wie flexibel. Störungen im Funktionskreis Leber aber zeigen sich häufig auch darin, dass diese Art von psychischer Energie steifer, sturer wird. Um bei dem Beispiel mit der geplatzten Reise zu bleiben, wäre es das Beste und ein Zeichen für eine gesunde Leber, gleich einen anderen Plan zu schmieden und die eben noch frustrierte Reiselust einfach auf ein neues Ziel hin auszurichten. Die stärkste Leber-Qi-Stagnation hingegen entwickelt, wer sich tagelang in die Ecke setzt und sich darüber grämt, wie schön die Reise doch gewesen wäre. In diesem Fall wird immer weiter Qi gegen die Blockade mobilisiert und die Stagnation dadurch noch mehr verstärkt. Um den Funktionskreis Leber zu befreien, ist es also angesagt, möglichst spontan, flexibel und ein wenig unbekümmert durchs Leben zu gehen. Ganz nach dem Sprichwort: Wenn dich etwas stört, so ändere, was du ändern kannst, und lass dir egal sein, was du nicht ändern kannst. Was gegen die Entstehung von Leber-Qi-Stagnation hilft, ist also im weitesten Sinne eine gute Portion Frustrationstoleranz.

Es ist allerdings auch keine Lösung, sich einfach von vornherein alles egal sein zu lassen. Auch wenn der General gar nicht in die Schlacht zieht, weil er keine Richtung und keinen Auftrag hat, kann das Qi stagnieren. Die Richtung erhält der General Leber vom Funktionskreis Herz, denn von hier stammen Ideen, Träume, Begeisterung und Inspiration. Gerade bei Jugendlichen kommt eine Leber-Qi-Stagnation oft auch davon, dass zu wenig Inspiration da ist oder aber so viele Ideen gleichzeitig, dass der General nicht mehr weiß, in welche Richtung er seine Truppen zuerst schicken soll.

Entsteht eine Qi-Stagnation durch die Blockade dieser psychischen Energie, so sind die Symptome umso stärker, je mehr Qi vorhanden ist und je stärker ein Impuls das Qi in Bewegung setzt. In unserem Beispiel ist die Stagnation also umso größer, je wichtiger die Reise für den Betroffenen ist und je mehr er sich darauf freut und daran arbeitet, da dann umso mehr Qi mobilisiert wird. Zum anderen hängt das Ausmaß der Stagnation auch davon ab, über wieviel Qi die Person verfügt. Aus diesem Grund leiden gerade Kinder, Jugendliche und junge Erwachsene häufig besonders stark unter diesem Muster, denn ihr Leber-Qi ist besonders stark. Und deshalb ist das Schlimmste, was ein angespannter, frustrierter junger Mensch tun kann, ein Qi-Tonikum (zum Beispiel Ginseng) zu nehmen: der innere Druck wird dadurch nur noch stärker. Dieser Therapiefehler ist allerdings gar nicht so selten, denn eine starke Qi-Stagnation kann zu einer Art von blockierter, depressiver Trägheit führen und diese irrtümlicherweise als das Symptom eines Qi-Mangels interpretiert werden.

Eine weitere Ursache für dieses Muster entspricht dem, was wir allgemein als Überarbeitung, Übermüdung oder Überforderung bezeichnen würden, denn sie gehen immer mit emotionaler und körperlicher Anspannung einher. Diese Art von Stress entsteht vereinfacht gesagt immer dann, wenn wir weiter laufen, weiter arbeiten, weiter wach bleiben, obwohl unser Organismus durch Müdigkeit signalisiert, dass Qi und Blut, die nachgeburtlichen Ressourcen, zur Neige gehen und wir eigentlich essen, rasten oder schlafen sollten, um sie wieder aufzufüllen. Aus biomedizinischer Sicht kommen in diesen Momenten Stresshormone ins Spiel, die es dem Organismus erlauben, über die Müdigkeit oder den Hunger hinaus aktiv zu bleiben. Aus der Sicht der TCM greift der Organismus in diesen Situationen auf die in der Niere gespeicherten und zum Teil vorgeburtlichen Ressourcen zurück, auf das Nieren-Yang, das Nieren-Yin und die Essenz. Es lässt sich nun recht einfach beobachten, dass es beim Überwinden dieser Grenze und beim Aktivieren der Reserven immer zu mehr oder weniger starker Anspannung kommt. Nach der TCM entspricht dies einer Leber-Qi-Stagnation. Das allereinfachste Beispiel dafür ist die aggressive Nervosität, die viele Menschen an den Tag legen, sobald ihr Blutzuckerspiegel zu stark absinkt. Wer diätet oder fastet und den Körper dennoch zu sportlichen Leistungen zwingt, wer die ganze Nacht durcharbeitet ohne zu essen oder zu schlafen, ja auch wer morgens ohne Frühstück oder nur mit einer Tasse Kaffee im Magen aus dem Haus geht, der bringt sich selbst in diese Situation. Die Energie, die in diesen Momenten mobilisiert wird, ist zwar sehr rein und effizient (die Energie-Reserven der Niere könnten als eine Art "Super-Benzin" beschrieben werden), ihre Aktivierung geht aber immer mit einer bestimmten Anspannung einher. Im Unterschied dazu ist die Energie nach einem sättigenden Frühstück vielleicht trüber und vom Verdauungsprozess gestört, aber doch auch ruhiger und entspannter. Eine Leber-Qi-Stagnation ist also das erste Störungsmuster, das bei Stress und Überarbeitung entsteht, sozusagen der kurzfristige und unmittelbare Schaden, den diese anrichten. Langfristig kommt es bei anhaltender Überlastung außerdem zu einer Schwächung der Nieren-Ressourcen, und zwar je nach Konstitution mehr zu einem Nieren-Yin-Mangel, einem Nieren-Yang-Mangel oder gar einem vorzeitigen Rückgang der Nieren-Essenz.

Bei stark gestressten Menschen, die mit einer anhaltenden Leber-Qi-Stagnation zu kämpfen haben, gibt es noch ein weiteres Phänomen zu beobachten. Ich würde es am ehesten als eine Hypertrophie der Leber beschreiben. Es ist, um im Bild der TCM zu bleiben, eine Art Kriegszustand, in dem der General in allen Dingen und rund um die Uhr das Sagen hat. Die betroffenen Menschen tendieren dazu, alles zu planen und zu kontrollieren und es fällt ihnen zunehmend schwerer, ihre spontanen Impulse wahrzunehmen, geschweige denn ihnen Raum zu geben. Sie richten ihr Qi ständig in die Zukunft, nach vorne, auf das nächste Ziel hin, irgendwohin, Hauptsache sie fallen nicht planlos in das Jetzt zurück. Der Geist wird zu einem Vektor, das

Ausgerichtet-Sein zum Dauerzustand. Selbst an den freien Tagen und im Urlaub wird jede Minute verplant und genutzt, die Betroffenen sind oft ebenso effizient wie chronisch ungeduldig. In diesem Zustand wird es sehr schwer, dem General auch nur für kurze Zeit das Kommando aus der Hand zu nehmen und sich spontan, ohne Ziel und ohne Kontrolle treiben zu lassen. Entspannung wird schwer, denn für Entspannung ist es nötig, dass wir uns auf das Hier und Jetzt zurückfallen lassen und nicht unserem General hinterher bereits wieder in die nächste Schlacht ziehen.

Die häufigste Ursache für die Entstehung einer Leber-Qi-Stagnation liegt also in dieser emotional-geistigen Energie, die frustriert oder blockiert wird, sich staut, unter Druck gerät oder sich in andauerndem Planen verrennt. Doch wirkt das Leber-Qi durchaus auch auf einer physischen Ebene und so gibt es auch physische, körperliche Ursachen für die Entstehung einer Leber-Qi-Stagnation. Im Prinzip kann jeder Störfaktor, der das Qi in seiner Bewegung behindert oder blockiert, auf Dauer eine bereits bestehende Leber-Qi-Stagnation verstärken. Das sind zum Beispiel innere oder äußere Kälte, sich ansammelnde Feuchtigkeit, aber auch die verminderte Dynamik des Qi im Zuge eines starken Qi-Mangels.

Eine besonders häufige körperliche Ursache für eine Leber-Qi-Stagnation ist der Mangel an körperlicher Bewegung. Dabei muss mit Bewegung nicht unbedingt anstrengender Sport gemeint sein, denn auch leichte körperliche Bewegung führt zu einer Mobilisierung des Qi im Allgemeinen und des Leber-Qi im Besonderen. Die Wirksamkeit von Yoga, Qigong und Taijiquan in diesem Störungsmuster beweist eindrücklich, dass auch und gerade relativ entspannte Bewegungen sehr wirksam sein können. Typischerweise zeigt sich die lösende, befreiende und entspannende Wirkung von körperlicher Bewegung sowohl auf körperlicher als auch auf psychisch-emotionaler Ebene, die Betroffenen verspüren also in beiden Bereichen eine Besserung.

Eine weitere häufige Ursache für eine Leber-Qi-Stagnation, die ebenfalls irgendwo zwischen Geist und Körper lokalisiert werden muss, ist der Schmerz. Schmerz ist nicht nur eine Folge von Stagnation, sondern bringt seinerseits das Qi und insbesondere das Leber-Qi dazu, zu stagnieren. Je stärker, lange anhaltender und schwerer zu ertragen der Schmerz ist, umso schwerwiegender sind natürlich auch seine Auswirkungen.

Die Leber-Qi-Stagnation - Symptome

Die Zeichen und Symptome einer Leber-Qi-Stagnation sind sehr breit gefächert und doch auch sehr charakteristisch und unverkennbar.

Zunächst einmal hat eine Leber-Qi-Stagnation oft mit Verspannungen oder ganz allgemein einem hohen Muskeltonus zu tun. Die Verspannungen können im Prinzip den gesamten Körper betreffen, dann beobachtet man die ungelenken, irgendwie hölzernen Bewegungen, die für dieses Muster so typisch sind. Es gibt aber darüber hinaus Körperzonen, die bei einer Leber-Qi-Stagnation besonders häufig zu Verspannungen neigen und sie haben alle irgendwie mit Wut und einer aggressiven Haltung zu tun: der Nacken- und Schulterbereich, das Zwerchfell und die Flanken sowie die Kaumuskeln. Durch die eingeschränkte Zirkulation von Qi und Blut (die Verspannung behindert diese) besteht vor allem an Nacken und Schultern oft eine erhöhte Sensibilität gegenüber Kälte oder Luftzug, da die Oberfläche nicht ausreichend geschützt werden kann. Außerdem ist es nicht selten, dass Betroffene auch nachts viel Spannung aufrechterhalten und so zum Beispiel im Schlaf mit den Zähnen knirschen. Natürlich ist die Leber-Qi-Stagnation nicht die einzige Ursache für Verspannungen, aber doch die häufigste innere Ursache. Gerade im Bereich von Schultern und Nacken entstehen Verspannungen sehr oft auch durch Fehlhaltung und einseitige Belastung, also durch äußere Ursachen.

Nach der TCM ist für dieses Muster ein Gefühl von Fülle, Enge und Spannung im Brustkorb und im Bereich der Rippenbögen typisch, das mit häufigem Seufzen, Gähnen und Sich-Strecken einhergehen kann.

Aus anatomischer Sicht können wir dieses Gefühl unter anderem durch eine erhöhte Spannung der Zwischenrippenmuskeln und des Zwerchfells erklären, die sich übrigens auch leicht ertasten lässt. Es ist für die Betroffenen schwer, enge Kleidung auszuhalten, vor allem enge Gürtel, Krawatten und BHs. Durch die Spannungen im Bereich des Zwerchfells ist es bei einer Leber-Qi-Stagnation auch oft sehr schwierig, die Atmung nach unten, in den Bauch zu schicken. Bisweilen sitzt die Spannung auch etwas höher und verursacht den so genannten "Frosch im Hals", ein Gefühl von Enge oder einer vermeintlichen Ansammlung von Schleim im Hals, das aber auch durch wiederholtes Räuspern oder Schlucken nicht besser wird.

    Durch die erhöhte Spannung in der Muskulatur und den dadurch höheren Gefäßtonus kann auch die periphere Durchblutung eingeschränkt sein, dann sind vor allem Hände und Füße kalt. Dabei ist der Übergang von warm zu kalt bei diesem Muster meist recht eindeutig im Bereich von Hand- und Fußgelenken spürbar. Besonders spürbar wird das Auskühlen der Extremitäten in diesem Fall bei längerer Bewegungslosigkeit, während körperliche Bewegung die Durchblutung meist sehr rasch verbessert. Die Wärme ist also vorhanden, aber sie erreicht die Extremitäten nicht, solange das Qi nicht bewegt wird. Im Unterschied dazu betrifft die Empfindung von Kälte bei einem Yang-Mangel meist nicht nur die Extremitäten, sondern auch den Rumpf. Außerdem ist sie dann hartnäckiger und kann durch Bewegung nicht so rasch behoben werden. Durch den erhöhten Gefäßtonus spielt die Leber-Qi-Stagnation auch eine Rolle beim Bluthochdruck, hier allerdings meist in Kombination mit anderen Störungsmustern.

    Häufig kommt es bei einer Leber-Qi-Stagnation zu Spannungen, Blockaden oder Schmerzen entlang dem Verlauf des Gallenblasenmeridians. Dieser mit dem Funktionskreis Leber eng verbundene Meridian scheint ein Ort zu sein, an dem sich eine Leber-Qi-Stagnation, ein aufsteigendes Leber-Yang und eine Leber-Hitze gerne austoben. Die Störungen entlang des Gallenblasenmeridians können Verspannungen im Nackenbereich oder Kopfschmerzen sein, letztere oft einseitig und im Bereich der Schläfen oder über/hinter den Augen lokalisiert. Auch der sogenannte Spannungskopfschmerz hat häufig mit dem Funktionskreis Leber zu tun und dabei in sehr vielen Fällen mit einer Leber-Qi-Stagnation. Weitere Symptome, die durch eine Blockade im Verlauf des Gallenblasenmeridians erklärt werden können, sind bei Frauen die Schmerzen oder das Ziehen in den Brüsten, die typischerweise in den Tagen vor der Menstruation auftreten. Während des Stillens kann es durch eine vergleichbare Blockade zu einem Milchstau kommen.

Auch für die Verdauung spielen der Funktionskreis Leber und der freie Fluss seines Qi eine wichtige Rolle. Ist das Leber-Qi gestaut, so greift es gerne andere Funktionskreise an, allen voran Magen und Milz. Die Störungen, die sich daraus ergeben, sind nach der TCM die Folge einer gestörten Harmonie im Qi-Mechanismus und gehören, obwohl von einer Leber-Qi-Stagnation verursacht, eigentlich in das Kapitel über Milz und Magen. Das Magen-Qi, welches nach unten gerichtet sein sollte, um Speisen und Getränke aufnehmen, schlucken und für die weitere Verdauung nach unten weiterleiten zu können, richtet sich unter dem störenden Einfluss einer Leber-Qi-Stagnation gerne nach oben; man spricht dann von einem rebellierenden Magen-Qi. Es kommt zu einem unangenehmen Gefühl, Ziehen oder Schmerzen im Oberbauch, außerdem Schluckauf, saurem Aufstoßen, Übelkeit oder gar Erbrechen. Bei einem solchen "nervösen" Magen kommt es bisweilen schon während einer Mahlzeit zu einem unangenehmen Völlegefühl, vor allem dann, wenn Nervosität und Anspannung mit am Tisch sitzen. Auch der Reflux, bei dem saure Magensäfte in die Speiseröhre und manchmal bis in den Rachen oder die Bronchien fließen, hat nach der TCM meist mit einer Leber-Qi-Stagnation zu tun. Bei dieser Störung kommt es zu einem ungenügenden Verschließen des Mageneingangs, was mit einer mangelnden Koordination der beteiligten Muskeln zusammenhängt und auch ganz allgemein mit einer erhöhten Muskelspannung im Zwerchfellbereich einhergeht. Im Unterschied zu saurem Aufstoßen, Übelkeit oder Erbrechen haben wir es hier nicht mit dem Muster des rebellierenden Magen-Qi zu tun, sondern mit einem Symptom, das unmittelbar der Leber-Qi-Stagnation zugeschrieben werden kann: die

Magensäfte werden nicht von aufsteigendem Qi nach oben gedrückt, sie fließen vor allem in der liegenden Position passiv dorthin, weil die Funktionen von Schließmuskeln und Magenperistaltik gestört sind.

Greift das stagnierende Leber-Qi die Milz an, so kehrt sich das Milz-Qi, welches nach oben gerichtet sein sollte, um die aufgenommenen Nährstoffe zu Lunge und Herz zu transportieren, häufig nach unten. Es kommt zu einem unangenehmen Gefühl, einem Dehnen und Ziehen oder Schmerzen im Unterbauch, zu Blähungen und Durchfall. Das stagnierende Leber-Qi kann die Funktionalität der Milz aber auch auf andere Weise durcheinander bringen. Besonders typisch dafür sind Stühle mit wechselnder Konsistenz, im Extremfall ein Wechsel von Durchfall und Verstopfung, wie es zum Beispiel bei einem Reizdarm oft der Fall ist. Die Stuhlentleerung ist bei diesem Muster nicht immer ganz einfach und häufig gibt es das Gefühl, den Darm nicht vollständig entleert zu haben. Dies kommt vor allem bei akutem Stress und Anspannung vor, zum Beispiel bei Zeitdruck oder einem Ortswechsel, dafür aber relativ unabhängig von der Stuhlkonsistenz. Es ist dies also keine Form von Verstopfung, bei der die Stühle zu trocken oder zu spärlich sind, um vorwärts bewegt zu werden. Hier liegen die Schwierigkeiten beim Stuhlgang vor allem bei der Peristaltik, die sich in unharmonischen, teils zu starken, teils zu schwachen, teils einfach nicht koordinierten Kontraktionen verfährt.

Aus der Sicht der TCM können diese Verdauungsbeschwerden bei einer Leber-Qi-Stagnation also am besten durch eine Störung im harmonischen Zusammenspiel der Muskulatur von Magen und Darm erklärt werden. In der Tat hat der Funktionskreis Leber eine sehr enge Verbindung zur Muskulatur und zwar vor allem zur Muskelspannung, im Unterschied zum Funktionskreis Milz, der für Kraft und Fülle der Skelettmuskeln zuständig ist. In der TCM wird dies unter anderem durch die Verbindung der Leber zu den Sehnen ausgedrückt. Diese Verbindung zeigt sich auch darin, dass unter den Symptomen einer Leber-Qi-Stagnation im Bereich von Magen und Milz sehr häufig Krämpfe oder Koliken vorkommen.

Neben Magen und Milz gibt es mit der Gallenblase eine dritte Ursache für die durch die Leber bedingten Verdauungsstörungen. Die Gallenblase sammelt die von der Leber produzierte Galle und gibt sie - anatomisch gesprochen - an den Dünndarm ab. Dabei spielt das Leber-Qi eine zentrale Rolle. Stagniert das Leber-Qi und greift diese Stagnation auf die Gallenblase über, so wird der Gallenfluss gehemmt, die Galle staut und kann eindicken, was zu Steinbildung oder Entzündungen führen kann. Vor allem aber gelangt nach dem Verzehr von fetten Speisen nicht genügend Gallenflüssigkeit in den Darm. Häufig fällt dann die Fettverdauung nicht leicht und es entwickelt sich eine instinktive Abneigung gegen fette Speisen, oder aber es kommt nach dem Verzehr fetter Speisen zu Verdauungsstörungen wie Übelkeit, einem leichten Druckgefühl bis hin zu kolikartigen Schmerzen im (rechten) Oberbauch.

Eine weitere Gruppe von typischen Störungen bei einer Leber-Qi-Stagnation umfasst die Stimmung und die Emotionen. Dass das Qi frei fließen kann, ist auch Voraussetzung für ein „Fließen" der Emotionen. Typisch bei einer Leber-Qi-Stagnation sind deshalb vor allem Launenhaftigkeit, schnelle und unbegründete Stimmungswechsel und auch übertriebene Stimmungen im Sinne von „himmelhoch jauchzend, zu Tode betrübt". Ein typisches Beispiel ist, wenn du voller Vorfreude vereinbarst, mit Freunden ins Kino zu gehen, dich dann eine halbe Stunde vorher abmeldest, weil du absolut keine Lust mehr dazu hast, nur um später allein zu Hause in Trübsal zu versinken und dir vorzuwerfen, du hättest doch mitgehen sollen. Eine starke Leber-Qi-Stagnation kann auch zu depressiver Stimmung führen, wobei diese Art der Depression immer eine aggressive, gereizte, unleidige oder zänkische Komponente hat. Die Aggression, die auf die eine oder andere Weise alle Leber-Muster charakterisiert, kann sich dabei gegen andere oder gegen sich selbst richten und sich in vermindertem Selbstwertgefühl und Mutlosigkeit oder aber in Reizbarkeit, Streitsucht, Ungeduld oder übergriffiger Kontrollsucht zeigen. Typisch ist für diese depressive Stimmung auch das Gefühl, blockiert oder gelähmt zu sein:

der General schafft es nicht, seine Truppen in Bewegung zu bringen. Entscheidungen fallen schwer, das Leben erhält keine rechte Richtung, es fällt schwer, sich eine Zukunft vorzustellen und optimistisch darauf hinzusteuern. Generell erscheinen Menschen mit einer chronischen Leber-Qi-Stagnation oft als sehr streng mit sich selbst oder mit anderen, ungeduldig, perfektionistisch oder verklemmt, was gemeinhin natürlich ihrem Charakter zugeschrieben wird.

Um ein konkretes Bild von den Stimmungen zu haben, welche mit einer Leber-Qi-Stagnation einhergehen können, gibt es nichts besseres, als an eine Frau mit prämenstruellem Syndrom kurz vor dem Einsetzen der Regel zu denken. Das prämenstruelle Syndrom (kurz PMS) ist sozusagen eine auf einen bis wenige Tage komprimierte Variante der Leber-Qi-Stagnation. Es betrifft sowohl Frauen, die während der anderen Tagen des Monats nichts von einer Leber-Qi-Stagnation spüren, als auch diejenigen, bei denen die Leber-Qi-Stagnation immer da ist und an den Tagen vor Einsetzten der Menstruation einfach nur besonders stark spürbar wird. Das Qi bewegt das Blut und sein harmonisches Fließen ist wichtig für eine regelmäßige und schmerzfreie Menstruation. Um das Regelblut auszustoßen, sammelt sich das Qi an den Tagen vor der Menstruation und baut sozusagen Druck auf. Tendiert das Qi zur Stagnation, so werden die Symptome an diesen Tagen deshalb besonders stark. Ein PMS manifestiert sich häufig mit Spannungen und Schmerzen an den Brüsten oder im Unterleib, Wassereinlagerungen (zum Beispiel sprunghafte Zunahme des Körpergewichts oder Verschlimmerung von Cellulite an den Tagen vor der Regel), Verdauungsstörungen (zum Beispiel Verstopfung und/oder Durchfall), Kopfschmerzen, Reizbarkeit, depressiver Verstimmung, aber durchaus auch übertriebener Euphorie, lauter Symptomen, die direkt oder indirekt einer Leber-Qi-Stagnation zugeschrieben werden können.

Ein häufiges Symptom einer Leber-Qi-Stagnation ist auch eine schmerzhafte Menstruation. Typischerweise ist der Schmerz bei diesem Muster kurz vor oder mit Beginn der Menstruation am stärksten und wird erträglicher, sobald der Blutfluss richtig in Fahrt kommt, also meist nach einigen Stunden, spätestens aber am zweiten Tag. Die

Menstruation kann auch von Kopfschmerzen oder Übelkeit begleitet sein. Bei einer Leber-Qi-Stagnation können kleinere Klumpen im Menstruationsblut vorkommen, größere Klumpen (>1 cm) weisen schon auf eine Leber-Blut-Stagnation hin. Steckt eine Qi-Stagnation hinter den Schmerzen, so können sie durch körperliche Bewegung und Massage, meist auch durch Wärme gelindert werden, denn sowohl Bewegung als auch Wärme mobilisieren das Qi. Auch eine unregelmäßig verspätete bis ganz ausbleibende Menstruation ist ein mögliches Zeichen für dieses Muster. Es ist wohl jeder Frau schon einmal passiert, dass die Regel wegen einer Prüfung, eines Umzugs, eines Streits oder einer anderen psychisch stark belastenden Situation zu spät eingesetzt hat. Häufig hat frau dann über Tage hin das Gefühl, als würde die Regel jederzeit einsetzen, ohne dass dies aber geschieht. Ganz so, als wäre die Regel irgendwie auf halbem Weg steckengeblieben.

Für alle Symptome einer Leber-Qi-Stagnation ist typisch, dass sie sich immer im Zusammenhang mit emotionaler Anspannung oder Belastung verschlimmern und bei Entspannung wieder zurückgehen. Außerdem verschlimmert sich eine vorhandene Leber-Qi-Stagnation wie schon erwähnt an den Tagen vor der Regel und bei Menschen, die regelmäßig körperliche Bewegung machen, sobald sie dies über längere Zeit nicht mehr tun. Dieser Hinweis kann sehr hilfreich sein, wenn es darum geht zu unterscheiden, ob zum Beispiel Verdauungsbeschwerden durch eine Leber-Qi-Stagnation hervorgerufen werden oder durch ein Muster der Funktionskreise Milz oder Magen. Für Ersteres ist es typisch, dass sie kaum davon abhängen, was gegessen wird, sondern mehr von Stress und emotionaler Anspannung. Die Betroffenen melden dann zum Beispiel: „Ich vertrage kein frisches Brot, davon bekomme ich immer Blähungen. Im Urlaub allerdings habe ich sehr viel Brot und Pizza gegessen und hatte damit keinerlei Probleme." Es ist in diesen Fällen deshalb meist nicht allzu hilfreich, nach Unverträglichkeiten zu suchen, hier braucht es vor allem Entspannung, dann funktioniert die Verdauung wunderbar.

Typisch für dieses Leber-Muster ist auch, dass es den betroffenen Menschen im Frühling und in den Morgenstunden besonders schlecht geht, also in jenen Momenten, in denen das aufsteigende und sich ausbreitende Qi der Wandlungsphase Holz die winterliche/nächtliche Ruhepause durchbricht. Menschen mit einer gesunden Leber verspüren in diesen Momenten einen starken Tatendrang und Lust auf Erneuerung. Liegt hingegen eine Stagnation der Leber-Energie vor, so kommt es im Gegenteil zu Müdigkeit, einem Gefühl der inneren Blockade und häufig auch depressiver Verstimmung. Die Müdigkeit aufgrund einer Qi-Stagnation ist generell morgens schlimmer als untertags, weil sich die Stagnation während der bewegungslosen Nacht verschlimmert. Aktivität und Bewegung tragen dazu bei, die Stagnation zu lösen, weshalb diese Form von Müdigkeit sich auch und vor allem nach körperlicher Bewegung bessert. Im Unterschied dazu verschlimmert sich die Müdigkeit aufgrund eines Qi-Mangels gegen Abend hin und nach körperlicher Anstrengung, da dann das Qi noch weiter abnimmt.

Typischerweise (und vor allem bei Menschen mit einem relativ starken Yang) mündet die Leber-Qi-Stagnation in Episoden von Leber-Hitze. Die Erklärung hierfür ist eine Art von „Überhitzung" der Leber in Folge der Stagnation. Wir können uns diesen Mechanismus im Prinzip vorstellen wie einen Druckkochtopf, in dem mit dem inneren Druck auch die Temperatur so lange ansteigt, bis es zu einer Entladung kommt. Diese periodischen Entladungen passieren, wie es dem Funktionskreis Leber entspricht, nach oben hin und sind dort durch eine Fülle des Leber-Qi oder des Leber-Yang gekennzeichnet.

Da das Qi das Blut bewegt und das freie Fließen des Leber-Qi die harmonischen Bewegungen des Blutes ermöglicht, funktioniert bei einer Leber-Qi-Stagnation auch die Verteilung des Blutes nicht gut. Die periphere Durchblutung kann gestört sein, wodurch es zu kalten und blassen Extremitäten kommt, während die Kerntemperatur normal bleibt. Sehr häufig manifestiert sich eine Leber-Qi-Stagnation auch durch Symptome eines Leber-Blut-Mangels: das Blut ist dann zwar vorhanden, kann aber durch die Stagnation des Qi nicht zur rechten Zeit freigegeben und nicht richtig bewegt werden. Diese Symptome reagieren dann nicht auf Blut nährende Maßnahmen, sehr wohl aber auf alles, was das Leber-Qi löst und harmonisiert. Dauert eine starke Qi-Stagnation länger an, so kommt es häufig auch zu einer Blut-Stagnation mit den entsprechenden, zum Teil schwerwiegenderen Folgen. Außerdem bewegt das Qi die Körperflüssigkeiten, welche sich bei dessen Stagnation leicht ansammeln und zu Ödemen, Cellulite oder ganz allgemein der Ausbildung von Übergewicht führen. So nehmen zum Beispiel Frauen mit einer Leber-Qi-Stagnation in den Tagen vor der Regel zu und merken, dass sie an Bauch, Po und Beinen mehr Wasser einlagern als sonst.

Ist der Funktionskreis Leber aus seinem Gleichgewicht, so finden sich sehr häufig mehrere Leber-Muster gleichzeitig, bzw. wechseln sie sich ab. Neben der Leber-Qi-Stagnation finden sich gerade bei Frauen im fruchtbaren Alter sehr oft auch ein Leber-Blut-Mangel und Aufsteigendes Leber-Yang, außerdem - dies vor allem bei jungen Männern und Kindern - eine Tendenz zu Leber-Hitze.

Das Leber-Blut

Begreift man den TCM-Begriff "Blut" aus dem Verständnis der Biomedizin heraus allein als rote Flüssigkeit, so kommt es unweigerlich zu Missverständnissen. Das chinesische Blut deckt sich nicht mit der Flüssigkeit in unseren Arterien und Venen, es ist mehr eine Summe von Funktionen als eine Substanz im engeren Sinne. Für alle Formen von Blut-Mangel nach der TCM gilt außerdem, dass sie zwar mit einer Blutarmut (Anämie) im biomedizinischen Sinn zusammenfallen können, es aber durchaus nicht immer tun. Dennoch hat ein Blut-Mangel im Sinne der TCM sicherlich *auch* mit fehlenden Substanzen zu tun. Hinter einem Blut-Mangel kann aus biomedizinischer Sicht ein Mangel an Vitaminen (z.B. Vitamin B12, Vitamin A, Folsäure), Mineralstoffen (Eisen,

Magnesium) oder Aminosäuren stecken und natürlich eine Kombination davon. Doch solche Vergleiche zwischen chinesischer Medizin und Biomedizin müssen sehr vorsichtig eingesetzt werden; sie sind zwar bisweilen nützliche Verständnishilfen, doch bleiben sie uns immer einen Teil der Wahrheit schuldig. Ein Blut-Mangel geht immer auch über einen Mangel an Nährstoffen hinaus, denn das Blut der Chinesischen Medizin beinhaltet über dessen substanzielle Basis hinaus auch die Fähigkeit des Organismus, die entsprechenden Substanzen zu speichern, zu verteilen und so einzusetzen, dass alle dem Blut zugeschriebenen Funktionen gut abgedeckt werden.

In der Muster-Differenzierung unterscheidet man einen allgemeinen Blut-Mangel von einem Blut-Mangel der Funktionskreise Leber oder Herz. Wie beim Qi ist auch ein allgemeiner Blut-Mangel nicht unbedingt pathologisch. Es ist völlig normal, dass es bei einem größeren Verlust oder Verbrauch von Blut kurzfristig zu einem allgemeinen Blut-Mangel kommt, ohne dass dadurch die Funktionen von Leber oder Herz nachhaltig beeinträchtigt werden. Dies kann zum Beispiel nach einer Geburt, nach einer Operation oder nach einer längeren körperlichen Anstrengung eintreten. Auch eine ungünstige Ernährung kann zu einem allgemeinen Blut-Mangel führen, zwar nicht kurzfristig, aber doch im Laufe von mehreren Wochen. Die Zeichen und Symptome für einen allgemeinen Blut-Mangel sind recht unspezifisch: eine blasse, glanzlose, schmutzig wirkende Gesichtsfarbe, eine meist aufgedrehte Müdigkeit oder ein leichter Schwindel, der sehr oft mit einem Gefühl von Müdigkeit zusammenhängt und sich durch Liegen und Rasten bessert. Mit der richtigen Ernährung und etwas Ruhe kann ein gesunder Organismus solche Engpässe gut überwinden. Problematisch wird es dann, wenn das Blut über lange Zeit geschwächt bleibt, so zum Beispiel weil gesteigerter Bedarf oder ungenügende Ernährung länger anhalten oder weil eine Unterfunktion derjenigen Funktionskreise vorliegt, welche mit dem Blutaufbau zu tun haben, allen voran die Milz und unterstützend die Niere.

Eine zentrale Rolle des Funktionskreises Leber ist es nun, das Blut zu speichern. In Ruhe und während des Schlafs sammelt sich das

Blut in der Leber und bei körperlicher Betätigung oder anderweitig gesteigertem Bedarf gibt die Leber es an den Körper ab. Mit dem zur Verfügung stehenden Blut nährt und befeuchtet der Funktionskreis Leber die Augen und ermöglicht eine klare Sicht, er nährt die Sehnen und hält sie elastisch und stark, er nährt die Nägel und macht sie fest und rosig, er ermöglicht eine regelmäßige und ausreichende Menstruation und trägt damit grundlegend zur Fruchtbarkeit der Frau bei. Ein anhaltender allgemeiner Blut-Mangel führt leicht zu einem Leber-Blut-Mangel, da hier das Blut ja gesammelt wird und es deshalb hier zuallererst fehlt. Wie schon gesagt, ist das Leber-Blut nur einerseits eine Substanz, die ständig verbraucht und wieder neu aufgebaut wird. Andererseits gehört zu dieser Ressource auch die Fähigkeit des Funktionskreises Leber, das Blut zu speichern, es zur rechten Zeit und in der richtigen Menge freizugeben und es einzusetzen, um verschiedene Funktionen abzudecken. Deshalb kann eine Störung der Leber zu einem Leber-Blut-Mangel führen, selbst dann, wenn die Substanz Blut in ausreichendem Maße vorhanden ist, so zum Beispiel bei einer Leber-Qi-Stagnation. Ein Leber-Blut-Mangel ist also in den meisten Fällen aber nicht unbedingt immer von den Anzeichen eines allgemeinen Blut-Mangels begleitet und kann zwar meist aber auch nicht immer durch eine vermehrte Bereitstellung von Blut behoben werden.

Der Leber-Blut-Mangel

Die Grundsubstanzen für das Blut stammen alle aus den aufgenommenen und umgewandelten Speisen und Getränken. Die Ursache für einen Blut-Mangel (ganz gleich ob er das Blut im Allgemeinen, das der Leber oder das des Herzens betrifft) liegt daher sehr häufig in einer einseitigen, mangelhaften Ernährung oder einer schlechten Umwandlung der Nahrung durch den Funktionskreis Milz. Ernährung und Verdauung zu optimieren ist deshalb das A und O, will man einen Blut-Mangel vermeiden oder beheben. Insbesondere die

Rolle des Funktionskreises Milz kann für die Bildung des Blutes kaum überschätzt werden. In der TCM gilt, dass ein Milz-Qi-Mangel mit einer Unterfunktion in der Umwandlung praktisch immer über kurz oder lang zu einem Blut-Mangel führt. Neben der Milz hat in der Bildung des Blutes außerdem der Funktionskreis Niere eine wichtige Rolle. Ein Blut-Mangel findet sich relativ häufig auch bei einer ausgeprägten Schwäche des Funktionskreises Niere, vor allem dann, wenn auch die vorgeburtlichen Anteile dieses Funktionskreises schwach sind, was bei einer entsprechenden Veranlagung und im Alter der Fall ist. Ein Leber-Blut-Mangel kann dabei sowohl mit einer Schwäche der Yin- als auch der Yang-Wurzel der Niere zusammenfallen. Diese enge Verbindung zwischen dem Blut und dem Funktionskreis Niere ist in der TCM eine Erklärung dafür, dass die Menge des zur Verfügung stehenden Blutes unabhängig von der Art der Ernährung oder der Verdauung auch dann zurückgeht, wenn der Funktionskreis Niere angegriffen wird, so bei chronischen Erkrankungen oder im Alter.

Während ein Blut-Mangel bei Männern zu den selteneren Mustern gehört, entwickeln ihn Frauen besonders im fruchtbaren Alter sehr leicht, da sowohl die Menstruation als auch Schwangerschaft und Stillen viel Blut verbrauchen. Diese Tendenz wird noch verstärkt, wenn die Frauen eine schwache Milz haben (was sehr oft der Fall ist), bei starken Monatsblutungen viel Blut verlieren oder sich einseitig und unzureichend ernähren. Letzteres ist besonders häufig bei einer vegetarischen oder veganen Ernährung zu beobachten oder bei Frauen, die immer wieder versuchen, durch weniger Essen abzunehmen. Mit den Wechseljahren verschiebt sich der Schwachpunkt in der Gesundheit der Frauen dann in den allermeisten Fällen von einem Blut- zu einem Yin-Mangel oder zu einer Kombination dieser beiden Muster. Auch körperlich anstrengende Betätigung verbraucht viel Blut (und Qi). Sportler und Sportlerinnen leiden daher öfter an einem Leber-Blut-Mangel, vor allem wenn ihre Ernährung nicht optimal ist oder in vorgerücktem Alter.

Da der Funktionskreis Leber das Blut des gesamten Organismus sammelt, haben Menschen mit einem Leber-Blut-Mangel in den allermeisten Fällen auch mehr oder weniger starke Anzeichen für einen allgemeinen Blut-Mangel, wie sie bereits beschrieben worden sind: Blässe, Abgeschlagenheit und eventuell Schwindel. Ein relativ häufiges Anzeichen für einen Leber-Blut-Mangel, das zudem leicht zu beobachten ist, sind auffallend blasse seitliche Zungenränder, die in schweren Fällen auch eine leicht gelblich-orange Färbung annehmen können. Die spezifischen Symptome eines Leber-Blut-Mangels betreffen alle jene Bereiche und Körperteile, in denen die nährende und befeuchtende Funktion der Leber ankommen sollte. Wenn das Leber-Blut nicht stark genug ist, werden die Sehnen nicht ausreichend genährt; sie werden steifer und verletzlicher, es kommt leichter zu Krämpfen oder zu Zittern. Auch Missempfindungen wie Taubheit, Kribbeln (man denke auch an die sogenannten *restless legs*) oder das häufige "Einschlafen" der Extremitäten sind Symptome eines Leber-Blut-Mangels. Ticks, also unkontrollierbare Bewegungen, können zwar auch eine Folge von Leber-Blut-Mangel sein, werden aber meist einem anderen Muster, dem Inneren Leber-Wind, zugeordnet. Die nährende Funktion des Leber-Bluts betrifft auch Nägel und Haare, weshalb die Finger- und Zehennägel bei einem Mangel nicht nur blass, sondern auch glanzlos und brüchig sein können. Ebenso glanzlos und brüchig sind häufig auch die Haare, außerdem fallen diese aus, so zum Beispiel wenn während der Stillzeit besonders viel Blut verbraucht wird. Die Haare wachsen in diesem Fall allerdings wieder nach, im Unterschied zum altersbedingten, endgültigen Haarausfall bei einem Nieren-Essenz-Mangel.

Werden die Augen nicht ausreichend mit Leber-Blut versorgt, so werden sie trocken und empfindlich, sie brennen oder werden schnell müde. Die Betroffenen sehen (unabhängig von einer eventuell bestehenden Fehlsichtigkeit) öfters verschwommen, außerdem kann es zu Nachtblindheit oder Ausfällen im Gesichtsfeld kommen. Auch das Sehen von Mouches-volantes, also von kleinen dunklen Flecken gegen einen hellen Hintergrund, gehört in der TCM als Symptom zu diesem

Muster. Besonders die Arbeit am Bildschirm ermüdet die Augen und verbraucht viel Leber-Blut, vor allem wenn sie zu einer Tageszeit stattfindet, während der das Blut eigentlich zur Leber zurückfließen sollte, nämlich abends und nachts.

Besonders wichtig ist das Leber-Blut für die Menstruation. Hier wird der Organismus bei einem Blut-Mangel versuchen, möglichst zu sparen. Die Regelblutungen werden in diesem Fall also oft kürzer und spärlicher, außerdem können sich die Intervalle zwischen den einzelnen Blutungen verlängern bzw. die Blutungen zeitweise auch ganz ausbleiben. An den Tagen nach der Regel (und damit nach einem weiteren Verlust des ohnehin spärlichen Blutes) geht es den betroffenen Frauen meistens nicht besonders gut, sie fühlen sich dann müder und aufgekratzter als sonst. Eine besonders verzwickte Situation liegt dann vor, wenn der Leber-Blut-Mangel von anderen Mustern überlagert wird, die zu einer besonders starken Blutung führen, zum Beispiel von Leber-Hitze, Blut-Hitze oder einer Leber-Blut-Stagnation. In diesen Fällen kann es nämlich dazu kommen, dass der Schutzmechanismus des Organismus, möglichst viel Blut einzusparen, nicht greift und sich der Blut-Mangel durch den starken Blutverlust von Monat zu Monat zuspitzt.

Auch die Fruchtbarkeit der Frau steht und fällt mit dem Leber-Blut und dem eng damit zusammenhängenden Leber-Yin. Diese beiden Ressourcen sind nötig für die Ausbildung einer fruchtbaren Eizelle und deren erfolgreiche Einnistung nach erfolgter Befruchtung. Das Wachstum und die Entwicklung des Kindes während der Schwangerschaft hängen nach der TCM vor allem von einer ausreichenden Bereitstellung von Blut durch den Funktionskreis Leber zusammen. Und nicht zuletzt ernährt sich das Neugeborene auch während der Stillzeit vom Blut der Mutter, denn Muttermilch wird in der TCM als „weißes Blut" angesehen.

Sehr häufig begleiten Symptome von Trockenheit einen Blut-Mangel im Allgemeinen oder der Leber im Besonderen. Sie können die Haut oder den Stuhl betreffen, nicht aber den Mund oder andere Schleimhäute, denn dort spricht Trockenheit eher für einen Yin-Mangel.

In der Haut kann der Mangel an nährendem Blut zu Ausschlägen führen, die dann typischerweise trocken, blass und juckend sind. Die Stühle sind trocken und bisweilen hart, was naturgemäß sehr oft zu Verstopfung führt. Ein Mangel an Körperflüssigkeiten zeigt übrigens, was Haut und Stuhl betrifft, sehr ähnliche Anzeichen wie ein Blut-Mangel, weshalb in der TCM gilt, dass die befeuchtenden Funktionen von Blut und Körperflüssigkeiten sich hier teilweise überschneiden. Wie bei einem Yin-Mangel ist die betroffene Person auch bei einem starken Blut-Mangel durch das Fehlen von Substanz bisweilen untergewichtig und schafft es trotz ausreichender Ernährung nicht, an Gewicht zuzunehmen.

Das Blut zählt zur Yin-Wurzel, was bedeutet, dass es sich hier um eine nährende, befeuchtende Ressource des Organismus handelt, deren Fülle oder Mangel sich nicht so sehr auf einer energetischen, sondern vor allem auf einer substantiellen Ebene abspielen. Dennoch hat das Blut eine sehr enge Verbindung zum Qi und damit auch zur Yang-Wurzel des Organismus. Ohne das Blut kann auch das Qi nicht richtig wirken, das Blut wird deshalb als die "Mutter des Qi" bezeichnet. So kann es nicht verwundern, wenn zu den Anzeichen für einen Blut-Mangel (sowohl der Leber als auch im Allgemeinen) ein Gefühl von Abgeschlagenheit und Müdigkeit gehört, ein Symptom, das wir eher einem Mangel an Kraft und Energie zuschreiben würden. Die Müdigkeit ist bei diesem Muster allerdings meist von Nervosität, ja sogar Rastlosigkeit, Überempfindlichkeit und einer Neigung zu Schlafstörungen gekennzeichnet, lauter Anzeichen, die bei der für einen Qi-Mangel typischen, schlaffen und trägen Müdigkeit fehlen. Diese aufgekratzte, nervöse Müdigkeit wird dadurch erklärt, dass die aktiven Yang-Ressourcen durch die Schwäche der Yin-Wurzel nicht ausreichend gebremst und beruhigt werden können. Eben diese Dynamik eines unzureichend verankerten Yang steckt auch hinter dem aufsteigenden Leber-Yang, einem sehr häufigen Folgemuster von Leber-Blut-Mangel.

Essenz, Yin und Blut gehören allesamt zur Yin-Wurzel des Organismus und können zum Teil ineinander umgewandelt werden und einander so ersetzen. Die Umwandlung funktioniert aber prinzipiell nur von der reineren Substanz zur unreineren, also von der Essenz zum Yin und vom Yin zum Blut. In den beiden Funktionskreisen Leber und Herz verschärft und vertieft sich ein lang anhaltender Blut-Mangel deshalb oft zu einem Yin-Mangel, weil das Yin das Blut sozusagen zu ersetzen versucht und dabei selbst geschwächt wird. Da das Yin „tiefer" sitzt als das Blut, ist eine solche Entwicklung zumal bei jungen Erwachsenen immer ein alarmierendes Zeichen. Ein noch tiefer greifender Mangel entsteht, wenn der Organismus ein anhaltend schwächelndes Blut durch die vorgeburtliche Essenz ersetzt und dadurch vorzeitig altert.

Generell sind die verschiedenen Muster im Funktionskreis Leber immer besonders eng miteinander verbunden. Daher trägt ein Blut-Mangel häufig zur Verschlimmerung weiterer Leber-Muster bei, allen voran des aufsteigenden Leber-Yangs, der Leber-Qi-Stagnation und des Inneren Leber-Windes. Dabei können sowohl das aufsteigende Leber-Yang als auch der Leber-Wind als direkte Folge eines Leber-Blut-Mangels angesehen werden.

Die Leber-Blut-Stagnation

Wichtig bei der Beurteilung einer Blut-Stagnation ist zunächst die Unterscheidung zwischen einer lokalen Blut-Stagnation irgendwo im Körper und einer "systemischen" Blut-Stagnation, die entweder den Funktionskreis Leber oder das Herz betrifft. Nur letztere gelten als eigene Muster und werden hier im Detail beschrieben. Eine einzelne lokale Blut-Stagnation ist in der Befundung oft keinem einzelnen Funktionskreis zuzuordnen. Jede Verletzung, also ein Schlag, ein Schnitt oder ein Bruch, führt zu einer lokalen Stagnation des Blutes, erkennbar zum Beispiel an einem Bluterguss. Eine lokale Blut-Stagnation kann sich auch in der Folge von Qi-Stagnation, Kälte, Hitze oder Schleim an einem beliebigen Ort im Körper bilden, ohne dass eine klare Zuordnung zu einem Funktionskreis möglich ist und ohne dass man deshalb von einem eigenen Muster sprechen kann. Bildet sich eine solche vereinzelte, lokale Blut-Stagnation als Folgeerscheinung von anderen Störungsmustern heraus, so ist dies meist ein Zeichen für eine gewisse Chronizität und Schwere der Situation, ganz ähnlich wie bei einer lokalen Ansammlung von Innerem Schleim (*tan*). Im Unterschied dazu betreffen die beiden Muster der Blut-Stagnation von Leber und Herz nicht nur einzelne, lokalisierte Erscheinungen, sondern sehr viel grundlegender die verminderte Fähigkeit dieser Funktionskreise ihr Blut ausreichend zu bewegen und in Bewegung zu halten. Eine verstärkte Tendenz zur Bildung von lokalen Blut-Stagnationen gehört als Symptom zu beiden Störungs-Mustern.

Die Natur des Blutes ist stärker yin als die des Qi, das heißt, Blut ist grobstofflicher und träger als letzteres. Nach dieser Logik könnte man sich eigentlich erwarten, dass das Blut leichter und häufiger stagniert als das Qi, doch das Gegenteil ist der Fall. Während eine Qi-Stagnation ein absolut alltäglicher und in den meisten Fällen nicht schwerwiegender Befund ist, gehört eine (zumal systemische) Blut-Stagnation zu den sowohl selteneren als auch schwerwiegenderen Befunden in der TCM. Stagniert das Qi, so sind die Schmerzen, die Schwellung, die Symptome im Allgemeinen ebenso beweglich wie das Qi selbst: sie kommen und gehen, bewegen sich von hier- nach dorthin und hinterlassen keine bleibenden oder sichtbaren Spuren im Gewebe. Dahingegen ist eine Blut-Stagnation sicht- oder tastbar, sie wandert nicht, sondern sitzt fest und auch die Schmerzen (so es denn welche gibt, denn das ist durchaus nicht immer der Fall) sind typischerweise fix, festsitzend und bohrend. Bei einer Blut-Stagnation sammelt sich Gewebe: ein Bluterguss, Petechien, ein Blutgerinnsel, ein Knoten, ein Myom, ein Tumor. Es ist mit den Befundungsmethoden der TCM zwar kaum möglich, über die Schwere und Gefährlichkeit einer Situation sichere Aussagen zu treffen, denn die Befundung erfasst mehr die Qualität und innere Dynamik einer Störung als ihren klinischen Schweregrad. Doch wenn es in der Folge von inneren Ungleichgewichten zu einer Blut-Stagnation kommt, so zeugen diese Veränderungen auf der Ebene der Gewebe von relativ tiefgreifenden oder chronischen Störungen.

Qi-Stagnation und Blut-Stagnation haben also unterschiedliche Merkmale, doch ursächlich sind sie oft eng miteinander verknüpft. Das Qi bewegt nicht nur sich selbst, es bewegt auch das Blut. Eine lang anhaltende Qi-Stagnation ist deshalb wohl die häufigste Ursache dafür, dass die Stagnation auch auf das Blut übergreift. Dieser Übergang von einer Qi-Stagnation zu einer Blut-Stagnation ist vor allem für den Funktionskreis Leber typisch. Eine weitere Ursache ist ein lange anhaltender und starker Blut-Mangel: das Blut "dickt ein" und es wird immer schwerer, es zu bewegen. Im bildlichen Sinne versiegt das Rinnsal und das Wasser bildet Pfützen. Tatsächlich sind Blut-Mangel und Blut-Stagnation zwei Muster, die sehr oft gemeinsam auftreten und dann idealerweise auch zusammen behoben werden. Natürlich können auch Störfaktoren wie Schleim, Kälte oder Hitze die Dynamik des Blutes hemmen oder zusätzlich erschweren. Ein Beispiel dafür ist es, wenn eine Frau während der Regelblutung Beine und Unterleib der Kälte aussetzt, so zum Beispiel durch ungenügende Bekleidung, beim Schwimmen oder beim Sitzen auf einem kühlen Untergrund. Die Kälte kann in die während der Menstruation "offene" Gebärmutter eindringen und blockiert hier die Dynamik von Qi und Blut, was in der Folge zu einer Leber-Blut-Stagnation führen kann.

Als eigenes Muster betrifft die Blut-Stagnation wie gesagt zwei Funktionskreise, deren Funktionen direkt mit dem Blut zusammenhängen: die Leber und das Herz. Bei diesen Mustern geht es nicht nur um eine konkrete, lokale Stagnation des Blutes, sondern um die grundlegende Tendenz von Leber- oder Herz-Blut zu stagnieren. Bei einer Leber-Blut-Stagnation zeigen sich die Symptome vor allem im Zusammenhang mit der Menstruation und auch das eben beschriebene Beispiel mit der durch eingedrungene Kälte blockierten Dynamik des Blutes gehört hierher. Eine (bisweilen sehr) schmerzhafte Regelblutung kann ein Symptom dieses Musters sein, wobei die Schmerzen im Unterschied zur Leber-Qi-Stagnation oft über die gesamte Zeit der

Blutung andauern und auch in der Zeit dazwischen auftreten können. Das Regelblut ist typischerweise spärlich (es sei denn die Blut-Stagnation führt zu einem verstärkten Blutfluss, siehe unten), relativ dunkel oder enthält größere (>1 cm) Klumpen. Ähnlich wie bei einer Stagnation des Leber-Qi kann auch die Blut-Stagnation dazu führen, dass die Intervalle zwischen den Regeblutungen unregelmäßig sind. Die Blut-Stagnation ist auch eine mögliche Ursache für eine verminderte Fruchtbarkeit der Frau. Wie bereits erwähnt, manifestiert sich dieses Muster bisweilen mit der Bildung von fixen Massen, gut- oder bösartigen Geschwülsten oder dem Auftreten von festsitzenden, oft sehr starken, bohrenden Schmerzen. Aus der Sicht der Biomedizin sind bei Frauen Myome in der Gebärmutter und eine Endometriose typische Beispiele für solche Beschwerden. Das Muster kann aber mit fixen Schmerzen oder der Bildung von Massen im Bauchraum natürlich auch bei Männern auftreten.

Eine Blut-Stagnation ist eine der möglichen Ursachen dafür, dass Blut aus den Gefäßen austritt und es zu Blutungen kommt. Für die Muster-Differenzierung spielt es dabei prinzipiell keine Rolle, wo die Blutung stattfindet, ob das Blut also unter die Haut austritt, erbrochen wird, aus der Nase rinnt oder sich dem Stuhl auflagert. Treten solche Blutungen wiederholt auf, so kann dies (natürlich in Kombination mit anderen passenden Anzeichen und Symptomen) einer Blut-Stagnation zugeordnet werden. Bei diesem Muster betreffen die Blutungen häufig auch die Menstruation, wobei es zu sehr starken oder außerordentlichen Regelblutungen kommen kann. Hieraus ergibt sich leicht ein Teufelskreis: der Blutverlust durch die übermäßigen Blutungen bedingt einen Leber-Blut-Mangel, durch den sich wiederum die Leber-Blut-Stagnation und in der Folge die Blutungen verschlimmern.

Eines der spezifischen Zeichen für eine Blut-Stagnation und sehr wichtig für die Befundung ist eine zyanotische, also bläulich-violette Verfärbung an bestimmten Körperteilen, so zum Beispiel den Fingernägeln, den Lippen oder anderen Hautarealen. In der Befundung der Zunge gelten im Besonderen eine zyanotische Verfärbung der seitlichen Zungenränder und eine dunkle Färbung oder Schwellung der

Unterzungenvenen als spezifische Anzeichen für eine Leber-Blut-Stagnation. Dabei können die Areale großflächig einen bläulich-violetten Farbton aufweisen oder aber kleine Flecken auftreten. Es ist allerdings sehr wichtig darauf hinzuweisen, dass eine allgemeine Tendenz zur Blut-Stagnation im Alter unter Umständen als normal und physiologisch gelten kann. Treten bei einem älteren Menschen äußere Anzeichen für eine Blut-Stagnation auf, ohne dass sie von Schmerzen, spürbaren Massen oder anderen beunruhigenden Symptomen begleitet werden, so müssen sie nicht unbedingt als pathologisch angesehen werden.

Der Leber-Yin-Mangel

Innerhalb der Yin-Wurzel der Leber ist das Blut die eindeutig wichtigste Ressource und die allermeisten Symptome dieses Funktionskreises, die mit einer Schwäche der Yin-Wurzel zusammenhängen, werden dem Leber-Blut-Mangel zugeschrieben. Für den Leber-Yin-Mangel bleibt da nicht viel übrig, sodass in manchen Texten das Muster des Leber-Yin-Mangels entweder gar nicht angeführt wird oder nur in Kombination mit einer Schwäche des Nieren-Yin beziehungsweise als eine Art Erweiterung des Leber-Blut-Mangels. Tatsächlich tritt ein Leber-Yin-Mangel in den allermeisten Fällen zusammen mit einem dieser beiden Muster auf. Zudem kommen auch als Ursache für einen Leber-Yin-Mangel in den meisten Fällen diese beiden Muster, also ein Nieren-Yin- oder ein Leber-Blut-Mangel, in Frage. Die Störung weitet sich im Fall des Leber-Blut-Mangels also horizontal, im Fall des Nieren-Yin-Mangels vertikal auf das Leber-Yin aus. Tatsächlich gibt es zwischen den beiden Funktionskreisen Niere und Leber eine sehr enge Verbindung, die in der Lehre der Fünf Wandlungsphasen dadurch zum Ausdruck kommt, dass die Niere (Wasser) die Leber (Holz) "hervorbringt". Diese Bindung gilt allerdings mehr für die Yin-Wurzeln der beiden Funktionskreise, was die Yang-Wurzel betrifft, steht die Niere der Milz sehr viel näher als der Leber.

Eine weitere Ursache für das Muster des Leber-Yin-Mangels kann eine lang anhaltende Leber-Hitze sein, welche das Yin verletzt, konkret meist Infektionen oder entzündliche Erkrankungen, die den Funktionskreis Leber betreffen. In diesem Fall zeigt sich bisweilen ein extremes Symptom des Yin-Mangels, und zwar das Absterben von Zellen und der Verlust von Organgewebe, wie dies in der Leber unter anderem bei der Leberzirrhose passiert. Und schließlich spielt natürlich auch bei einem Leber-Yin-Mangel, wie bei allen Yin-Mangel-Mustern, der mit dem Alter einhergehende physiologische Rückgang des Yin eine wichtige Rolle, da er sich ausgehend vom Funktionskreis Niere auch auf die Leber ausbreiten kann.

Die Symptome eines Leber-Yin-Mangels sind schnell beschrieben. Wie bei jedem anderen Yin-Mangel-Muster auch, finden sich hier Anzeichen für die so genannte Leere-Hitze. Wir können uns dies als eine Art Überhitzung des Organismus vorstellen, die aus der Schwäche des Yin resultiert. Gegen Abend hin und während der Nacht ist das Yin dafür zuständig, im Organismus beruhigende, zentrierende und kühlende Prozesse durchzusetzen. Bei einem Yin-Mangel kommt es gerade während dieser Tageszeit zu typischen Symptomen, unabhängig davon, welcher Funktionskreis von dem Yin-Mangel besonders betroffen ist: Hitzegefühle und leichtes Fieber, Nachtschweiß, nächtliche Hitze an Brust und Extremitäten, nächtlicher Durst. Da das Yin als Ressource besonders eng mit dem Funktionskreis Niere zusammenhängt und der Nieren-Yin-Mangel sozusagen der Vater aller Yin-Mangel-Muster ist, werden die Anzeichen für eine Leere-Hitze im Kapitel über den Nieren-Yin-Mangel genauer besprochen.

Über diese für jeden Yin-Mangel typischen Symptome hinaus gibt es bei diesem Muster nur sehr wenige Leber-spezifische Symptome. Es ist dies vor allem ein Mangel an Tränenflüssigkeit und dadurch bedingt trockene, juckende oder häufig entzündete Augen. Typischerweise verschlimmern sich alle Symptome abends oder nachts, wenn das Yin eigentlich aktiviert werden sollte. Auch einige Störungen im Bereich der weiblichen Fruchtbarkeit können auf einen Leber-Yin-Mangel zurückgeführt werden, obgleich sie praktisch immer ebenso gut auch dem Leber-Blut oder dem Nieren-Yin zugeschrieben werden könnten.

Wie beim Leber-Blut-Mangel kann auch eine Schwäche des Leber-Yin dazu führen, dass das starke Yang dieses Funktionskreises nicht ausreichend verankert werden kann und nach oben schlägt oder sich unkontrolliert bewegt. In diesem Fall treten Symptome eines aufsteigenden Leber-Yang oder eines Inneren Leber-Windes auf, begleitet von Leere-Hitze oder weiteren Symptomen dieses zugrunde liegenden Musters.

Das aufsteigende Leber-Yang

Jeder Funktionskreis ebenso wie der gesamte Organismus besitzen eine Yin- und eine Yang-Wurzel. Geht es einem Funktionskreis gut, so sind beide Wurzeln stark und arbeiten harmonisch zusammen. In diesem Idealzustand wird das Yang vom Yin beruhigt, verankert und gekühlt, das Yin hingegen vom Yang aktiviert, bewegt und erwärmt. Die Yang-Wurzel des Funktionskreises Leber ist nun vergleichsweise stark. Herz und Leber sind die beiden Funktionskreise mit dem kräftigsten Yang, was nicht zuletzt dadurch zum Ausdruck kommt, dass sie dem Holz und dem Feuer, den beiden Wandlungsphasen des kleinen und großen Yang zugeordnet werden. Zudem hat das Leber-Qi die Tendenz, sich nach oben hin zu entwickeln, der Richtung des Yang schlechthin. Zur Yang-Wurzel der Leber zählen Leber-Qi und Leber-Yang, während die Yin-Wurzel das Leber-Blut und das Leber-Yin vereint. Um das besonders starke Leber-Qi und -Yang zu beruhigen und zu verankern, muss diese Yin-Wurzel ebenfalls besonders stark, sprich gut genährt sein.

Viele Probleme im Funktionskreis Leber haben mit einem Ungleichgewicht zwischen Yin- und Yang-Wurzel zu tun, wobei es immer darum geht, dass das Yang im Verhältnis zum Yin überhandnimmt. Dass es zu diesem Ungleichgewicht zwischen Yin- und Yang-Wurzel der Leber kommt, kann an beiden Wurzeln liegen. Zum einen kann die Yang-Wurzel selbst zu stark sein und sich auch von einer gesunden Yin-Wurzel nicht bändigen lassen, dann haben wir es mit einem Fülle-Muster zu tun. Dies ist der Fall bei einer Leber-Hitze und - wenigstens episodenweise – bei einer Leber-Qi-Stagnation, wenn sich das Leber-Qi durch die Stagnation kurzfristig "erhitzt". Zum anderen kann das Ungleichgewicht von einer Schwäche der Yin-Wurzel herrühren, also von einem Leber-Blut- oder Leber-Yin-Mangel. In diesem zweiten Fall handelt es sich also um eine Leere des Yin, die zu einer relativen Fülle des Yang führt. Das Yang ist hier zwar an und für sich nicht übermäßig stark, kann aber dennoch nicht ausreichend verankert oder kontrolliert werden; es strömt nach oben, wo es zu Symptomen kommt, die eine Fülle des Yang wiederspiegeln. Diese Art von Ungleichgewicht wird in der TCM aufsteigendes oder hyperaktives Leber-Yang genannt. Man könnte entgegen dem allgemeinen Usus bei diesem Muster meiner Meinung nach auch von einem aufsteigenden Leber-*Qi* sprechen. Das Qi wird durch die Schwäche der Yin-Wurzel nicht ausreichend verankert und steigt vermehrt nach oben, was zu einer Qi-Fülle im Kopfbereich und entsprechenden sehr typischen Symptomen führt. Die klassischen Hitze-Zeichen (Durst, bitterer Geschmack im Mund, wenig und dunkler Urin, harter Stuhl) gehören nicht zu diesem Muster.

In der Therapie ist es sehr wichtig, Fülle und Leere zu unterscheiden, denn während wir bei der Leber-Hitze die Hitze ausleiten müssen (sie ist zu viel), können wir beim aufsteigenden Leber-Yang zwar das Yang etwas beruhigen, müssen uns aber vor allem darauf konzentrieren, die Yin-Wurzel der Leber zu stärken. Würden wir auch beim aufsteigenden Leber-Yang das Yang zu stark dämpfen, so stünde die betroffene Person nach einer erfolgreichen Therapie mit einem schwachen Yin *und* einem schwachen Yang da. So wichtig diese

Unterscheidung also ist, so schwer ist es oft, die beiden Situationen klar auseinanderzuhalten, da die spezifischen Symptome sich zum Teil sehr stark ähneln. Die Entscheidung, ob Fülle oder Leere vorliegen, ist auch deshalb nicht immer ganz einfach, weil sich die besagten Muster gerade im Funktionskreis Leber sehr gerne vermischen oder ineinander übergehen. Wir finden dann typischerweise ein labiles Gleichgewicht, das kippt, sobald kurzfristig das Yin geschwächt oder das Yang zu stark wird, also zum Beispiel bei Schlafmangel, zu wenig Flüssigkeitsaufnahme oder stark trocknenden Speisen und Getränken (all dies schwächt die Yin-Wurzel der Leber), an einem windigen Tag, bei Stress und Ärger, nach dem Genuss von stark erhitzenden Speisen oder von zu viel Alkohol (all dies verstärkt die Yang-Wurzel). In Folge all dieser Auslöser kann es passieren, dass Leber-Qi oder Leber-Yang nach oben sausen. Im Zweifelsfalle braucht es bei der Befundung die Zungen- und Pulsdiagnose, um Klarheit über Fülle oder Leere zu schaffen. Verallgemeinernd kann man aber sagen, dass Kinder, junge Erwachsene und allgemein Männer eher zu einer Fülle des Yang tendieren, also zu einer Leber-Hitze oder einer Leber-Qi-Stagnation mit Episoden von Leber-Hitze, während bei Frauen und älteren Menschen eher Leere-Muster oder eine Mischung aus Leere und Fülle auftreten, also zum Beispiel ein Leber-Blut- oder Leber-Yin-Mangel kombiniert mit einer Qi-Stagnation und aufsteigendem Leber-Yang.

Man darf auch nicht vergessen, dass nicht jeder Leber-Blut- oder Leber-Yin-Mangel mit den Symptomen eines aufsteigenden Leber-Yang einhergeht, ansonsten würde die TCM ja auch aller Wahrscheinlichkeit nach nicht von getrennten Mustern sprechen. Warum das Leber-Yang im einem Fall unruhig wird, während es im anderen trotz einer schwachen Yin-Wurzel ruhig bleibt, hängt viel von der Konstitution, dem Alter, dem Geschlecht und der Konstellation der anderen vorhandenen Störungsmuster ab.

Kommen wir nun zu den Symptomen dieses Musters. Sind Leber-Blut und/oder Leber-Yin zu schwach, um das Qi zu halten, so reißt dieses an den Leinen, schlägt nach oben und verursacht Störungen im

Kopfbereich. Da das Qi nach oben strömt, gibt es dort eine Qi-Fülle und entsprechend auch Fülle-Symptome vergleichbar mit denen bei einer Leber-Hitze. Kopfschmerzen, Ohrensausen, Bluthochdruck oder Ärger sind die wichtigsten dieser Symptome, die allesamt auch bei einer Leber-Hitze auftreten können. Ähnlich wie bei einer Leber-Hitze haben diese Symptome auch hier die Eigenschaften von Fülle-Symptomen: sie beginnen und enden relativ plötzlich und sind heftig. Im Unterschied zu einer Leber-Hitze (einem reinen Fülle-Muster) fehlen hier aber klare Hitze-Zeichen (das Yang ist ja an und für sich nicht übermäßig stark), die Symptome treten bei diesem gemischten Muster nicht ganz so heftig auf und sie werden zudem immer von chronischen Leere-Symptomen begleitet, die typisch für den zugrunde liegenden Mangel sind, also bei Blut-Mangel zum Beispiel von Abgeschlagenheit, spärlichen Menstruationsblutungen, Blässe oder Trockenheit, bei Yin-Mangel von trockenen Augen oder Schlafstörungen. Es gibt also zusammenfassend eine Mischung aus chronischen Leere-Symptomen und episodenweise, akut auftretenden Symptomen von relativer Fülle. Die für dieses Muster typische müde Gereiztheit wird in dem Abschnitt über die Emotionen der Leber genauer beschrieben.

Der für das aufsteigende Leber-Yang typische Kopfschmerz ist relativ heftig, oft einseitig und breitet sich vor allem im Bereich des Gallenblasenmeridians aus, also am seitlichen Hinterkopf, an der Schläfe, über oder hinter dem Auge. Begleitet wird der Schmerz oft auch von Spannungen und Schmerzen am Nacken (auch in diesem Bereich sind vor allem Punkte entlang dem Gallenblasenmeridian betroffen) oder von emotionaler Anspannung, Erregbarkeit, Ungeduld und Ärger. Da während einer Episode von aufsteigendem Yang auch in den Sinnesorganen eine relative Fülle herrscht, kann der Kopfschmerz von einer starken Empfindlichkeit gegenüber Lärm oder Licht begleitet sein. Auch Schwindel, Ohrensausen oder ein Hörsturz können Symptome von aufsteigendem Leber-Yang sein, außerdem häufig ein erhöhter arterieller Blutdruck. Allerdings können für alle diese Probleme auch mehrere andere Muster (mit-) verantwortlich sein, weshalb eine genaue Befundung immer unbedingt nötig ist.

Das Aufsteigen des Qi kann von den Betroffenen oft auch unmittelbar wahrgenommen werden, meist als ein Gefühl von innerer Beschleunigung oder Erregtheit, von Getrieben-Sein oder gereizter Ungeduld. Physisch führt es oft zu einem Gefühl von Qi-Fülle im Nacken- und Kopfbereich ("ich bin zu viel im Kopf, mein Kopf scheint zu platzen") oder geht mit einem aufwärts gerichteten Schwindelgefühl im Bereich des Schädeldaches einher, ganz so als würde im Kopf etwas nach oben ziehen. Generell leiden Menschen mit einem aufsteigenden Yang öfter unter Höhenschwindel oder haben keinen so guten Bodenkontakt, weshalb sie leichter stolpern oder das Gleichgewicht verlieren.

Ein Ungleichgewicht zwischen Yin- und Yang-Wurzel der Leber ist eine sehr häufige Ursache dafür, dass das Gleichgewicht zwischen auf- und absteigenden Dynamiken zugunsten der aufsteigenden Bewegung gestört wird. Eine weitere Ursache dafür ist eine Schwäche des Funktionskreises Niere, denn auch dann verschiebt sich der energetische Schwerpunkt im Körper oft zu sehr nach oben. Meiner Erfahrung nach betrifft die aufsteigende Bewegung beim Funktionskreis Leber unmittelbar das Qi, weshalb die physischen oder emotionalen Symptome eindeutig und klar wahrnehmbar sind. Geht das Ungleichgewicht zwischen oben und unten hingegen von einer Schwäche der Niere aus, so ist die Wahrnehmung meist subtiler, hintergründiger, beschreibbar zum Beispiel als eine mangelnde Erdung, als ein diffuses Gefühl von psychischer Instabilität oder Gefährdung (es fehlen der feste Stand oder gar der Boden unter den Füßen).

Die Leber-Hitze

Was die TCM als „Hitze" oder - in noch extremeren Fällen - als "Feuer" beschreibt, sind Muster, bei welchen im Organismus ein Störfaktor vorhanden ist, der von seiner Natur her stark yang ist. Im Unterschied zum gesunden, körpereigenen Yang aber harmonisiert dieser pathogene Faktor Hitze nicht mit den anderen Ressourcen, lässt sich vom Yin nicht kontrollieren oder verankern. Er stört das Zusammenspiel der Kräfte und verletzt durch seine Übermacht das Yin, das Blut und die Körperflüssigkeiten. Da dieser Störfaktor nicht zu den Ressourcen eines gesunden Organismus gehört, wird die Hitze als ein Fülle-Muster beschrieben: es ist etwas da, was nicht hergehört.

Für eine Leber-Hitze kommen sowohl innere als auch äußere Ursachen in Frage und natürlich auch eine Kombination von beiden. Unter den Ursachen findet sich sehr häufig eine übermäßig erwärmende Ernährung, also zum Beispiel ein Zuviel an wärmenden Fleischsorten, geräucherten, sehr salzigen oder lange gereiften Nahrungsmitteln, erhitzenden Gewürzen oder stark alkoholischen Getränken. In diesem Fall wird die Hitze meist von Anfang an neben der Leber auch den Funktionskreis Magen betreffen, da alle diese Speisen und Getränke ja zuallererst mit dem Magen in Kontakt kommen.

Von innen her entwickelt sich eine Leber-Hitze sehr häufig aus einer lange anhaltenden, starken Leber-Qi-Stagnation. Das Leber-Qi besitzt viel Kraft und Wärme und wenn es sich staut, so sammeln sich diese wie in einem Druckkochtopf und führen zur Ausbildung von Hitze. Ob eine Qi-Stagnation zu anhaltender Leber-Hitze oder zu einzelnen Ausbrüchen des Leber-Yang führt, hängt vor allem von der Konstitution des Einzelnen ab: ist das Yang sehr stark, so entsteht die Leber-Hitze leichter, so meist bei Kindern, jungen Erwachsenen und eher bei Männern als bei Frauen. Zunächst kann es bei einer Qi-Stagnation zu einzelnen Episoden von Leber-Hitze kommen. Dann "explodiert" ein Mensch plötzlich, der sonst nur angespannt und nervös ist. Er verliert sozusagen kurz die Kontrolle und muss Dampf ablassen. Sehr oft passiert dies, wenn kurzfristig die Faktoren stärker werden, die das Leber-Qi stauen oder erhitzen, zum Beispiel bei erhöhtem Stress, Anlass zu Ärger, Bewegungsmangel, einer besonders ungünstigen Ernährung oder viel Alkohol. Natürlich kann eine Leber-Hitze sich auch langfristig festsetzen und durchgehend immer wieder auftreten. Auch dann aber behält dieses Muster etwas Anfallartiges, Explosives, mit ruhigeren, "kühleren" Phasen zwischen den Entladungen.

Die Hitze kann sich vom Funktionskreis Leber aus auf andere Funktionskreise ausbreiten, so besonders gerne auf den Magen und das Herz. Ebenso oft kann sie sich im Bereich der Leber mit vorhandener Feuchtigkeit verbinden und zur Ansammlung von Feuchte-Hitze in Leber und Gallenblase führen. Insgesamt liegt unterschiedlichen Hitze- und Feuer-Pathogenen im gesamten Organismus sehr häufig der hier beschriebene Entstehungsmechanismus durch die Überhitzung von stagnierendem Leber-Qi zugrunde. Der Funktionskreis Leber ist wohl unser schlimmster Hitze-Generator.

Viele Symptome einer Leber-Hitze ähneln stark denen von aufsteigendem Leber-Yang und betreffen vor allem den oberen Körperbereich und den Kopf. Kopfschmerzen, Ohrgeräusche, Schwindel und hoher Blutdruck sind häufige Symptome und haben hier eine für alle Hitze-Muster typische, heftige bis sehr heftige Erscheinungsform. Alle diese Symptome treten zudem relativ plötzlich auf, häufig in zeitlicher Abhängigkeit von Stress, Bewegungsmangel oder dem Genuss von erhitzenden Speisen und Getränken. So sind zum Beispiel die für eine Leber-Hitze typischen Ohrgeräusche relativ akut und vordergründig wahrnehmbar und setzen ebenso plötzlich ein wie sie dann auch wieder verschwinden können. Typisch für dieses Muster sind außerdem Hitze-Zeichen wie ein rotes Gesicht, eine gerötete Kopfhaut, gerötete Augen und Hitzegefühle vor allem im oberen Körperbereich. Ebenso können starkes, übelriechendes Schwitzen, ein bitterer Geschmack im Mund und starker Durst mit Verlangen nach kühlen Getränken auftreten. Im Unterschied zur Leere-Hitze bei einem Yin-Mangel, bei der der Mund trocken ist, aber das Trinken in großen Mengen dennoch schwer fällt, trinken die Betroffenen bei Leber-Hitze gerne, viel, schnell und vor allem kühle Getränke. Besonders stark sind bei Leber-Mustern oft die Augen betroffen. Bei diesem Muster können sie gerötet oder entzündet sein, sie können schmerzen oder einen erhöhten Innendruck aufweisen. Über die Verbindung des Funktionskreises Leber zu den Sehnen erklären sich nach der TCM auch die vermehrten und meist raschen Bewegungen bei diesem Muster. Die

Betroffenen wirken zackig bis zappelig, wir könnten auch hyperkinetisch sagen. In dem Maß, in dem die Bewegungen zunehmend unwillkürlich und unkontrollierbar werden, geht das Muster der Leber-Hitze über in den Inneren Leber-Wind.

Die Hitze im Funktionskreis Leber kann auch zu Schlafstörungen führen, bei denen die Betroffenen typischerweise in den Stunden nach Mitternacht erwachen, bisweilen geweckt von sehr lebhaften Träumen oder Alpträumen und meist mit dem Gefühl, völlig wach, ja vielleicht sogar aufgeregt zu sein und nur mehr sehr schwer wieder einschlafen zu können. In der TCM werden wohl unter anderem aufgrund dieser Beobachtung die zwei Stunden zwischen 1 und 3 Uhr nachts der Leber zugeordnet, als diejenigen Stunden, während denen dieser Funktionskreis besonders aktiv und energiegeladen ist. Energetisch können wir dieses Symptom auch dadurch erklären, dass in dieser Phase der Nacht der Organismus aus der tiefen Yin-Phase rund um Mitternacht auftaucht und sich das Yang, repräsentiert durch den Funktionskreis Leber, wieder stärker zu rühren beginnt. Ist dieses Yang übermäßig stark und aufbrausend, so kommt es nicht zu einem langsamen Auftauchen aus dem Yin, sondern zu einem sehr brüsken und vollständigen Erwachen.

Als weitere Symptome können bei einer Leber-Hitze auch Anzeichen von Trockenheit und Mangel an Flüssigkeiten vorkommen, die dadurch erklärt werden, dass die Hitze eben diese Flüssigkeiten zu stark verbraucht, was aus westlicher Sicht wohl vor allem durch ein vermehrtes Schwitzen erklärt werden kann. Die Anzeichen für Trockenheit zeigen sich bei diesem Muster vor allem in trockenem, hartem Stuhl und eventueller Verstopfung, sowie in wenigem, konzentriertem, also relativ dunklem Urin. Auch der bereits erwähnte Durst und die Mundtrockenheit können natürlich als weitere Zeichen für Trockenheit gelten.

Typisch sind bei einer Leber-Hitze auch Wutanfälle, mit der Betonung auf Anfälle. Sobald das Qi der Leber unkontrolliert aufsteigt, wird es von Gefühlen der Wut und des Ärgers begleitet, sowohl bei einem aufsteigenden Leber-Yang als auch bei der Leber-Hitze. Bei einer

Hitze drängen diese Emotionen sehr heftig nach außen, die Person erlebt das nur schwer kontrollierbare Bedürfnis, zu schreien und handgreiflich zu werden. Mehr dazu im Kapitel über die Wut als Emotion der Leber.

Ganz allgemein beschleunigt die Hitze alle Prozesse und so auch die Gedanken und Wahrnehmungen der Betroffenen. Bei der Leber-Hitze betrifft diese Beschleunigung vor allem das, was wir bereits als Tatendrang beschrieben haben. Menschen mit Leber-Hitze rasen oft geradezu durchs Leben, immer auf der Überholspur. Sie eilen von einem Projekt zum nächsten und entwickeln in deren Umsetzung riesige Kräfte. Im Positiven sind sie sehr effizient und schnell in der Umsetzung ihrer Pläne, im Negativen aber verzetteln sie sich in zu vielen Vorhaben. Meist fehlen ihnen die Geduld, den Dingen Zeit für ihre Entwicklung zuzugestehen, und die nötige ruhige Aufmerksamkeit, um wahrzunehmen, was um sie herum vorgeht.

Die vorhin beschriebenen Symptome im Kopf und oberen Körperbereich entstehen durch einen zu starken Andrang von Qi (und damit auch Blut) nach oben. Es ist vielleicht etwas verwirrend, dass der zu *schwache* Andrang von Qi im Kopfbereich vergleichbare Symptome auslösen kann, nämlich Kopfschmerzen, Schwindel und Ohrgeräusche. Dies ist bei einer Schwäche des Funktionskreises Niere der Fall, vor allem wenn die Nieren-Yang-Wurzel betroffen ist. Dann allerdings haben wir es mit einem reinen Leere-Muster zu tun und die Symptome sind grundlegend anders ausgeprägt: sie sind chronischer Natur, entstehen langsam, ziehen sich in die Länge und verändern sich nur sehr langsam. Auch sind sie sehr viel weniger heftig und halten sich meist eher im Hintergrund.

Die Blut-Hitze

Der Funktionskreis Leber hat eine sehr enge Beziehung zum Blut, das er speichert und bei Bedarf freigibt. Ist die Leber von Hitze oder Feuer betroffen, so können sich diese Störfaktoren von hier aus auch auf das Blut übertragen. Das daraus entstehende Muster nennt man in der TCM Hitze im Blut oder kurz Blut-Hitze. Dieses Muster kann sich vor dem Hintergrund einer echten Yang-Fülle (Leber-Hitze) oder einer Yin-Leere mit Leere-Hitze manifestieren, die Hitze im Blut kann also "voll" oder "leer" sein.

Die Hitze dynamisiert, bewegt das Blut sehr stark. Dadurch kann das Blut aus den Blutgefäßen austreten. Die Blut-Hitze kann sich in Blutungen unterschiedlicher Art zeigen, also zum Beispiel in Nasenbluten, blutigem Erbrechen, blutigem Stuhl oder - bei Frauen ein relativ häufiges Symptom - in übermäßig starken oder langen Regelblutungen und/oder regelmäßig verkürzten Perioden. In der Befundung ist es bei solchen Störungen der Menstruation sehr wichtig, die Muster klar zu bestimmen. Neben einer vollen oder leeren Blut-Hitze können auch eine Schwäche des Milz-Qi oder eine Blut-Stagnation zu vergleichbaren Symptomen führen und für die Behandlung ergeben sich dabei entscheidende Unterschiede. Ohne Erfahrung und Zuhilfenahme von Puls- und Zungendiagnose ist eine exakte Befundung meist nicht möglich.

Bei einer Blut-Hitze kann sich das Blut auch an die Körperoberfläche bewegen und in die Haut gelangen, wo es Rötungen und Hautausschläge verursacht. Diese Hautausschlägen sind typischerweise rot, fühlen sich heiß an und jucken oder schmerzen gar. Ist die zugrunde liegende Hitze voll, so treten die Ausschläge relativ plötzlich auf, sind lebhaft rot und breiten sich rasch aus; bei Leere-Hitze hingegen (bei einem Yin-Mangel also) sind Rötung und Hitze nicht ganz so stark, ist die Haut insgesamt trockener, die Entwicklung verläuft langsam und der Verlauf ist chronisch. Als weiterer Störfaktor kann sich zur Hitze zudem Feuchtigkeit gesellen, wobei die Ausschläge dann feucht sind und wässern oder sich mit Flüssigkeit oder anderen, festeren Substanzen gefüllte Bläschen oder Zysten bilden.

Die Haut wird in der TCM prinzipiell dem Funktionskreis Lunge zugeordnet, von dem sie auch abhängt, was die Funktionen des Abwehr-Qi betrifft: das Öffnen und Schließen der Poren und damit die Schweißregulation, das Wärmen der Körperoberfläche und der Schutz gegen eindringende Störfaktoren. Dennoch hängt die Haut auch sehr eng mit dem Funktionskreis Leber zusammen. Das Leber-Blut nährt und befeuchtet die Haut und außerdem ist diese ein Ort, an dem sich die Störungen dieses Funktionskreises gerne manifestieren, allen voran Feuchte-Hitze und Hitze. In diesem Sinn fungiert die Haut bisweilen als eine Art von Ventil für den Funktionskreis Leber.

Der Wind geht zur Leber

Der Wind als äußerer klimatischer Faktor wird in der TCM dem Funktionskreis Leber zugeordnet. Die Zuordnung hat wohl zwei Gründe: zum einen wirkt äußerer Wind besonders stark auf den Funktionskreis Leber, zum anderen gibt es ein Leber-Muster, das den Auswirkungen von äußerem Wind sehr stark ähnelt und deshalb "Innerer Wind" genannt wird. Der klimatische Faktor Wind spiegelt in der Natur das Yang wider: er kommt von oben, bläst nach oben und hat zudem eine starke Dynamik. Im menschlichen Organismus wirkt äußerer Wind anregend auf das Qi und Yang der Leber, welche sich ebenfalls nach oben bewegen: der Wind fährt in die Baumkronen wie das Leber-Qi in den Kopf. Die Wirkung des Windes kann in einem bestimmten Ausmaß eine stimulierende und belebende sein, wird sie aber zu stark oder trifft sie auf ein bereits unruhiges Leber-Yang, so trägt sie dazu bei, dass dieses übermäßig wird und das Leber-Qi unkontrolliert aufsteigt. Das bedeutet also, dass Probleme, die mit einem übermäßigen Leber-Yang zu tun haben (sprich die Symptome von Leber-Qi-Stagnation, Leber-Hitze und aufsteigendem Leber-Yang), sich bei windigem Wetter verschlimmern. Unter "Wind" versteht man in der TCM dabei nicht nur bewegte Luft, sondern auch plötzliche Wetterwechsel und Temperaturschwankungen. Daher also die leicht zu beobachtende schlechte Laune und aggressive Stimmung vieler Menschen bei windigem Wetter oder plötzlichem Wetterwechsel und die ebenso klassischen Kopfschmerzen an besonders windigen Tagen. Anfällig für den Wind sind vor allem Menschen, deren Leber-Yang sich schon in einem prekären Gleichgewicht zum Leber-Yin befindet oder deren Leber-Qi stagniert. Alle anderen sind an einem windigen Tag vielleicht unruhiger oder umtriebiger, doch kann ihnen der Wind nicht so viel anhaben.

Obwohl der Wind nach der Theorie der fünf Wandlungsphasen mit dem Funktionskreis Leber zusammenhängt, wirkt er auch auf andere Weise. Im Prinzip ist für die TCM immer dann der Wind im Spiel, wenn äußere klimatische Einflüsse wie Kälte oder Feuchtigkeit durch die Körperoberfläche in Muskeln, Sehnen oder Gelenke eindringen. Die Folge ist das, was wir gemeinhin Rheuma nennen. In der TCM spricht man dabei von einem Bi-Syndrom, was als „schmerzhaftes Obstruktionssyndrom" übersetzt werden kann, da durch die eingedrungenen Störfaktoren der lokale Fluss von Qi und Blut behindert wird, was wiederum zu Schmerzen führt. Der Wind dient dabei sozusagen als Vehikel: er öffnet die Poren und schleust die Störfaktoren in den Körper. Eindringen kann der Wind dann am leichtesten, wenn das unter der Körperoberfläche zirkulierende Abwehr-Qi schwach ist oder die Sehnen, Gelenke und Meridiane unzureichend mit Qi und Blut versorgt und dadurch nicht ausreichend geschützt sind. Die eingedrungenen Störfaktoren Wind, Kälte und/oder Feuchtigkeit blockieren wie gesagt den lokalen Qi- und Blut-Fluss, was einerseits zu Schmerzen führt und andererseits zu einer noch schlechteren Versorgung und damit zu einem regelrechten Teufelskreis. Der Organismus reagiert auf das Eindringen und Festsetzen von Wind, Kälte oder Feuchtigkeit meist über kurz oder lang mit der Entwicklung von

Hitze, also aus der Sicht der Biomedizin mit einer entzündlichen Reaktion.

Auf diese Weise erklärt die TCM sowohl schwere, chronische rheumatische Erkrankungen als auch einen banalen steifen Nacken. Einen großen Unterschied macht dabei die Feuchtigkeit aus: dringen Wind-Feuchtigkeit oder Wind-Kälte–Feuchtigkeit ein, so kommt es meist zu schwereren und chronischen Verläufen, während der Körper im Vergleich dazu mit eingedrungener Wind-Kälte meist sehr viel leichter fertig wird. Die beschriebenen Störungen gehören im Prinzip in die Äußere Medizin, denn sie haben mit lokalen Blockaden in der Peripherie des Körpers zu tun und sind zumeist keinem der inneren Funktionskreise zuzuordnen. Ein wichtiger Zusammenhang dieser Störungen mit dem inneren Gleichgewicht ergibt sich nur aus deren Ursache: dem ungenügenden Schutz der Peripherie durch Qi und Blut. Heutzutage sind wir im Stande, uns vor klimatischen Einflüssen sehr viel besser zu schützen als noch vor wenigen Jahrzehnten, weshalb das Eindringen von äußeren Störfaktoren sehr oft erst durch eine Schwäche der körpereigenen Ressourcen ermöglicht wird oder schlicht und einfach durch Nachlässigkeit. Bi-Syndrome sind ein ausgezeichnetes Beispiel dafür, um wieviel einfacher und sinnvoller es ist, vorzubeugen als zu heilen, denn es ist um vieles leichter, einen Störfaktor gar nicht erst hereinzulassen, als ihn im Nachhinein wieder loszuwerden.

Noch eine weitere Gruppe von Störungsmustern werden dem äußeren Wind zugeschrieben: Wind-Kälte und Wind-Hitze, die in den Funktionskreis Lunge eindringen. Auch in diesem Fall dringt der Wind über die Poren der Haut und die Atemwege ein und schleust Kälte oder Hitze mit in den Funktionskreis Lunge. Diese Muster haben aus der Sicht der Biomedizin mit Erkältungskrankheiten oder grippalen Infekten zu tun, mehr darüber im Kapitel über die Lunge.

Der Innere Leber-Wind

Ein eigenes Leber-Muster ist der Innere Leber-Wind. Die Bezeichnung "Wind" kommt daher, dass die Symptome dieses Musters an die Reaktionen des Organismus auf äußeren Wind erinnern. Tatsächlich stimuliert und bewegt äußerer Wind das Leber-Yang und auch der Innere Leber-Wind kann als eine Form von sich unkontrolliert bewegendem Leber-Yang oder -Qi betrachtet werden. Auch in diesem Bereich spielt das im Funktionskreis Leber so problematische Gleichgewicht zwischen Yin- und Yang-Wurzel eine entscheidende Rolle. Ganz ähnlich wie das Aufsteigen des Leber-Yang tritt der Wind dann auf, wenn die Yang-Wurzel der Leber zu stark oder die Yin-Wurzel zu schwach ist. Dieses Muster ist also von den Ursachen und der energetischen Dynamik her mit dem Aufsteigen des Leber-Yang vergleichbar, doch sind die Symptome anders angelegt.

Es kommt bei einem Leber-Wind - bildlich gesprochen - zu einer Art Hoch- und Herumwirbeln des Leber-Qi. Die Folgen können zum einen unkontrollierte Bewegungen wie Ticks, Zittern oder Krämpfe sein, ebenso aber auch Taubheit oder Lähmung bestimmter Körperregionen, Ausfälle einzelner Sinneswahrnehmungen und Benommenheit bis hin zur Bewusstlosigkeit. Vorfälle, die einem heftigen Inneren Wind entsprechen, sind zum Beispiel ein Fieberkrampf, ein epileptischer Anfall oder ein Schlaganfall mit den nachfolgenden Ausfällen. Generell treten heftigere Formen von Innerem Wind eher bei Fülle-Mustern auf (Leber-Hitze, Leber-Feuer, Scheim-Hitze), als bei den Mustern mit Blut- oder Yin-Leere. Auch das Gesamtbild hängt sehr stark davon ab, welches Muster den Leber-Wind verursacht, ob ein Leber-Blut- oder ein Leber-Yin-Mangel mit einem nur relativen Übermaß des Yang oder aber eine Leber-Hitze. Sehr häufig ist es natürlich auch eine Kombination mehrerer Muster.

Die Wut ist die Emotion der Leber

Die mit der Wandlungsphase Holz und im Besonderen mit dem Funktionskreis Leber korrelierte Emotion ist die Wut. Die Verbindung zu dieser Emotion bedeutet, dass die Wut und mit ihr verwandte Emotionen Ausdruck der Leber sind (genauer: Ausdruck der Dynamik des Leber-Qi), außerdem dass ein Übermaß an diesen Emotionen den Funktionskreis Leber stören und aus dem Gleichgewicht bringen kann.

Die Leber hat zunächst einmal mit der Fähigkeit zu tun, sich eigene Freiräume zu erobern. Im positiven Sinne kann der emotionale Aspekt der Leber also dazu beitragen, dass sich eine Person mit gesunder Aggressivität im Leben durchzusetzen und zu entfalten vermag, ganz im Sinne des Generals, von dem wir bereits gesprochen haben. Dazu gehört es, eine Entscheidung zu treffen, das Qi zu bündeln, es auszurichten und zur Tat zu schreiten. Dieser positive Aspekt der Leberemotion kann auch schwächeln, dann fallen Entscheidungen schwer und man tendiert zu Unentschlossenheit und Feigheit. In der TCM schreibt man diese Charaktereigenschaften auch einer Schwäche des Gallenblasen-Qi zu, also indirekt einer Schwäche des Funktionskreises Leber, dessen Qi sich ja in der Gallenblase manifestiert. Im chinesischen Volksmund spricht man dann von einem "Klein-Gallen-Geist", gemeint ist ein Feigling.

Mit "Wut" wird allerdings nicht der positive emotionale Aspekt der Leber beschrieben, sondern dessen übermäßige Erscheinung. Wie alle Emotionen wird auch die Wut in der TCM als eine Bewegung des Qi beschrieben. Bei der Wut geht die Dynamik des Qi eindeutig nach oben und nach außen, folgt also der energetischen Ausrichtung des Funktionskreises Leber und der Wandlungsphase Holz: das Gesicht läuft rot an, die Augen röten sich, es wird geschrien, gefuchtelt, man erhebt die Fäuste und bisweilen geht Porzellan zu Bruch. Durch diese Aufwärtsbewegung reißt die Wut das Leber-Qi nach oben und kann dadurch die so häufigen Ungleichgewichte zwischen Yin- und Yang-Wurzel der Leber noch verstärken. Bei einer zu starken oder lange anhaltenden Wut kann die starke Aufwärtsbewegung des Qi zu Symptomen führen, die denen von Leber-Hitze oder aufsteigendem Leber-Yang entsprechen: Kopfschmerzen, Schwindel, Tinnitus, Bluthochdruck, rote oder schmerzende Augen, sowie bestimmte Formen der Schlafstörung sind mögliche Folgen von übermäßiger Wut.

Durch diesen Mechanismus kann die Wut also einerseits Ursache von Leber-Hitze und aufsteigendem Leber-Yang sein, andererseits ist es aber genauso gut möglich, dass die Wut als Folge dieser Muster auftritt. In diesen Fällen empfindet die betroffene Person Wut ohne echten Grund, sozusagen aus dem Nichts heraus. Die Wut hält als Grundstimmung dauerhaft an oder entzündet sich an einer unzureichenden Ursache und braucht dann sehr lange, um zu verrauchen. Die betroffene Person verbringt meist viel Zeit damit, sich eine ausreichende Begründung für diese Wut zurechtzulegen. Tatsächlich aber wäre das Objekt der Wut in vielen Fällen austauschbar, das Wütend-Sein ist schlicht ein emotionales Bedürfnis, das sich notfalls auch in inneren Monologen seinen Weg bahnt und sich schlimmstenfalls zu Hass zusammenballt. Das Ausleben und Abreagieren der Wut bringt in diesen Fällen zwar kurz Erleichterung, das übermäßige Leber-Yang aber baut bald wieder neuen Ärger auf.

Liegt der Wut eine Leber-Hitze zugrunde, so ist sie plötzlich, aufbrausend, kraftvoll und explosiv. Die Betroffenen können sich nur schwer kontrollieren und haben typischerweise den Drang, handgreiflich zu werden. Selbst wenn sie sich nach außen hin im Griff haben, kommen oft innere Bilder von gewalttätigen Handlungen gegen Dinge oder Personen auf. Diese Form der Emotion ist typisch für Kinder, Jugendliche, junge Erwachsene und für Männer im besten Alter, deren Yang von Natur aus sehr stark ausgeprägt ist. Bei einem aufsteigenden Leber-Yang hingegen wird die Wut von der zugrunde liegenden Leere charakterisiert und kann als „müder Ärger" beschrieben werden: die Person streitet, kritisiert, intrigiert, trägt nach und schwärzt an, doch gibt es sehr selten kraftvolle Entladungen. Diese zweite Form der Wut ist häufiger bei Frauen bzw. bei schwächeren oder älteren Menschen zu finden. Beide Formen von Wut sind sehr oft mit Frustration vergesellschaftet, welche wiederum typischerweise eine Leber-Qi-Stagnation begleitet.

Der Lebensabschnitt, in dem die Wandlungsphase Holz und der Funktionskreis Leber mit seinen Emotionen besonders im Vordergrund stehen, ist die Kindheit. Kinder haben ein besonders starkes Leber-Yang, welches sich positiv in Bewegungsdrang, Neugierde, Unternehmungsgeist und Abenteuerlust zeigt. Stark ist bei Kindern auch der Drang, sich selbst Raum zu verschaffen und die bestehenden Freiräume bis hart an die Grenzen auszutesten. Allerdings sind auch Störungen in der Wandlungsphase Holz während der Kindheit sehr häufig und besonders oft zeigen sie sich in den Emotionen und im Verhalten der Kinder. Wutanfälle, aggressives oder provozierendes Verhalten, wiederholte Verstöße gegen Regeln, Zerstörungswut oder Sturheit sind Spielarten von gestörten Leberemotionen. Aus den typischen Emotionen der Leber erklärt sich auch die sprichwörtliche Egozentrik und Grausamkeit von Kindern (oder von Erwachsenen, die in ihrer Entwicklung in der Holzphase steckenbleiben). Wahres Mitgefühl und die Fähigkeit zu selbstloser Liebe entfalten sich so richtig erst später, nach der Pubertät und in der Wandlungsphase Feuer mit ihrem Bezug zum Funktionskreis Herz.

Der Funktionskreis Gallenblase

Die wichtigste Aufgabe des Funktionskreises Gallenblase ist in der Chinesischen Medizin wie in der Biomedizin auch das Speichern und die Abgabe der Galle. In dieser Funktion ist die Gallenblase direkt von der Leber abhängig, denn von dieser wird der Gallensaft produziert. Abhängig von der Leber und insbesondere vom Leber-Qi ist sie auch in ihrer Fähigkeit, die Galle im richtigen Maß und im richtigen Moment abzugeben. Eine Leber-Qi-Stagnation führt in vielen Fällen zu einem Stau des Gallenflusses und damit zu Verdauungsbeschwerden, die sich vor allem im Oberbauch bemerkbar machen und die Fettverdauung betreffen. Neben dieser Form von Gallenstau macht die Gallenblase vor allem durch die Entstehung von Feuchte-Hitze von sich reden.

In der TCM gilt die Gallenblase als der Sitz von Tapferkeit, Mut und Entschlusskraft. Der General Leber plant und mobilisiert die Energie, an der Gallenblase aber liegt es, die einzelnen Entscheidungen zu treffen und immer wieder den Mut aufzubringen, sich über Ängste und Unsicherheiten hinwegzusetzen. In manchen Texten wird deshalb auf das Muster des Gallenblasen-Qi-Mangels hingewiesen, dessen Symptome sich auf ein ängstliches, zaghaftes Verhalten und Schwierigkeiten im Fällen von Entscheidungen beschränken.

Außerdem gibt es eine sehr enge Verbindung zwischen dem Qi der Leber einerseits und dem Gallenblasenmeridian andererseits. Bei Störungen des Leber-Qi kommt es sehr häufig zu Blockaden entlang des Gallenblasenmeridians. Auch das aufsteigende Leber-Yang bewegt sich gerne entlang dieses Meridians, der seitlich an Kopf, Rumpf und Beinen verläuft. Steigt das Leber-Yang entlang dem Gallenblasenmeridian nach oben, so kehrt sich die Fließrichtung des Meridians, der eigentlich von oben nach unten verläuft, um und es kommt zu entsprechenden Blockaden oder Schmerzen. Die Harmonie zwischen Yin und Yang, zwischen aufsteigenden und absteigenden Kräften ist damit gestört.

Die Feuchte-Hitze in Leber und Gallenblase

Muster mit Feuchte-Hitze setzen sich nach der TCM immer aus zwei unterschiedlichen pathologischen Faktoren zusammen. Zum einen gibt es da eine Ansammlung von Feuchtigkeit, also von pathologischen Substanzen, zum anderen den Störfaktor Hitze, der sich meist in einer Entzündung manifestiert. Bei der Feuchtigkeit handelt es sich bei diesen Mustern aus biomedizinischer Sicht in vielen Fällen um den von Schleimhäuten produzierten Schleim, denn tatsächlich betrifft die Feuchte-Hitze meist von Schleimhaut ausgekleidete Hohlorgane: die

Gallenblase, den Funktionskreis Milz (und damit anatomisch den Dünndarm), den Dickdarm und die Blase. Eine weitere Form von Feuchte-Hitze betrifft die Haut, wobei in diesem Fall die Feuchtigkeit aus Talg oder anderen Hautabsonderungen besteht und auch wieder eine meist entzündliche Hitze dazukommt. Ein der Feuchte-Hitze im Prinzip sehr ähnliches Muster gibt es auch im Funktionskreis Lunge. Allerdings spricht man im Fall der Lunge von "Schleim" und dann entsprechend von "Schleim-Hitze", was sehr wahrscheinlich damit zu tun hat, dass sich die hier geeigneten therapeutischen Strategien von denen bei Feuchte-Hitze grundlegend unterscheiden, während sie eine große Nähe zu denen bei inneren Schleim-Mustern haben. Mehr darüber im Kapitel über den Funktionskreis Lunge.

Das Tückische an der Kombination von Feuchtigkeit und Hitze ist, dass diese beiden Störfaktoren sich gegenseitig verursachen und, bleibt einer von beiden bestehen, die Gefahr sehr groß ist, dass sich der andere wiederum dazugesellt. Die Feuchtigkeit staut sich und lässt auch das Qi stagnieren, wodurch immer wieder Hitze entsteht; die Hitze hingegen behindert den Flüssigkeitshaushalt und führt so zur Ansammlung von Feuchtigkeit, außerdem lässt sie die Feuchtigkeit eindicken, wodurch diese zäh und klebrig wird und nur mehr sehr schwer ausgeleitet werden kann.

In allen Mustern von Feuchte-Hitze können die Ursachen sowohl äußere als auch innere sein. Was Leber und Gallenbase betrifft, gelten als äußere Ursachen zum Beispiel Infektionskrankheiten wie eine Hepatitis oder ein feucht-heißes Klima (das die Verbreitung von vergleichbaren Erkrankungen fördern kann). Feuchtigkeit und Hitze können aber auch „hausgemacht" sein, also im Organismus selbst entstehen. In diesem Fall liegt eine der Ursachen meist in einer zu fetten, zu süßen, zu stark befeuchtenden Ernährung, welche über eine schlechte Umwandlung von Seiten der Milz zur Ansammlung von Feuchtigkeit führt. Sodann können Leber-Hitze oder die Hitze, die durch eine Leber-Qi-Stagnation entsteht, die nötige Hitze zu dem Muster beitragen. Bisweilen entsteht die Hitze auch aus der Feuchtigkeit selbst, sozusagen durch die von ihr verursachte Stagnation des Qi. Wenn sich Feuchtigkeit also bei einem Menschen mit einem starken Yang und einer Tendenz zur Entwicklung von Hitze ansammelt, so ist die Wahrscheinlichkeit, dass sich im Laufe der Zeit Feuchte-Hitze daraus entwickelt, sehr groß. Es gibt zudem auch Nahrungsmittel und Speisen, deren Wirkungen so ungünstig kombiniert sind, dass sie gleichzeitig sowohl Feuchtigkeit als auch Hitze erzeugen. Zu diesen gehören zum Beispiel Wurstwaren, reife Käsesorten, pikante und fette Soßen, ganz allgemein fettes und scharfes Essen, bestimmte Fleisch und Fischarten (Rind, Sardine), Cocktails und Liköre oder ganz allgemein zu viel Alkohol.

Der Funktionskreis Leber wird - wie der Name dieses Musters schon andeutet - zusammen mit der Gallenblase von Feuchte-Hitze betroffen. Was die Gallenblase betrifft, sitzt die Feuchte-Hitze auch anatomisch betrachtet genau dort. Aus biomedizinischer Sicht kann dies sehr häufig dem Eindicken der Galle und der Bildung und Ansammlung von Gallensteinen entsprechen, wobei die Steine selbst von ihrer Konsistenz her als „Schleim" (*tan*) beschrieben werden müssten. Diese Form von Feuchte-Hitze führt zu einer Blockade des Qi der Gallenblase, welches ja für die Beförderung der Galle zuständig ist. Dadurch kommt es auch zu Symptomen einer Leber-Qi-Stagnation und - weil das gestaute Leber-Qi auf Magen und Milz übergreift - zu Beeinträchtigungen dieser beiden Funktionskreise. Es ist deshalb nicht ganz einfach, die Symptome von Feuchte-Hitze in der Gallenblase und Leber-Qi-Stagnation zu unterscheiden. Es können Völlegefühl, Schwellung oder Schmerzen im Bereich von Rippenbögen und Oberbauch auftreten. Die Schmerzen gehen von einem leichten Druck bis zu schwersten Koliken und sind dann meist im rechten Oberbauch lokalisiert, von wo sie auch ausstrahlen können. Das Auftreten von Gelbsucht, also der gelblichen Färbung von Haut und Augen, zeugt von einem Stau der Galle. Symptome, die den Magen betreffen, sind ganz allgemein ein verminderter Appetit, ein bitterer Geschmack im Mund, Aufstoßen, Übelkeit oder Erbrechen, eventuell auch von Galle oder mit Galle vermischtem Mageninhalt. Die Milz kann sich mit einem Durchfall beteiligen. Typischerweise verschlimmern sich diese Symptome kurzfristig oder werden überhaupt erst ausgelöst durch den Genuss fetter, öliger Speisen oder von Speisen und Getränken, die den Gallenfluss anregen wie zum Beispiel Kaffee, Artischocken oder verschiedenen Bitterstoffen. Häufig empfinden die Betroffenen eine instinktive Abneigung gegen fette Speisen oder haben einfach gelernt, dass es besser ist, darauf zu verzichten.

Was hingegen den Funktionskreis Leber betrifft, kann die Feuchte-Hitze sehr viel stärker streuen und sich in recht unterschiedlichen Bereichen manifestieren. So wird auch Feuchte-Hitze, die sich in der Haut und im Bereich der Geschlechtsorgane manifestiert, zumeist dem Funktionskreis Leber zugeordnet. Was die Haut betrifft, zeigt sich Feuchte-Hitze typischerweise in Ausschlägen, die zum einen gerötet oder entzündet sind (Hitze), und zum anderen nässen, Talg oder andere Flüssigkeiten absondern (Feuchtigkeit). In einem Bild: gelangt Feuchte-Hitze in die Haut, so sieht das Ergebnis meist rot-weiß oder rot-gelb aus, eben wie der klassische Pickel. Im Genitalbereich zeigt sich Feuchte-Hitze in der Leber in übel riechendem, meist leicht gelblich oder grau gefärbtem Vaginalausfluss oder lokalem Juckreiz. Außerdem kann Feuchte-Hitze in der Leber die Augen (Gerstenkorn oder Bindehautentzündung) und selbstverständlich auch das Organ Leber selbst betreffen, zum Beispiel im Verlauf einer Hepatitis. Alle Muster von Feuchte-Hitze haben die Eigenschaft, gerne von einem Funktionskreis in den anderen zu wandern. Auch die Symptome halten sich daher nicht immer an die Grenzen eines Funktionskreises und gerade zwischen den Feuchte-Hitze-Mustern in Leber/Gallenblase und der Milz gibt es einen engen Zusammenhang und viele übereinstimmende Anzeichen und Symptome.

Ganz allgemein kann das Gleichgewicht zwischen der Hitze einerseits und der Feuchtigkeit andererseits in diesen Mustern sehr unterschiedlich verteilt sein. Ist der Hitze-Anteil sehr stark, so treten typischerweise eindeutige Hitze-Zeichen auf, so zum Beispiel Fieber (bei Feuchte-Hitze typischerweise leicht, aber durchgehend), Durst mit Verlangen nach kühlen Getränken, wenig und dunkler Urin oder trockene Stühle. Überwiegt hingegen die Feuchtigkeit, so können andere Symptome stärker auftreten: das Völlegefühl im Bauch, der Ausfluss und Juckreiz im Genitalbereich sowie ein verschütteter Durst (trockener Mund ohne Lust zu trinken).

Feuer

Die Wandlungsphase Feuer in Kürze

Die Wandlungsphase Feuer ist mit dem Sommer und mit den Mittagsstunden korreliert. Diese Wandlungsphase steht für die volle Entfaltung des Yang. Im Sommer durchleben Pflanzen und Tiere eine Zeit der Aktivität: Wachstum, Entwicklung, Blüte, Fortpflanzung, kurz: die volle Entfaltung der aktiven Kräfte und die Vollendung der Entwicklung nach außen und oben, welche im Frühjahr kraftvoll die Winterstarre durchbrochen hat. Der Tag ist lang, die Sonne steht hoch und leuchtet hell, es ist heiß und relativ trocken, all diese Eigenschaften des Sommers stehen für das volle Yang.

Wie schon im Holz so strebt auch in der Wandlungsphase Feuer alles nach oben und außen. Hier aber gibt es keinen Kampf um Freiräume mehr wie noch in der Holz-Phase, kein Ringen gegen Trägheit und Blockaden, keinen Druck, um die Starre des Yin zu sprengen. In der Wandlungsphase Feuer ist das Yang uneingeschränkter Herrscher. In dieser Wandlungsphase fällt die Entfaltung deshalb leicht, es ist viel Raum für Öffnung da. Erst im Herbst wird das Yang dem Yin wieder nachgeben, und dann nicht auf Druck von außen hin, sondern in Folge eines Nachgebens von innen her. Denn im maximalen Yang der Wandlungsphase Feuer keimt bereits das Yin.

Die Funktionskreise der Wandlungsphase Feuer sind das Herz (das Zang, also der yin-Funktionskreis) und der Dünndarm (das Fu, also der yang-Funktionskreis).

Im Meridiansystem werden dem Feuer zwei weitere Funktionskreise zugeordnet, nämlich das Perikard (ein weiterer yin-Funktionskreis) und der Dreifache Erwärmer (der dazugehörige yang-Funktionskreis).

Diese beiden spielen in der Muster-Differenzierung der Inneren Medizin allerdings kaum eine Rolle als eigenständige Funktionskreise.

Die Eigenschaften des Herzens sind:
- es beherrscht das Blut und die Blutgefäße,
- es beherbergt den Geist, *shen*,
- es öffnet sich in die Zunge und
- es zeigt sich im Gesicht.

Der Dünndarm nimmt die von Magen und Milz vorverdauten Substanzen auf und wandelt sie weiter um, indem er Reines von Unreinem trennt.

Der bittere Geschmack geht zum Herzen. Das bedeutet, dass bittere Nahrungsmittel im richtigen Maß das Herz stimulieren und stärken, im Übermaß aber stören und aus dem Gleichgewicht bringen.

Die Wärme geht zum Herzen, das heißt, dass äußere Wärme im richtigen Maß das Herz stimuliert (in diesem Fall vor allem das Herz-Yang), äußere Hitze im Übermaß aber das Herz aus dem Gleichgewicht bringt.

Die Emotion des Herzens ist die Freude.

Die Zirkulation des Blutes

Das Herz kann in der Chinesischen Medizin nicht wie in der Biomedizin auf seine mechanische Pumpfunktion reduziert werden. Seine Rolle geht weit darüber hinaus. Im antiken China war es üblich, den menschlichen Organismus mit einem Kaiserreich zu vergleichen. Im Kapitel über den Funktionskreis Leber haben wir bereits erfahren, dass dieser mit einem General verglichen wurde. Das Herz hingegen galt als der Kaiser höchstpersönlich, denn es thront über allen anderen Organen und versorgt sie alle mit Blut. Die Blutgefäße führen zum Herzen wie die Straßen in einem Reich alle Landesteile mit der Residenzstadt des Kaisers verbinden. Außerdem gilt das Herz als die Herberge des Geistes (*shen*) und dient somit der inneren Welt als mächtiger Dreh- und Angelpunkt, als Sitz von Wahrnehmung, Emotion und Bewusstsein. Der Funktionskreis Herz nimmt in der TCM also eine so zentrale Rolle ein, wie sie in der Biomedizin wohl nur dem Gehirn zugeschrieben werden kann.

Trotzdem sind Herz und Lunge, die beiden Funktionskreise mit Sitz im Brustkorb (in den Worten der TCM: im oberen der drei Erwärmer), im Prinzip natürlich *auch* zwei Pumpen. Während die Lunge das Qi beherrscht und im ganzen Körper zirkulieren lässt, beherrscht das Herz Blut und Blutgefäße. Auch die Produktion des Blutes unterliegt in der TCM dem Herzen: es entsteht in diesem Funktionskreis aus dem reinen Anteil, den die Milz aus der Nahrung gewinnt; hier erhält es seine rote Farbe, von hier aus erreicht es über die Blutgefäße jeden Teil des Körpers.

Das Blut ist im Vergleich zum Qi eine trägere Substanz, was bedeutet, dass der Funktionskreis Herz sehr viel Energie aufbringen muss, um es zu bewegen. Diese Aufgabe übernimmt das Qi des Herzens, sozusagen die Kraft dieses Funktionskreises. So groß ist der Bedarf an Qi in Lunge und Herz und so stark ist die gegenseitige Abhängigkeit dieser beiden Funktionskreise, dass die TCM von einem eigenem Qi spricht, dem Brust-Qi (*zong qi*), das hier gebildet und hier auch wieder verbraucht wird. Für eine regelmäßige und ausreichende Blutzirkulation ist allerdings das Herz-Blut ebenso notwendig wie ein ausreichendes Qi, denn sind die Blutgefäße nicht gut gefüllt, kann auch das stärkste Herz nicht viel ausrichten. Die beiden Ressourcen Qi und Blut sind deshalb im Funktionskreis Herz so eng voneinander abhängig, wie in keinem anderen: das eine kann ohne das andere seine Funktion nicht erfüllen, ein Herz-Qi- und ein Herz-Blut-Mangel gehen sehr oft Hand in Hand.

Kann das Blut ausreichend und regelmäßig zirkulieren, so zeigt sich dies in einem rosigen Gesicht und in einer ebensolchen Zunge, beides Körperteile, die eng mit dem Funktionskreis Herz verbunden sind. Auch am Puls kann man diese Funktion des Herzens untersuchen und die Pulsdiagnose ist nicht umsonst ein sehr wichtiger Teil der Befundung in der TCM. Sind Herz-Qi und Herz-Blut gesund und in Harmonie zueinander und werden sie von keiner anderen Störung beeinträchtigt, so sollte der Puls regelmäßig, voll und kräftig sein, gleichzeitig aber auch weich und entspannt.

Der Geist wohnt im Herzen

Das chinesische Wort *shen* (神) ist fast ebenso schwer zu übersetzen wie *qi*. Meist wird es als Geist übersetzt, bisweilen auch als Seele. Wie alles hat auch der Geist in der TCM eine substanzielle Natur, einen Yin-Aspekt also, weshalb er davon abhängig ist, genährt zu werden. Dennoch kann der Geist als eines der am stärksten, wenn nicht überhaupt als das am stärksten yangige Element im menschlichen Organismus gelten. Wer schon einmal versucht hat zu meditieren, weiß, wie schwer es ist, den Geist zu beruhigen. Man spricht ganz zu Recht von einem zappeligen Affengeist. Auch während des Schlafes, also in einer ausgesprochenen Yin-Phase, bleibt der Geist aktiv und man träumt. Dank seiner starken Yang-Natur kann der Geist sich relativ ungebunden bewegen und den Körper wohl auch verlassen. In vielen Kulturen gibt es Praktiken, die darauf zielen, den Geist auf einen zeitlich begrenzten und kontrollierten "Spaziergang" außerhalb des Körpers zu führen und unzählige Nahtoderfahrungen legen nahe, dass eine solche Loslösung des Geistes sich vollziehen kann, noch bevor die Vitalfunktionen des Körpers endgültig erliegen.

In der TCM ist der Geist im Prinzip eine Art Zentrum und Angelpunkt unserer inneren Welt. Wahrnehmung, Bewusstsein, Denken und Emotionen laufen hier zusammen. Der Geist wiederum residiert im Herzen, was bedeutet, dass dieser Funktionskreis eine zentrale Rolle spielt. Der Geist koordiniert also als eine Art oberste Instanz das psychische Erleben, im Übrigen aber haben auch alle anderen Yin-Funktionskreise (Lunge, Milz, Leber und Niere) ihren Anteil an den emotionalen, psychischen und spirituellen Ebenen des menschlichen Daseins. Jeder Yin-Funktionskreis besitzt eine eigene "Seele" und außerdem ihm zugeordnete emotionale oder geistige Funktionen. Während die Biomedizin alle diese Funktionen ausschließlich im Gehirn ansiedelt, haben sie nach der TCM ihren Sitz also verteilt im gesamten Organismus. Dieses sehr weitläufige Thema soll hier nur sehr kurz zusammengefasst werden: in der Leber residiert die Seele *hun*, der Ausdruck des Leber-Qi ist die Wut; im Herzen residiert die Seele *shen*, der Ausdruck des Herz-Qi ist die Freude; in der Milz residiert die Seele *yi*, der Ausdruck des Milz-Qi ist das Denken; in der Lunge residiert die Seele *po*, der Ausdruck des Lungen-Qi ist die Traurigkeit; in der Niere residiert die Seele *zhi*, der Ausdruck des Nieren-Qi ist die Angst. Obwohl also jeder einzelne yin-Funktionskreis Anteil am emotionalen, psychischen und spirituellen Leben hat, laufen alle diese Aspekte im Geist zusammen, werden durch ihn miteinander verbunden und hier, im Herzen, zu Bewusstsein gebracht. In diesem und nur in diesem Sinne können wir das Herz auch als den eigentlichen Sitz des „Ich" betrachten.

Ein sehr schönes Bild beschreibt, wie der Geist im Wachzustand nach oben klettert und durch die Augen hinaus in die Welt schaut, während er im Schlaf in das Herz zurückkehrt und dort von Herz-Blut und Herz-Yin umfangen wird. Dieses Bild kann uns sehr viel über den Geist sagen. Zunächst einmal können wir tatsächlich am Blick einer Person erkennen, wie gut oder schlecht es um deren Geist steht. Ist der Blick trüb und stumpf (wie zum Beispiel nach der Einnahme von Drogen, aber auch im Halbschlaf), so ist der Geist nicht ganz nach außen gekehrt oder aber verwirrt. Ein klarer, wacher und offener Blick (ein Blick „mit Shen" also) ist hingegen ein Zeichen für die gute psycho-emotionale Gesundheit eines Menschen und im Zweifelsfall Anlass für eine gute Prognose.

Das Bild verdeutlicht uns auch, dass der Geist sich bewegt und gerne aufsteigt, was natürlich mit seiner sehr stark yangigen Natur zusammenhängt. Dies lässt sich auch daran erkennen, dass der Geist als Yang-Aspekt des Herzens häufig zu einer Art von Hyperaktivität tendiert, vor allem dann, wenn die Yin-Wurzel des Herzens nicht stark genug ist, um ihn zu verankern und zur Ruhe zu bringen. Ganz ähnlich wie im Funktionskreis Leber, wo das starke Yang ein starkes Yin benötigt, um am Aufsteigen gehindert zu werden, braucht auch der Geist im Funktionskreis Herz eine starke Yin-Wurzel. Bei einer Schwäche von Herz-Blut oder Herz-Yin oder aber wenn ein übermäßiges Yang den Geist antreibt, wird dieser zunächst unruhig. Dann beschleunigt sich die innere Wahrnehmung und der Geist kann auch während des Schlafes nicht ausreichend zur Ruhe kommen. Wird der Geist nicht ausreichend verankert und irrt umher, so verliert die Person ihren geistigen Fokus, ist verwirrt oder geistesabwesend, sie verwechselt Realität und Phantasie, hat verzerrte Wahrnehmungen oder kann die Wahrnehmungen nicht klar zuordnen. Vor allem im Kindesalter sind solche Streifzüge des Geistes durchaus normal, denn der Geist ist bei kleinen Kindern noch nicht ausreichend gefestigt. Bei einem Herz-Feuer hingegen oder wenn Schleim (*tan*) mit im Spiel ist, kann die innere Unruhe so stark werden, dass der Geist vollkommen verwirrt oder geradezu rasend wird, so im Delirium oder bei Menschen mit schweren psychiatrischen Erkrankungen.

Nachts, während des Schlafs, begibt sich der Geist nach der bereits erwähnten Beschreibung ins Herz und wird dort zur Ruhe gebettet. Die Aktivität des Geistes wechselt damit vom Yang zum Yin, wendet sich von außen nach innen. Dass der Geist dennoch auch während des Schlafs aktiv bleibt, zeigt sich darin, dass wir träumen. Kann der Geist nicht ausreichend verankert und beruhigt werden, so sind die Träume so lebhaft, dass man davon aufwacht, im Schlaf spricht oder aber das Ein- und Durchschlafen zum Problem werden.

Dass der Geist an und für sich unruhig ist und eine Verankerung braucht, beschreibt die TCM mit einem weiteren Bild: der Wasser-Feuer-Achse (oder Nieren-Herz-Achse, ganz wie man will). Diese Achse verbindet in der energetischen Anatomie den oberen mit dem unteren Bereich des Rumpfes, den Einflussbereich des Funktionskreises Herz (dem "Feuer") mit dem des Funktionskreises Niere (dem "Wasser"). Unten und oben, Erde und Himmel, Wasser und Feuer, Niere und Herz, Bauch und Brust: sie alle repräsentieren letztendlich Yin und Yang. Der Unterleib mit seiner Empfindlichkeit gegenüber der Kälte, mit den unreinen Substanzen, die sich in ihm sammeln, mit seiner Tendenz verschlossen und „innen" zu sein und alles nach unten abzuleiten, hat eine stärker yinige Natur. Der Brustkorb hingegen mit den beiden rhythmischen Pumpen Lunge und Herz, deren Wirkkraft nach außen und oben geht, mit dem Herz als Sitz des niemals ruhenden Geistes tendiert in Richtung Yang. Der Funktionskreis Niere sammelt und bewahrt (yin), der Funktionskreis Herz bewegt und verteilt (yang). Die Senkrechte und insbesondere die Wasser-Feuer-Achse verbinden so in unserem energetischen Körperbau diese beiden widerstrebenden Kräfte. Gesundheit ist nur dann möglich, wenn Yin und Yang harmonisch zusammenspielen, wenn sie sich also auch entlang der Wasser-Feuer-Achse gegenseitig besänftigen und unterstützen. Streben das Yin zu sehr nach unten und das Yang zu sehr nach oben, so entfernen sie sich voneinander, anstatt sich zu begegnen: das Yin kühlt zu stark ab, sinkt zu sehr und wird zu schwach; dem Yang hingegen fehlen Kühlung, Verankerung und Substanz, es wird hyperaktiv und entgleitet nach oben. Ein solches Ungleichgewicht spielt sehr oft in den psychischen und emotionalen Bereich hinein, weil es über den Funktionskreis Herz immer auch den Geist betrifft. Es handelt sich im Prinzip um eine ähnliche Störung, wie sie in der Muster-Differenzierung als Herz-Blut- oder Herz-Yin-Mangel beschrieben wird, nur dass die Ursache für die fehlende Verankerung des Geistes in diesem Fall in einer Schwäche des Funktionskreises Niere zu suchen ist. In diesem Fall wird also das Feuer unruhig, weil das Wasser der Niere es nicht ausreichend kühlt. Besonders charakteristisch und ein sehr klares, wenn auch extremes Beispiel für dieses Auseinanderdriften von Niere und Herz ist die Panikattacke: bodenlose Angst (Niere) und ein rasendes Herz.

Eine mehr oder weniger deutliche Hyperaktivität im Funktionskreis Herz ist ein Befund, den man in unseren Breiten überdurchschnittlich häufig vorfindet. Je nach Alter, Geschlecht und energetischer Konstitution kann es sich eher um eine leichte Herz-Hitze handeln oder um eine Leere der Herz-Yin-Wurzel. Die Symptome sind - noch bevor sie als wirkliche Störung empfunden werden - eine gewisse innere Unruhe, die Beschleunigung der Gedanken, leichte Schlafstörungen, das starke Bedürfnis nach Ablenkung, geistiger Aktivität, Unterhaltung, Kommunikation. Dies mündet leicht in einer Art Teufelskreis, denn je weniger der Geist zur Ruhe kommt, desto überdrehter wird er. Den Geistern unserer Zeit fehlen wohl die Momente der Sammlung und des nach-Innen-Gehens, sie haben viel zu wenig Gelegenheit zur Ruhe zu kommen und sind gezwungen, bis zur Erschöpfung nach außen hin aktiv zu bleiben. Morgens werden unsere Geister mit einer Tasse Kaffee aus den Träumen eines meist zu kurzen Schlafes gerissen und erhalten schon auf dem Weg zur Arbeit eine ordentliche Portion Blinklichter, Beschallung und *news of the world*. Sie leisten bis spät in die Nacht hinein Hochleistungen vor einem der vielen Bildschirme und fallen erschöpft in einen unruhigen Schlaf, zugemüllt von Eindrücken und Informationen, die es aufzuarbeiten gilt. In den Worten der TCM: zu viel Yang, zu wenig Yin. Viele Menschen haben einen so sehr überstimulierten Geist, dass sie eigentlich nur mehr entspannen können, wenn sie ihn irgendwie ablenken, also zum Beispiel bei einem Computerspiel, vor dem Fernseher oder (die etwas ruhigere Variante) vor einem Buch. Was zu kurz kommt, sind die nach innen gerichteten Aktivitäten des Geistes, die sein Yin stärken: eine Landschaft betrachten, den eigenen Gedanken und inneren Bildern nachhängen, meditieren.

Das Herz öffnet sich in die Zunge

Die Betrachtung der Zunge stellt in der TCM eine wichtige Methode zur Befundung dar. Wir können uns die Zunge vorstellen als eine Art Tor zu den inneren Organen: hier spiegelt sich das innere Gleichgewicht wider, das Klima, das im Inneren unseres Körpers herrscht. Ist es zum Beispiel innen sehr feucht, so sieht man dies an einer geschwollenen, weiß belegten oder nassen Zunge. Ist es innen sehr trocken, so ist auch die Zunge trocken, rissig oder ohne Belag. Dies sind nur zwei Beispiele für eine Fülle von Hinweisen, welche wir aus Form und Farbe der Zunge und der Beschaffenheit des Zungenbelags erhalten. Auf der Zunge unterscheiden wir zudem verschiedene Zonen, welche einen besonders engen Bezug zu den einzelnen Funktionskreisen besitzen: der Brustkorb mit den Funktionskreisen Lunge und Herz zeigt sich in der Zungenspitze, der Unterleib mit dem Funktionskreis Niere an der Zungenwurzel, die Funktionskreise Milz, Magen, Leber und Gallenblase im Bereich dazwischen.

Form, Farbe und Belag der Zunge verraten uns also viel über das innere Gleichgewicht des Organismus. Darüber hinaus aber hat die Zunge eine besonders enge Beziehung zum Funktionskreis Herz. Dieser "öffnet sich in die Zunge", was zunächst einmal bedeutet, dass sich Herz-Muster besonders häufig im Aussehen und in der Funktion der Zunge widerspiegeln. Bei einer Schwäche von Herz-Qi und Herz-Yang kann die Zunge also besonders häufig blass sein, bei einer Hitze im Herzen hingegen ist die Zunge und besonders ihre Spitze oft rot. Auch Aphten, kleine offene Stellen auf der Zunge, gelten in der TCM als ein Symptom für ein Ungleichgewicht des Funktionskreises Herz.

Über das Erscheinungsbild der Zunge hinaus geht es hier aber auch um die Fähigkeit zu sprechen. Sprachstörungen wie Stottern, ein häufiges Stocken im Redefluss oder Probleme bei der Wortfindung werden in der TCM mit dem Funktionskreis Herzen in Verbindung gebracht. Außerdem - und hier begeben wir uns wieder in den Aufgabenbereich des Geistes - hängen vom Herzen auch die Lust zu kommunizieren ab und die Fähigkeit, die eigenen Gedanken klar zum Ausdruck zu bringen und nicht in einem verwirrten oder unkontrollierten Redefluss.

Der Herz-Qi-Mangel

Das Herz ist ein Funktionskreis mit einer sehr starken Yang-Wurzel und einem mächtigen Qi. So stark ist das Herz, dass es wie die Leber auch häufig zur einem Übermaß des Yang neigt. Dennoch wird (anders als bei der Leber, die keine Schwäche-Muster der Yang-Wurzel kennt) auch der Funktionskreis Herz bisweilen müde: dies ist der Fall bei einem Herz-Qi-Mangel.

Die Ursache für einen Qi-Mangel im Funktionskreis Herz liegt oft wenigstens zum Teil in anderen Mustern, die sich auf das Herz-Qi übertragen. Als eine Ursache kommt ein allgemeiner Qi-Mangel in Frage, aber auch eine Schwäche der Milz als der Hauptquelle des nachgeburtlichen Qi. Herz und Lunge hängen, gerade was ihr Qi betrifft, sehr stark voneinander ab, was sich auch darin zeigt, dass eine Schwäche des Lungen-Qi sehr oft auf das Herz-Qi übergeht oder umgekehrt. Und auch vom Blut ist das Herz-Qi stark abhängig, denn es benötigt nicht nur Kraft (Qi) zum Pumpen, es braucht auch gut gefüllte Blutgefäße. Deshalb wird ein Herz-Qi-Mangel oft auch durch einen Blut-Mangel verursacht oder folgt auf einen schweren oder lange anhaltenden Blutverlust.

Eine weitere Gruppe von Ursachen für einen Herz-Qi-Mangel (sowie für jedes andere Herz-Muster auch) hat mit einer übermäßigen emotionalen Belastung zu tun. Da der Geist wie in einer Art Drehpunkt alle Emotionen im Herzen zusammenführt, kann im Prinzip jede übermäßige Emotion den Geist und damit den Funktionskreis Herz stören, auch Wut oder Angst. Insbesondere aber sind es die Gefühle von übermäßiger Trauer und übermäßiger Freude, die dem Herzen schaden. Trauer und Niedergeschlagenheit lassen das Qi versiegen und schwächen es dadurch. Diese Emotionen werden in der TCM zwar dem Funktionskreis Lunge zugeordnet, durch die enge Verbindung zwischen Lunge und Herz breitet sich deren Wirkung aber auf den gesamten oberen Erwärmer aus. Die Freude ist die zweite Emotion, die das Herz-Qi stark beeinträchtigen kann, in diesem Fall unmittelbar. Mit Freude als einer Ursache für ein Ungleichgewicht ist hier eine übersteigerte, exaltierte Freude, eine zu lange anhaltende Euphorie gemeint, die das Herz-Qi zerstreut und dadurch schwächt.

Etwas, was für das Herz-Qi außerdem eine bedeutende Rolle spielt, obwohl in der TCM selten darauf hingewiesen wird, ist die körperliche Fitness. Was wir allgemein unter einer guten Kondition verstehen, ist das Zusammenspiel von Herz-Qi, Lungen-Qi und Milz-Qi, zuständig für Herz und Kreislauf, Atmung sowie Kraft und Ausdauer der Muskeln. Jede dieser Formen von Qi benötigt - ebenso wie die gesamte Yang-Wurzel des Organismus - ein ausreichendes Maß an Aktivität und Stimulation, um kräftig zu werden oder zu bleiben. Kommen körperliche Bewegung und Anstrengung zu kurz, so wird das Qi des Herzens träge und in der Folge schwach.

Ist das Herz-Qi schwach, so gelingt es zunehmend schlechter, das Blut in ausreichendem Maße durch den Körper zirkulieren zu lassen. Mögliche Zeichen dafür sind zunächst einmal ein blasses Gesicht und eine blasse Zunge. Da das Herz zusammen mit der Lunge für den oberen Körperbereich bestimmend ist, kann es auch zu kalten Händen kommen, dies aber ist vor allem für einen Herz-Yang-Mangel typisch. Ein weiteres Symptom ist ein von der Person selbst wahrnehmbarer Herzschlag, sprich Palpitationen, bisweilen verbunden mit einem Unwohlgefühl in der Brust. Die Palpitationen (durchaus normal bei starker Anstrengung) treten bei einem Herz-Qi-Mangel bereits bei verhältnismäßig geringer Anstrengung auf, so zum Beispiel beim Steigen von Stiegen, beruhigen sich in Ruhe aber wieder. Der wahrnehmbare Herzschlag muss dabei nicht unbedingt beschleunigt oder unregelmäßig sein, Herzrhythmusstörungen sind aber wie bei eigentlich allen Herz-Mustern durchaus möglich. Palpitationen können auch bei einem Herz-Blut-Mangel auftreten, dann allerdings vermehrt in Ruhe, zum Beispiel abends vor dem Einschlafen. Ein Herz-Qi-Mangel kann bei Anstrengung außerdem zu einer leichten Atemnot und zu spontanem Schwitzen führen. Diese eigentlich für einen Lungen-Qi-Mangel typischen Symptome treten hier deshalb auf, weil die Funktionen von Herz und Lunge so stark voneinander abhängen, dass eines ohne das andere nicht gut arbeiten kann. Im Zweifelsfall wird man bei der Befundung also nach weiteren Lunge-Symptomen suchen, um feststellen zu können, ob und wie weit die Ungleichgewichte Herz *und* Lunge betreffen.

Neben diesen Symptomen gibt es, wie bei allen Herz-Mustern, auch beim Herz-Qi-Mangel Störungen im Bereich des Geistes. Die Funktionen des Geistes gehören zur Yang-Wurzel des Funktionskreises Herz, was bedeutet, dass bei einem schwachen Qi auch diese Funktionen geschwächt sind. Die Müdigkeit des Herzens beeinträchtigt dann also auch das Empfinden von Freude und Begeisterung, die Lust und die Fähigkeit, sich anderen gegenüber zu öffnen, mit ihnen zu fühlen oder auch einfach nur mit ihnen zu kommunizieren. Ein Mensch mit einem schwachen Herz-Qi wirkt deshalb zwischenmenschlich meist recht "kühl", er empfindet es als anstrengend, sich angeregt mit anderen Menschen zu unterhalten, und muss sich nach einem intensiven Gespräch erst einmal erholen. Bisweilen können Menschen mit einem schwachen Herz-Qi auch depressiv sein, wobei im Unterschied zu einer Leber-Qi-Stagnation nicht die aggressive oder autoaggressive Komponente im Vordergrund steht, sondern vielmehr eine erschöpfte Freudlosigkeit und die Unfähigkeit, sich für etwas oder jemanden zu begeistern und zu öffnen. Bei diesem Muster können außerdem die Konzentration und das Gedächtnis vermindert sein und Schreckhaftigkeit oder Schlafstörungen auftreten, lauter Symptome, die wir eigentlich eher mit einem Herz-Blut-Mangel in Verbindung bringen, die beim Funktionskreis Herz aber durch die enge Bindung zwischen Qi und Blut auch einen Qi-Mangel begleiten können.

Der Herz-Yang-Mangel

Beim Herzen wie bei anderen Funktionskreisen auch, stehen Qi und Yang für zwei unterschiedliche Aspekte der Yang-Wurzel. In einem etwas überzeichneten Vergleich können wir sagen, das Qi ist das Benzin, das Yang ist der Motor. Ein Motorschaden ist natürlich ein größeres Übel als ein leerer Tank und braucht auch in der Therapie sehr viel länger, um behoben zu werden (so er denn überhaupt vollständig behoben werden kann). Ein Herz-Yang-Mangel bildet sich nicht von heute auf morgen aus, er greift sehr viel tiefer als ein Qi-Mangel und stellt auch von den Symptomen her eine Verschlimmerung eines Qi-Mangels dar. Die Symptome des Herz-Qi-Mangels bleiben bei diesem Muster im Großen und Ganzen erhalten, verschlimmern sich aber insgesamt. Außerdem fehlt bei einem Yang-Mangel neben der Kraft auch die Wärme, weshalb eindeutige Kältegefühle immer charakteristisch sind. Da das Yang aller Funktionskreise eng mit dem Nieren-Yang zusammenhängt und von diesem unterstützt werden muss, findet sich auch bei einem Herz-Yang-Mangel häufig eine Schwäche des Nieren-Yang als eine der Ursachen bzw. als begleitendes Muster.

Im Unterschied zum Nieren-Yang-Mangel, bei dem Kälte und Schwäche sich vor allem im unteren Körperbereich manifestieren, werden sie in diesem Muster vor allem im Bereich des Oberkörpers und der Hände wahrgenommen. Auch allgemeine Kältezeichen können vorkommen, so eine Abneigung gegen äußere Kälte und gegen kalte Speisen und Getränke. Durch das Fehlen von Kraft und Dynamik ist die Blutzirkulation noch stärker beeinträchtigt als beim Herz-Qi-Mangel, was zu kalten Extremitäten (auch hier sind wieder vor allem die Hände betroffen) und Blässe von Gesicht und Zunge führt. In der Biomedizin entspricht dieses Muster einem in seiner Leistung stark eingeschränkten Herzen, zum Beispiel bei einer Herzschwäche oder Herzinsuffizienz. Die Palpitationen, die Atemnot und das spontane Schwitzen sind bei diesem Muster bereits bei sehr geringer Anstrengung spürbar und die Wahrscheinlichkeit, dass der Herzschlag Rhythmusstörungen aufweist, steigt im Vergleich zum Herz-Qi-Mangel. Nach den Prinzipien der TCM ist vor allem ein verlangsamter (weniger als 60 Schläge pro Minute) und gleichzeitig schwacher Puls typisch für einen Herz-Yang-Mangel, der Puls kann aber durchaus auch andere Eigenschaften oder Störungen aufweisen.

Auch die Beeinträchtigungen des Geistes verschlimmern sich bei einem Herz-Yang-Mangel im Vergleich zum Qi-Mangel. Die betroffene Person fühlt sich sehr erschöpft und ohne Lebensfreude, ist schwer zu begeistern, lacht selten und möchte meist lieber allein und in Ruhe abseits sitzen. Zwischenmenschliche Aktionen empfindet sie als anstrengend. Der Betroffene kann außerdem vergesslich, geistig abwesend oder verwirrt erscheinen und Schwierigkeiten haben, sich klar verständlich zu machen, da es ihm nicht leicht fällt, sich sprachlich auszudrücken.

Da bei einem Herz-Yang-Mangel Kraft und Dynamik dieses Funktionskreises stark reduziert sind, kann es sehr leicht zur Stagnation kommen. Stagniert das Qi im Einflussbereich des Herzens, so kann ein Gefühl von Enge oder Druck im Brustbereich auftreten, das eventuell zu häufigem Seufzen führt. Durch die Stagnation des Qi im Bereich des Brustkorbs können auch die beiden Emotionen, die hier angesiedelt sind, sich nicht mehr ungehindert entwickeln: vor allem die Freude, die eine Ausbreitung des Qi bewirkt, ist jetzt beeinträchtigt, während sich durch das Festsitzen des Qi eine traurige, gehemmte Grundstimmung durchsetzen kann. Es handelt sich bei der Stagnation des Qi im Brustbereich nicht um ein eigenes Muster, sondern um ein Symptom, das mehrere Muster der Funktionskreise Herz, Lunge oder Leber begleiten kann. Als eigenes Muster hingegen gilt die Herz-Blut-Stagnation, bei der die Stagnation auf das Blut des Herzens übergreift. Dies ist ein Muster, das bei einer Schwäche des Herz-Yang sehr häufig auftritt.

Der Herz-Blut-Mangel

Die Ursachen für einen Blutmangel im Funktionskreis Herz sind im Prinzip dieselben, wie sie bei der Leber bereits beschrieben worden sind. Normalerweise wird dieses Muster von Anzeichen für einen allgemeinen Blut-Mangel begleitet und auch Symptome eines Leber-Blut-Mangels können vorhanden sein. Sehr häufig sind diese beiden Muster auch selbst unter den Ursachen für einen Herz-Blut-Mangel, denn wenn das Blut im Allgemeinen zu schwach ist oder in der Leber nicht ausreichend gespeichert wird, kann auch dem Herzen nicht genug zur Verfügung gestellt werden. Häufig findet sich ein lange anhaltender Milz-Qi-Mangel mit einer verminderten Umwandlung der Speisen als eine der wichtigsten Ursachen für einen Blut-Mangel, der sowohl die Leber als auch das Herz betreffen kann. Und natürlich hat auch eine einseitige oder mangelhafte Ernährung eine ähnliche Wirkung, denn ganz gleich ob die blutbildenden Substanzen gar nicht verzehrt oder nur nicht richtig umgewandelt (verdaut) werden, das Resultat ist dasselbe. Auch ein starker oder lange anhaltender Blutverlust, zum Beispiel durch starke Monatsblutungen oder einen chirurgischen Eingriff, können zu diesem Muster führen. Aus der Sicht der TCM gilt auch der so genannte Babyblues, also die Wochenbettdepression, als eine Manifestation von Herz-Blut-Mangel in Folge des großen Blut- und Essenzverlustes während und nach der Geburt. Und erinnern wir uns: Blut im chinesischen Sinne ist nicht identisch mit der roten Körperflüssigkeit, es geht hier also auch um den Verlust anderer Kräfte und Substanzen, zum Beispiel all jener, die für die Wundheilung nötig sind.

Der Herz-Blut-Mangel führt als Schwäche der Yin-Wurzel zu einer Art von Hyperaktivität der Yang-Wurzel des Herzens. Diese Hyperaktivität des Yang ist durchaus vergleichbar mit dem aufsteigenden Leber-Yang vor dem Hintergrund eines Leber-Blut-Mangels, allerdings betrifft sie beim Funktionskreis Herzen vor allem den Geist. Und ganz ähnlich wie bei der Leber kommt es dadurch zu Symptomen, die denen einer Yang-Fülle (also einer Herz-Hitze) sehr ähnlich sind, allemal etwas weniger heftig und "feurig". Vor allem in Momenten großer emotionaler Anspannung oder Aufregung kann es also durchaus sein, dass sich das hier besprochene Muster mit Symptomen durchmischt, die an eine Herz-Hitze denken lassen.

Das Blut ist für den Funktionskreis Herz von fundamentaler Bedeutung. Neben der Leber ist das Herz der zweite Funktionskreis, dessen inneres Gleichgewicht direkt mit der Fülle und Gesundheit des Blutes zusammenhängt. Mangelt es am Blut, so kann das Herz keine ausreichende Blutzirkulation aufrechterhalten, es kommt sehr häufig zu einer glanzlosen, stumpfen und schmutzig wirkenden Blässe im Gesicht und zu kalten Händen. Auch Herzrhythmusstörungen und Palpitationen können auftreten, zwei für praktisch alle Herz-Muster typische Symptome. Die Palpitationen (also das spontane Wahrnehmen des Herzschlags) machen sich bei einem Herz-Blut-Mangel vor allem in ruhigen Momenten bemerkbar, so zum Beispiel vor dem Einschlafen oder nach dem Erwachen, und sind häufig von einem Gefühl innerer Unruhe, Angst oder Beklemmung begleitet. Häufig bei diesem Muster, wie ganz allgemein bei jedem Blut-Mangel, ist auch ein Schwindel mit dem Gefühl von Müdigkeit oder sogar Erschöpfung, der bei Ruhe und vor allem in der liegenden Position schnell besser wird.

Die wichtigsten Symptome eines Herz-Blut-Mangels aber betreffen den Geist und hier können je nach Konstitution und Situation eher die Leere des Blutes oder die relative Fülle und Hyperaktivität des Yang spürbar werden. Bei einem Herz-Blut-Mangel gibt es also auch was den Geist betrifft bisweilen Anzeichen von Schwäche. So kann die betroffene Person sehr zerstreut sein, oft geistig abwesend oder vergesslich. Auch eine starke Schreckhaftigkeit ist typisch für dieses Muster und sie hat wohl mit einem Abschweifen des Geistes zu tun, das durch das Aufschrecken allzu plötzlich beendet wird. Die von Herz-Blut-Mangel betroffene Person weiß bisweilen nicht mehr, was sie gerade eben noch sagen oder tun wollte und verliert mitten in einem Gespräch den Faden. Wie gesagt sind diese Symptome Ausdruck der Leere in dem Muster, die relative Fülle des Yang hingegen manifestiert sich in Symptomen, die denen einer Herz-Hitze ähneln, nur dass sie im Vergleich dazu ein wenig schwächer ausfallen.

Diese anderen Symptome können am ehesten als eine Art Hyperaktivität des Geistes beschrieben werden: es kommt zu einer Beschleunigung des inneren Erlebens und der Gedanken, oft auch beschrieben als einer inneren Unruhe. Spür- oder wahrnehmbar wird diese innere Beschleunigung und Unruhe am ehesten in ruhigen Momenten, besonders abends und typischerweise vor dem Einschlafen. In diesem Muster wird auch die enge Verbindung zwischen dem Funktionskreis Herz und der Zunge beziehungsweise der Fähigkeit und Lust sich auszudrücken und mitzuteilen verständlicher. Durch die relative Fülle des Yang kann es sein, dass der Betroffene ganz allgemein viel, relativ hastig oder mit starker gefühlsmäßiger Betonung spricht und dabei viel gestikuliert. Das Bedürfnis, sich mitzuteilen und auszudrücken verstummt auch dann nicht, wenn niemand zuhört, weshalb es bei einem relativ starken Herz-Yang auch in inneren Monologen oder Selbstgesprächen gestillt werden kann. Bei allen Herz-Mustern mit einem relativen Überschuss des Yang kann es außerdem vorkommen, dass der Betroffene sich beim Sprechen verhaspelt oder stottert. Dies passiert vor allem bei Aufregung, wenn das Herz sich noch zusätzlich "erhitzt". Wir können uns vorstellen, dass dann die Gedanken so schnell werden und das Bedürfnis nach Ausdruck so stark nach außen drängt, dass die Wortfindung und die Artikulation einfach nicht mehr nachkommen. Alle diese Symptome haben mit dem relativen Übermaß des Herz-Yang zu tun und sind folglich bei einem reinen Fülle-Muster wie der Herz-Hitze noch viel stärker ausgeprägt oder immer dann, wenn die Person sich aufregt und dadurch kurzfristig Herz-Hitze entsteht.

Zusammen mit dem Geist werden auch die Gefühle besonders flüchtig und reagieren schnell und stark, oft in übertriebener Weise. Die Person wirkt dann besonders sensibel, dünnhäutig, aufgekratzt und labil, sie weint und lacht häufig und auch über relativ unbedeutende Dinge. Sie tut sich schwer damit, sich - im Guten wie im Schlechten - gefühlsmäßig abzugrenzen und steigert sich leicht übermäßig in Gefühle hinein. Häufig ist auch ein Gefühl von innerer Rastlosigkeit, selbst oder gerade in Momenten der Ruhe. Typisch und geradezu sprichwörtlich ist ein solcher Zustand der emotionalen Labilität während Schwangerschaft und Stillzeit, wenn sehr viel Blut für die Entwicklung des Kindes hergegeben wird, doch wird dieses Muster ganz allgemein bei Frauen im fruchtbaren Alter besonders häufig zu finden sein.

Wie bereits erwähnt, benötigt der Geist das Blut des Herzens als Verankerung und um vor allem nachts etwas zur Ruhe zu kommen. Die Träume sind zwar ein Zeichen dafür, dass die Aktivität des Geistes auch während des Schlafs weitergeht, doch sollte dadurch der Schlaf selbst nicht gestört werden. Wenn das Blut oder ganz allgemein die Yin-Wurzel des Herzens zu schwach sind, wird der Geist flüchtig, die Träume lebhafter und der Schlaf fällt schwerer. Typisch sind für dieses Muster vor allem Einschlafstörungen: das Gedankenkarussell dreht sich auch im Bett immer weiter und die Person hat das Gefühl, sie könne den Kopf nicht ausschalten, um endlich zur Ruhe zu kommen.

Der Herz-Yin-Mangel

Während der Herz-Blut-Mangel gerade bei Frauen im mittleren Alter sehr häufig ist, gehört der Herz-Yin-Mangel, wie der Großteil aller Yin-Mangel-Muster, eindeutig zum Alter von 50+. Der Blut-Mangel hat was die Ursachen betrifft meistens mit einer ungünstigen Ernährung oder einer schlechten Umwandlung der Nahrung zu tun, also hauptsächlich mit dem Fehlen von Substanz. Der Yin-Mangel hingegen resultiert darüber hinaus viel stärker aus der Unfähigkeit des Organismus, sich selbst zu regenerieren und zu nähren und greift damit sehr viel tiefer. Diese beiden Muster haben dennoch eine sehr enge Verbindung zueinander, denn in einem gewissen Sinne beinhaltet das Yin auch das Blut. Die Symptome und Anzeichen eines Herz-Blut-Mangels können also auch bei einem Herz-Yin-Mangel vorhanden sein. Auch als Ursache spielt ein Blut-Mangel hier eine große Rolle: eine Person, die bereits im jungen und mittleren Erwachsenenalter eine Schwäche des Herz-Blutes aufweist, wird mit größerer Wahrscheinlichkeit im Alter einen Herz-Yin-Mangel entwickeln.

Als weitere häufige Ursache für einen Herz-Yin-Mangel würden die Chinesen der Antike eine zu starke oder lang anhaltende emotionale Belastung anführen. Sie kannten die moderne Lebenswelt nicht, sonst hätten sie das Problem wohl breiter formuliert. Der Geist ist, wie gesagt, yang: alles an ihm ist aktiv und dynamisch. Wie jede Yang-Funktion kann auch der Geist in seiner Aktivität mehr oder weniger stimuliert werden. Lassen wir ihn ruhen, so bleibt er zwar dennoch aktiv, kann seine Aktivitäten aber ein Stück weit zurückfahren und vor allem nach innen kehren. Diese Ruhe des Geistes durchlebten unsere Vorfahren wohl allabendlich, wenn sie vor ihrer Hütte saßen und sich zum tausendsten Male die Geschichte vom Rotkäppchen erzählten. Meditation, Kontemplation, sich zu besinnen und zu träumen sind Aktivitäten, die es dem Geist erlauben, sich nach innen zu kehren, zu einer gewissen Ruhe zu finden und das Yin im Yang stark zu machen. Dass in einem so hektischen Leben wie dem unseren, in dem der Geist beinahe ohne Unterlass nach außen gekehrt ist und ständiger Stimulation unterliegt, das Yin des Herzens sich nicht ausreichend regenerieren kann, ist also kein Wunder. Das Yin des Herzens braucht Langeweile.

Blut und Yin gehören wie schon gesagt beide zur Yin-Wurzel des Herzens. Während aber bei einem Mangel des Herz-Blutes Symptome der Schwäche und der Hyperaktivität vorherrschen, beobachten wir im Falle eines Yin-Mangels auch Symptome der sogenannten Leere-Hitze: Nachtschweiß, Hitzegefühl und leichtes Fieber am Nachmittag und Abend, Hitze in den fünf Zentren, trockener Mund und nächtlicher Durst. Sie treten bei allen Yin-Mangel-Mustern auf, hängen aber am engsten mit einem Yin-Mangel im Funktionskreis Niere zusammen, weshalb sie dort näher beschrieben werden.

Die für den Funktionskreis Herz spezifischen Symptome in diesem Muster ähneln der Herz-Hitze, auch wenn sie im Unterschied dazu immer durch eine gewisse Kraftlosigkeit gekennzeichnet und von chronischen Leere-Symptomen begleitet sind. Der Herzschlag ist oft beschleunigt und kann Rhythmusstörungen aufweisen; außerdem kommt es zu Palpitationen, typischerweise vor allem in Ruhe, abends und nachts. Bisweilen kann die betroffene Person ein Gefühl haben, als würde in ihrem Brustkorb etwas vibrieren oder wuseln, was nur schwer zur Ruhe kommt, wie eine Art innerer Ameisenhaufen. Dieses Gefühl liegt irgendwo zwischen der physischen Wahrnehmung von Enge, Hitze und Herzklopfen in der Brust und einer unangenehmen psychischen Erregtheit, Rastlosigkeit und inneren Unruhe, bis hin zu panikähnlichen Zuständen. Panik erklärt die TCM in den meisten Fällen als ein Auseinanderdriften von Yin und Yang, von Unten und Oben. Diese Auseinanderbewegung wird möglich, wenn das Yin zu schwach und das Yang in Relation dazu zu stark ist. Während das Yang in diesem Zusammenhang immer dem Herzen zugeordnet wird, kann das Yin an der Yin-Wurzel des Herzens selbst oder – im Bild der Wasser-Feuer-Achse und zwei Stockwerke tiefer – am Funktionskreis Niere festgemacht werden. Das Herz-Yang und mit ihm der Geist reißen sich also los und werden rasend, was das Gefühl von Panik mit sich bringt.

Wie schon bei einer Schwäche des Herz-Blutes kann auch bei diesem Muster der Geist nicht ausreichend verankert werden, weshalb Schlafstörungen und übermäßige, störende Träume häufig sind. Das Hauptsymptom ist bei diesem Muster ein sehr oberflächlicher Schlaf, der oft mehrmals pro Nacht zu Wachphasen führt ("die Nacht war sehr lang"). Ähnlich wie bei einem Herz-Blut-Mangel gibt es häufig auch Störungen im Sprechen: die betroffene Person spricht dann schnell, viel, emotional aufgeladen, im Extremfall sogar wirr und oft ohne dabei selbst anderen zuzuhören. Vor allem bei Aufregung kann es zu Stottern oder anderen Schwierigkeiten in der Wortfindung und der Artikulation kommen.

Die betroffenen Personen wirken häufig nervös und fahrig. Durch die fehlende Verankerung wird ihr Geist leicht mitgerissen und sie haben Schwierigkeiten damit, ruhig zu bleiben, wenn es um sie herum turbulent zugeht. Deshalb haben sie oft schwache Nerven und fühlen sich von Lärm, schnellen Bewegungen und quirligen Lebewesen (klassischerweise Kindern oder Hunden) über die Maßen gestört. Eine gewisse emotionale Labilität und Dünnhäutigkeit können auch bei diesem Muster auftreten, aber ich würde sie erfahrungsgemäß eher einem Herz-Blut-Mangel zuordnen. Durch die Leere-Hitze stehen bei einem Herz-Yin-Mangel meist eine emotionale Überdrehtheit und Unruhe im Vordergrund.

Das Gesicht spiegelt das Gleichgewicht des Herzens oft sehr gut wieder: während es bei einer Schwäche von Qi, Blut oder Yang generell blass ist, röten sich bei einem Yin-Mangel die Wangen über den Backenknochen (und nur diese), bei einer Herz-Hitze hingegen das gesamte Gesicht. Die Unruhe des Geistes kann man außerdem sehr oft auch im Blick erkennen.

Die Herz-Hitze

Die Herz-Hitze zählt zu den Fülle-Mustern dieses Funktionskreises, in dieser Auflistung das erste nach vier unterschiedlichen Leere-Mustern. Wie alle Formen von Hitze oder Feuer ist es besonders häufig bei Menschen mit einem starken Yang anzutreffen, also bei Kindern, Jugendlichen oder jungen Erwachsenen. Gerade während der zehn bis fünfzehn Lebensjahre, die auf die Pubertät folgen und der Wandlungsphase Feuer zugeordnet werden können, ist das Muster der Herz-Hitze sehr häufig. Man könnte vielleicht sogar sagen, es sei in diesem Alter bis zu einem gewissen Grad physiologisch, also "normal". Wie so ähnlich schon beim Funktionskreis Leber beschrieben, neigen ältere Menschen dagegen eher zu einer Yin-Leere mit einem relativen Überschuss des Yang als zu diesem Muster mit einer echten Yang-Fülle.

Die Hitze kann innere, äußere oder gemischte Ursachen haben. Sie kann aus der Leber auf das Herz übergreifen, also letztendlich mit einer lange anhaltenden Leber-Qi-Stagnation oder mit einem Zuviel an scharfen, fetten oder stark erhitzenden Speisen und Getränken zu tun haben. Zu den äußeren Ursachen für dieses Muster gehört als klimatischer Faktor die Sommerhitze mit ihrer yangisierenden Wirkung. Und - last but not least – kann, wie beim Herzen immer, das Muster auch durch übermäßig starke Emotionen oder emotionale Blockaden entstehen. Eine zu starke Stimulation des Geistes, wie wir sie beim Herz-Yin-Mangel beschrieben haben, ist auch in diesem Fall problematisch, vor allem dann, wenn dabei nachgeholfen wird und zwar im alltäglichsten Fall mit Aufputschmitteln wie Kaffee, Guaraná oder *energy drinks*, in schwerwiegenderen Fällen mit sehr viel heftiger wirkenden Partydrogen, die dem Funktionskreis Herz und dem Geist ordentlich einheizen.

Viele der Symptome einer Herz-Hitze haben direkt mit der übermäßigen Hitze zu tun: das Hitzegefühl in der Brust oder allgemein in der oberen Körperhälfte, der vermehrte übelriechende und bisweilen auf die Kleidung abfärbende Schweiß (vor allem unter den Achseln und an den Händen), das als Ganzes gerötete Gesicht, der bittere Geschmack im Mund, der Durst und das Verlangen nach kühlen Getränken, außerdem manchmal trockener Stuhl mit Verstopfung und wenig, relativ konzentrierter Urin. Besonders stark kann die Hitze in der Zunge sichtbar werden. Sehr oft ist vor allem die Zungenspitze stark gerötet, manchmal auch geschwollen oder spitz nach vorne verlängert und es können Aphten, also rote, offene oder entzündete Stellen an der Zunge oder eventuell auch im Mundraum auftreten. Eine sehr alltägliche Manifestation von Herz-Hitze ist das Erröten in einer gefühlsmäßig besonders „hitzigen" Situation. Es handelt sich dabei oft nur um eine Episode, nicht immer um ein echtes Störungsmuster, doch werden Menschen mit einem ausgeprägten Herz-Yang sicher eher dazu neigen als andere. Auch wer bei körperlicher Anstrengung sehr schnell errötet, zeigt, dass sein Herz-Yang besonders stark aktiviert wird. Die Röte bei einer Herz-Hitze zeigt sich besonders gerne in Gesicht und Zunge. Das Herz-Yang hat also eine insgesamt aufsteigende Richtung, vergleichbar mit dem Leber-Yang, wenn auch bei weitem nicht so stark wie dieses.

Hitze bedeutet auch eine übermäßige Dynamik, die sich im Funktionskreis Herz auf die Blutzirkulation überträgt. Der Puls ist häufig beschleunigt und sehr kraftvoll, kann in Form von Palpitationen wahrgenommen werden oder Rhythmusstörungen aufweisen. Gelangt die Hitze ins Blut, so sprechen wir auch hier, ähnlich wie beim Funktionskreis Leber, von Blut-Hitze. Dabei - so erklärt es die TCM - wird die Bewegung des Blutes so stark und turbulent, dass es nicht mehr in den Gefäßen gehalten werden kann und es zu Blutungen unterschiedlicher Natur kommt, außerdem zu roten, brennenden Hautausschlägen oder Schwellungen. Eine solche Blut-Hitze geht zwar meistens vom Funktionskreis Leber aus, kann in selteneren Fällen aber auch in Kombination mit einer Herz-Hitze auftreten.

Selbstverständlich betrifft die Herz-Hitze auch den Geist. Ein starkes Herz-Yang haben im positiven Sinne offene, meist lebensfrohe, kommunikative und eben „warmherzige" Menschen. Wird das Yang aber übermäßig stark und lässt sich nicht mehr zügeln, so geht die Lebhaftigkeit über in Unruhe. Die Person fühlt sich erregt, ist überdreht und reizbar. Entspannung, zumal auf geistiger und emotionaler Ebene, ist bei diesem Muster nur schwer erreichbar, denn der Kopf arbeitet ständig auf Hochtouren. Die Befindlichkeit reicht von innerer Rastlosigkeit und nur schwer kontrollierbaren Gefühlsaufwallungen bis zu sehr viel schwerwiegenderen, panikartigen Zuständen und zum völligen Kontrollverlust im Verlauf schwerer psychiatrischer Erkrankungen. Bei besonders schwerwiegenden Mustern spricht die TCM neben der Hitze auch von Schleim (*tan*), der „die Herzöffnungen verlegt". Ein Hitze-Muster hat immer einen nach außen gerichteten, geradezu explosiven Charakter, der beim Funktionskreis Herz auch zu manischen Zuständen, zu Raserei, im Extremfall zum Delirium führen kann, alles Zeichen für eine zunehmende Instabilität des Geistes.

Ein Kennzeichen aller Hitze-Muster ist die Beschleunigung und auch sie betrifft beim Funktionskreis Herz den Geist. Durch die Beschleunigung des Geistes werden die Gefühle, die Wahrnehmung, das ganze innere Erleben zunehmend exaltiert und wirr. Ebenso schnell, wirr und unzusammenhängend ist oft auch die Kommunikation, die bisweilen in einen richtiggehenden Redefluss mündet oder aber - ebenso als eine Folge der übermäßigen Beschleunigung erklärbar - zum Stottern führen kann. Es ist oft ein starker Drang vorhanden, zu gestikulieren, zu witzeln und zu lachen, sehr oft auch in unpassenden

Momenten. Sehr häufig sind außerdem starke Schlafstörungen und allzu lebhafte Träume, die den Betroffenen wecken oder gar aus dem Schlaf hochschrecken lassen und ihren Schatten auch auf die Zeit nach dem Erwachen werfen.

Wichtig ist in der Praxis die Unterscheidung dieses Musters von einem Mangel von Herz-Yin oder Herz-Blut. Da viele für das Herz spezifische Symptome sich in diesen Mustern durchaus ähneln, fallen für die Unterscheidung jene Symptome stärker ins Gewicht, die den Hintergrund bilden, also Zeichen für Yin- oder Blut-Mangel im einen Fall und für Hitze und Yang-Fülle im anderen. Ebenso wichtig ist natürlich eine Begutachtung von Zunge und Puls. Im Allgemeinen kann man sagen, dass alle Symptome bei einer Herz-Hitze akuter und heftiger ausfallen als bei den beiden anderen genannten Mustern.

Der Funktionskreis Herz hat (übrigens als einziger) keine wie auch immer geartete anatomische Öffnung nach außen. Vielleicht sucht sich die Hitze im Herzen deshalb bisweilen einen Ausweg über die Blase. Natürlich gibt es in der TCM Erklärungen für diesen Zusammenhang, so zum Beispiel über die Theorie der Fünf Wandlungsphasen. Wichtig für uns ist es aber eigentlich nur zu wissen, dass Menschen mit einer Herz-Hitze bisweilen zu Blasenentzündungen neigen, und zwar auch hartnäckig wiederkehrenden mit oder ohne Nachweis von Bakterien im Harn.

Die Herz-Blut-Stagnation

Wenn etwas, was sich eigentlich bewegen sollte, sich nicht genügend bewegt, ist dies für den Organismus immer ein Problem. Ist es das Blut, das stagniert, so kommt es typischerweise zu fixen, bohrenden Schmerzen und es zeigen sich mehr oder weniger gut sichtbare Zeichen im Gewebe. Im Fall des Funktionskreises Herz bedeutet eine Blut-Stagnation meist ganz konkret, dass das Blut im westlichen Sinne, also die rote Flüssigkeit in unseren Blutgefäßen, nicht ausreichend bewegt wird. In der Biomedizin würden wir bei diesem Muster zum Beispiel von Durchblutungsstörungen, einer Angina Pectoris oder einem Myokardinfarkt sprechen. Das Besondere an diesem Muster ist, dass es die Folge von mehreren anderen Mustern sein kann. Im Grunde genommen kann jedes Muster, ganz gleich ob Fülle oder Leere, welches die Blut bewegende Funktion des Herzens stark genug beeinträchtigt, zu einer Herz-Blut-Stagnation führen: von außen eingedrungene Kälte oder Hitze, Feuer, sich ansammelnder Schleim, eine Qi-Stagnation oder aber eine anhaltende Schwäche der Yang-Wurzel. Wie bereits beim Funktionskreis Leber ist eine Blut-Stagnation auch hier kein oberflächliches, alltägliches Muster, sondern meist Ausdruck einer lange anhaltenden und tiefgreifenden Störung.

Je nach dem zugrundeliegenden Muster wird eine Herz-Blut-Stagnation von unterschiedlichen Symptomen begleitet werden, also zum Beispiel von Kälte- oder Hitzegefühlen, von Übergewicht und Schweregefühl oder von Müdigkeit und Blässe. Es ist bei diesem Muster immer sehr wichtig, der Entstehungsgeschichte auf den Grund zu gehen und begleitende oder zugrundeliegende Muster zu erkennen.

Was aber in allen Fällen beobachtet werden kann, sind die spezifischen Symptome einer Herz-Blut-Stagnation, nämlich Druckgefühl und Schmerzen im Brustbereich, die in den Rücken, die Schulter oder den Arm (all dies öfters links) ausstrahlen können. Möglich sind wie bei allen Mustern dieses Funktionskreises auch Palpitationen und Herzrhythmusstörungen. Eine Blaufärbung (Zyanose) an Lippen, Zunge oder Fingernägeln gehört neben dem Anschwellen und der dunklen Verfärbung der Unterzungenvenen zu den klassischen Anzeichen für jede Form von systemischer Blut-Stagnation.

Die Wärme geht zum Herzen

Wie jedem Yin-Funktionskreis wird auch dem Herzen in der TCM ein äußerer klimatischer Faktor zugeordnet, dessen Wirkung dort besonders stark spürbar ist. Das Herz aber wird prinzipiell sehr viel weniger von äußeren Faktoren beeinflusst als andere Funktionskreise. Wie bereits angedeutet ist das Herz der einzige Funktionskreis, dessen zugeordnetes Organ keine wie auch immer geartete anatomische Öffnung nach außen besitzt. Außerdem wird das Herz in der Theorie der TCM vom Perikard umschlossen und wie von einer Art Schutzschild nach außen hin abgeschirmt. Das Perikard ist ein zweiter, der Wandlungsphase Feuer zugeordneter Yin-Funktionskreis, dessen Bezeichnung als "Herz-Minister" seine Aufgabe recht prägnant beschreibt. Die Theorie des schützenden Perikards unterstreicht die Tatsache, dass im Funktionskreis Herz die allermeisten Störungsmuster innere Ursachen haben.

Im System der Fünf Wandlungsphasen ist der Funktionskreis Herz mit dem Feuer, dem Sommer und dem klimatischen Faktor Wärme/Hitze korreliert. Dies bedeutet: die Wärme geht zum Herzen, unterstützt und stärkt es in einem ausgewogenen Maße und stört seine Funktionen, wenn sie übermäßig wird. Die Wärme ist ein Yang-Faktor und hat deshalb einen entsprechend aktivierenden und tonisierenden Einfluss auf die Yang-Wurzel des Herzens. Dass die Wärme das Herz aktiviert, ist auch aus biomedizinischer Perspektive sehr leicht nachvollziehbar, denn sie steigert die periphere Durchblutung und erhöht die Pulsfrequenz, verlangt dem Herzen also mehr Leistung ab. Aus der Sicht der TCM hat die sommerliche Wärme außerdem einen deutlich yangisierenden Einfluss auf den Geist. Wenn es warm ist, verspüren wir meist eine größere Bereitschaft zur Öffnung und zur Kommunikation mit anderen. Nicht umsonst sind die Menschen in südlichen Ländern oft sehr viel emotionaler, hitziger, lauter und gestikulieren mehr: ihr Geist steht unter dem yangisierenden Einfluss von äußerer Hitze.

Auch die negativen Folgen von übermäßiger Hitze können wir am eigenen Leib nachvollziehen: weiten sich die peripheren Blutgefäße zu sehr, so versackt das Blut, Herz und Kreislauf geraten ins Trudeln. Wer schon einmal in der Sauna gesessen und gehört hat, wie das Herz wie wild zu pochen beginnt, der weiß, wie anstrengend Hitze sein kann. Auch auf den Geist hat übermäßige Hitze einen störenden Einfluss, man denke an die schlaflosen Stunden in einer heißen Sommernacht, wenn der Geist durch das übermäßige Yang so unruhig wird, dass er sich nur mehr schwer beruhigen lässt.

Die Freude ist die Emotion des Herzens

Der Funktionskreis Herz wird im Bereich der Emotionen mit der Freude in Verbindung gebracht. Wie bei allen Emotionen steht nach der Chinesischen Medizin auch bei der Freude eine bestimmte Dynamik des Qi im Vordergrund, welche die Freude begleitet oder auch auszulösen vermag. Zunächst einmal bewegt die Freude das Qi im oberen Erwärmer, also im Bereich des Brustkorbes. Nicht umsonst daher der enge Zusammenhang mit dem Funktionskreis Herz. Die Dynamik des Qi ist bei der Freude nach außen gerichtet. Je nach Intensität und Dauer dieser Emotion können wir sagen, dass die Freude das Herz öffnet und dem Qi erlaubt sich auszubreiten oder aber – bei zu viel des Guten – das Qi zerstreut. Die Geste, welche die Freude von ihrer Dynamik her am besten verkörpert, ist das Ausbreiten der Arme. Freude empfinden bedeutet, das Herz zu öffnen und einen Menschen, einen Augenblick oder die ganze Welt zu umarmen, ans Herz zu drücken. Zu den positiven emotionalen Fähigkeiten des Funktionskreises Herz gehört demnach auch die Fähigkeit zu Begeisterung, Inspiration und Verliebtheit (ganz gleich ob in eine Idee oder einen Menschen). Bei einer Schwäche dieser Funktionen kann es zu einer depressiven, freudlosen Stimmung kommen. Die Freude im positiven Sinne betrifft nicht nur das Empfinden des Einzelnen, sondern auch seine Fähigkeit, mit anderen zu kommunizieren, wobei in diesem Fall keine rein sprachliche Verständigung gemeint ist, sondern ein echter, empathischer Austausch. Ein gesundes und ausgeglichenes Herz befähigt dazu, sich sowohl mitzuteilen als auch zuzuhören, mit anderen zu fühlen, gemeinsam zu lachen oder auch zu weinen, sich von einem Film oder einer Musik bewegen zu lassen. All das sind die „gesunden" Aspekte der Freude. Wen wundert es, dass die Freude mit dem Feuer, der Wärme, dem Sommer zusammenhängt. Wie viel leichter fällt uns diese Öffnung des Herzens in einer lauen Sommernacht.

Aber der Freude kann auch zu viel sein. Wie jede der fünf Grundemotionen kann die Freude dann zu einem krank machenden Faktor werden, wenn sie zu intensiv ist oder zu lange anhält. Im Fall der Freude ist das Problem meist, dass durch sie schlicht zu viel Qi verbraucht wird, bzw. dass es durch die zerstreuende Wirkung der Freude sehr schwierig wird, das Qi angemessen zu sammeln und zu zentrieren. Bei übermäßiger Freude kommt es also zu einem Gefühl des Ausgelaugt-Seins oder zum Bedürfnis, sich zu sammeln und die eigene Mitte wiederzufinden. Um diese Probleme besser zu verstehen, können wir an die Art von Müdigkeit denken, die uns (den einen mehr, den anderen weniger) überkommt, wenn wir längere Zeit in Folge mit Freunden verbringen, rund um die Uhr sprechen, lachen, zuhören, mitfühlen, ohne uns jemals zurückziehen zu können. Es ist eine besondere Art der Müdigkeit, die sich einstellt, wenn wir gezwungen sind mehr „Freude" aufzubringen, als wir spontan empfinden. Das wissen ganz besonders Menschen, welche bei ihrer Arbeit einen anhaltenden und möglichst herzlichen, fröhlichen Kontakt zu anderen Menschen haben sollten: irgendwann schwindet meist die Bereitschaft sich zu öffnen und das Lächeln wird unecht. „Freude" kostet eben Kraft und nicht jeder besitzt gleich viel davon. Vielleicht wirken deshalb die Clowns nach ihren Auftritten oft regelrecht traurig?

Die Dynamik der Freude geht nach außen, hat einen Yang-Charakter und verbraucht Qi, weshalb sie Menschen mit einem schwachen Herz-Qi oder Herz-Yang nicht leicht fällt oder sie sehr schnell ermüden lässt. Menschen mit einem relativ schwachen Herz-Qi verspüren oft das starke Bedürfnis, sich zurückzuziehen und einige Zeit alleine zu verbringen oder sich wie auch immer zu sammeln. Solche Menschen sind im Umgang mit anderen eher wortkarg, sparsam in Gestik und Mimik und wirken allgemein eher kühl. Nach einem gesellschaftlichen Event brauchen sie Zeit, um sich wieder zu erholen.

Ganz anders hingegen Menschen, deren Herz-Yang überschießt, weil es selbst zu stark ist (Herz-Hitze) oder von einer schwachen Yin-Wurzel nicht genügend gebändigt wird (Herz-Yin- oder Herz-Blut-Mangel). Sie sprechen gerne und viel, bisweilen auch ohne selbst ausreichend zuzuhören, lachen und witzeln manchmal zu viel oder im falschen Moment, singen aus lauter Übermut oder sprechen mit sich selbst. Sie haben im wahrsten Sinne des Wortes ein allzu warmes Herz, nehmen an den Leben anderer viel Anteil und haben oft ein großes Verlangen nach romantischen, tragischen oder einfach nur sentimentalen Geschichten. Beide Gruppen sprechen viel, doch während das kommunikative Feuerwerk bei einer Herz-Hitze etwas Lautes, Explosives und Unberechenbares hat, wird es bei einer Schwäche der Yin-Wurzel von Unruhe, übermäßiger Empfindsamkeit oder einem Gefühl der Dünnhäutigkeit begleitet.

Die Lebensphase, in der die Wandlungsphase Feuer und damit auch die emotionalen Aspekte rund um die Freude besonders stark in den Vordergrund treten, sind die Jahre als Jugendliche und junge Erwachsene. Es ist eine Zeit des Verliebtseins und der Begeisterung, aber auch der schnell wechselnden Lebensentwürfe. Diese Lebensphase kann den Reichtum der Freude mit sich bringen ebenso wie die Gefahren ihrer Entgleisung. Es sind Jahre, in denen die Öffnung anderen Menschen gegenüber besonders leicht fällt, in denen besonders viel und gerne gefeiert und gelacht wird und das Leben einem im Guten wie im Schlechten besonders nahe geht. Doch sind es auch Jahre, in denen das Herz und mit ihm der Geist besonders labil sind und – auch aus der Sicht der Biomedizin – seelische Erkrankungen sich häufen.

Der Funktionskreis Dünndarm

Wenn wir Dünndarm hören, denken wir natürlich an die Verdauung. Der anatomische Dünndarm spielt hier eine zentrale Rolle als Ort der Aufspaltung und Aufnahme von Nährstoffen. Der Funktionskreis Dünndarm in der TCM aber ist mit dem Organ im anatomischen Sinne wieder einmal nicht identisch. Die genannten Aufgaben im Rahmen der Verdauung obliegen in der Chinesischen Medizin den Funktionskreisen Milz und Magen mit der Unterstützung durch Leber und Gallenblase, für den Dünndarm bleibt da eigentlich nicht mehr viel übrig. In manchen Fällen wird dem Dünndarm zwar die Funktion zugeschrieben, Reines von Unreinem zu trennen, was natürlich mit der Verdauung und der Resorption von Nährstoffen zu tun hat. Es ist aber sehr schwer, eine klare Trennlinie zum Funktionskreis Milz zu ziehen, der ja ebenso für die Umwandlung von Speisen und Getränken zuständig ist. Es scheint mir daher die sehr viel klarere und einfachere Lösung zu sein, den anatomischen Dünndarm als Teil des Funktionskreises Milz aufzufassen. In diesem Fall verliert der Funktionskreis Dünndarm allerdings praktisch alle seine Zuständigkeiten in der Muster-Differenzierung und reduziert sich mehr oder weniger auf den ihm zugeordneten Meridian mit Verlauf an der Außenseite der Arme.

Der Funktionskreis Perikard

Wie bereits angedeutet, erhält das Perikard seine Bedeutung vor allem in der Meridianlehre, wo diesem Funktionskreis ein eigener Meridian an der Innenseite der Arme zugeordnet wird. In der Muster-Differenzierung spielt das Perikard eine eher untergeordnete Rolle. Gilt das Herz im antiken China als der Kaiser im Körper-Kaiserreich, so kann das Perikard als dessen Minister gelten, daher bisweilen auch die Bezeichnung als "Herzminister". Das Perikard hat also die Aufgabe, dem Kaiser beim Regieren den Rücken freizuhalten, ihn nach außen hin zu schützen und zwischen ihm und seinem Reich zu vermitteln. Dabei gehen die Aufgabenbereiche des Perikards fließend in jene des Herzens über: das Abwehren von äußerer und innerer Hitze, das Ermöglichen einer ungehinderten Zirkulation von Qi und Blut im Bereich des Herzens, das Bewahren und Verankern des Geistes. Eine weitere Annäherung an die Funktionen des Perikards ermöglichen die Indikationen der Akupunkturpunkte entlang des ihm zugeordneten Meridians, auch in diesem Fall sehr nahe an jenen des Herz-Meridians.

Der Funktionskreis Dreifacher Erwärmer

Der Dreifache Erwärmer ist im Meridiansystem der dem Perikard zugeordnete Yang-Funktionskreis. Es handelt sich hier um einen Funktionskreis, der sich von den anderen grundlegend unterscheidet. Alle anderen Funktionskreise beziehen sich – wenn auch bisweilen weitläufig - auf ein Organ im anatomischen Sinne und erhalten von diesem ihren Namen. Der Dreifache Erwärmer hingegen entspricht keinem einzelnen Organ und kann auch sonst an keiner anatomischen Struktur festgemacht werden. Er beschreibt ein System, eine funktionelle Einheit, die die einzelnen Funktionskreise auf einer höheren Ebene miteinander verbindet und koordiniert. Ganz konkret sind mit den drei Erwärmern drei Bereiche des Rumpfes gemeint, in denen sich die inneren Organe (und aus der Sicht der TCM auch die Funktionskreise) in der aufrechten Position über- und untereinander anordnen. Der Obere Erwärmer umfasst Herz und Lunge und schließt nach unten hin mit dem Zwerchfell ab. Der Mittlere Erwärmer ist ungefähr zwischen Zwerchfell und Nabel lokalisierbar und umfasst die beiden Funktionskreise Milz und Magen, in der TCM häufig auch als „die Mitte" bezeichnet. Der Untere Erwärmer schließlich liegt unterhalb des Nabels und beherbergt die Funktionskreise Niere, Blase, Dünn- und Dickdarm. Die Leber und damit natürlich auch die Gallenblase werden der anatomischen Lage der zugeordneten Organe zum Trotz meist dem Unteren Erwärmer zugeordnet, da sie funktionell enger mit diesem verbunden sind.

Der Dreifache Erwärmer steht für die Koordination und Regulierung von Abläufen, die nicht nur einzelne Funktionskreise, sondern deren Zusammenspiel über den gesamten Rumpf hin betreffen. Insbesondere ist der Dreifache Erwärmer zuständig für den Haushalt der Flüssigkeiten und für die Bewegungen des Qi, beides Bereiche, in denen natürlich auf einer tieferen funktionellen Ebene auch einzelne Funktionskreise ihre Zuständigkeiten haben. Das Modell des Dreifachen Erwärmers aber erklärt, wie die einzelnen Funktionen zusammenspielen, sich gegenseitig beeinflussen und ergänzen. So spielen, was den Haushalt der Körperflüssigkeiten betrifft, die drei in jeweils einem der Erwärmer sitzenden Funktionskreise Niere, Milz und Lunge zusammen und werden vom Dreifachen Erwärmer durch ein (funktionelles, doch anatomisch nicht erkennbares) „Wegenetz" verbunden und koordiniert. Die Milz erzeugt die Flüssigkeiten durch die Umwandlung von Speisen und Getränken, die Lunge sammelt sie wie ein Deckel, verteilt sie und leitet sie nach unten zur Niere, die Niere wiederum „verdampft" die reinen Anteile, um sie der Lunge zuzuführen, und scheidet die unreinen, unbrauchbaren als Urin aus.

So wichtig und absolut grundlegend das Modell des Dreifachen Erwärmers in der Chinesischen Medizin ist, so wenig wird er in der Muster-Differenzierung direkt genannt. Störungen in den Bereichen, für die er zuständig ist, werden hier zumeist direkt den einzelnen Funktionskreisen zugeschrieben. Auch der Meridian, der in der Äußeren Medizin dem Dreifachen Erwärmer zugeordnet wird, hat in seinen Indikationen keinen direkten Bezug zu dessen Funktionen. Das Modell des Erwärmers ist also in der Theorie von großer Bedeutung, dessen Verknüpfung mit einem Meridian und die Einordnung als einer der Funktionskreise aber scheint mehr der Notwendigkeit geschuldet zu sein, in den theoretischen Modellen eine zufriedenstellende Geometrie und Vollständigkeit zu erhalten, als realen, beobachtbaren Zusammenhängen.

Erde

Die Wandlungsphase Erde in Kürze

Die Erde nimmt im Reigen der Wandlungsphasen eine Sonderstellung ein. Sie kann in einer kreisförmigen Anordnung auf das Feuer folgen und vom Metall gefolgt werden oder aber sie steht im Mittelpunkt einer quadratischen Anordnung, in der die restlichen vier Wandlungsphasen die Kardinalpunkte einnehmen. Auch was die Jahreszeiten betrifft, gibt es für die Erde zwei unterschiedliche Entsprechungen. Folgen alle fünf Wandlungsphasen aufeinander, so entspricht die Wandlungsphase Erde dem Spätsommer, also jenen Wochen, in denen die volle Kraft des Sommers zwar schon gebrochen ist, es aber doch noch warm bleibt, bevor endgültig der Herbst einkehrt. Die Zeit der Erde hat in diesem Fall mit dem Reifen der Früchte zu tun, mit der Vollendung des Sommers also, und mit einem gefühlten Innehalten des Jahres vor dem Übergang in die kalte Jahreshälfte. In dem zweiten Modell hingegen, bei dem die Erde im Zentrum steht, dient sie als eine Art Mitte des Jahres, als ein ideeller Mittelpunkt, um den herum das Jahr sich entwickelt und zu dem es nach jeder Jahreszeit kurz zurückkehrt. Die Wandlungsphase Erde wird hier mit 18-tägigen Übergangsphasen gleichgesetzt, welche sich jeweils zwischen zwei aufeinanderfolgende Jahreszeiten schieben.

In der TCM ist in Bezug auf die Wandlungsphase Erde der Begriff der „Mitte" sehr wichtig. Die beiden der Erde zugeordneten Funktionskreise Milz und Magen haben nicht nur ihren Sitz in der Mitte des menschlichen Körpers, sie bilden durch ihre Aufgaben in der Verdauung und in der Produktion der nachgeburtlichen Ressourcen Qi und Blut auch eine der tragenden Säulen der Gesundheit.

Die Funktionskreise der Wandlungsphase Erde sind die Milz (das Zang, also der yin-Funktionskreis) und der Magen (das Fu, also der yang-Funktionskreis).

Die Eigenschaften der Milz sind:
- sie regiert die Umwandlung und den Transport,
- sie erzeugt das Blut und regiert es,
- sie regiert das Aufsteigen des Reinen,
- sie herrscht über die Muskeln und die Gliedmaßen,
- sie öffnet sich in den Mund,
- sie zeigt sich in den Lippen und
- sie beherbergt die *yi*-Seele.

Die Aufgabe des Magens ist es, die Speisen vorzuverdauen, sie nach unten zum Funktionskreis Milz zu befördern sowie die unreinen Anteile in der Nahrung nach unten abzuleiten. Im Vergleich zu allen anderen Yang-Funktionskreisen, welche sehr viel unbedeutendere Rollen spielen, ist der Magen in der Muster-Differenzierung ein wichtiger Funktionskreis und die ihn betreffenden Muster dementsprechend zahlreich.

Der süße Geschmack geht zur Milz. Das bedeutet, dass süße Nahrungsmittel im richtigen Maß die Milz stimulieren und stärken, im Übermaß aber stören und aus dem Gleichgewicht bringen.

Die Feuchtigkeit geht zur Milz. In diesem Fall hat dies nur eine negative Bedeutung: die Milz verabscheut übermäßige Feuchtigkeit, innere sowohl wie äußere, und wird in ihrer Funktion durch Feuchtigkeit stark behindert.

Die Emotion der Milz ist das Nachdenken, das Grübeln.

Die Milz und die Verdauung

Die Bezeichnung „Milz" kann sehr leicht zu Missverständnissen führen. Das Organ Milz im anatomischen Sinne hat mit den Funktionen der Milz in der TCM nur sehr am Rande etwas zu tun. Bisweilen versucht man das Problem dadurch zu beheben, dass man dem Namen des Funktionskreises den Zusatz "Pankreas" oder sogar "Pankreas-Dünndarm" gibt, um seinen Aufgabenbereich besser zu umfassen. Tatsächlich aber, ganz gleich wie sie benannt wird, ist die chinesische Milz nicht auf die Funktionen von einem oder mehreren Organen im anatomischen Sinne reduzierbar. Vielmehr ist sie, wie alle Funktionskreise der Chinesischen Medizin, ein vertikaler Querschnitt durch alle Funktionsebenen des menschlichen Organismus. Wir können es also der Einfachheit halber genauso gut bei der Bezeichnung Milz belassen, und sei sie auch noch so abwegig.

Die zentralen Aufgaben der Milz werden in der TCM als Umwandlung und Transport beschrieben. Mit Umwandlung ist die Verdauung von Speisen und Getränken und die Resorption der darin enthaltenen Nährstoffe gemeint, also deren Umwandlung von körperfremden in körpereigene Substanzen. Ist der Funktionskreis Niere die Wurzel aller vorgeburtlichen Ressourcen, so spielt die Milz die zentrale Rolle, was die Produktion der nachgeburtlichen Ressourcen betrifft: Qi, Blut und Körperflüssigkeiten. Die Milz erhält die zerkleinerten und vorverdauten Speisen vom Magen und trennt diese in reine und unreine Anteile. Die reinen Anteile transportiert die Milz nach oben zu den Funktionskreisen Lunge und Herz. Hier wiederum entstehen daraus Qi und Blut, die beiden grundlegenden nachgeburtlichen Ressourcen. Notwendig für die Verdauung von Speisen und Getränken ist also auch die Fähigkeit der Milz, die aufgenommenen Nährstoffe nach oben zu transportieren und sie so dem Organismus als nachgeburtliche Ressourcen zuzuführen. Diese hebende Funktion der Milz ist ein wichtiger Aspekt der Umwandlung und für eine ausreichende Produktion von Qi und Blut unbedingt notwendig. Die unreinen Anteile von Speisen und Getränken werden nach unten weitergeleitet und schließlich ausgeschieden, wofür der Magen und im Anschluss der Dickdarm zuständig sind. Eine gute Verdauung ergibt sich aus dem Zusammenspiel von auf- und absteigenden Wirkrichtungen. Bildlich gesprochen haben wir es mit einem Bach zu tun, der talwärts fließt (Magen), und aus dem ein Fischer mit seinem Netz die Fische heraushebt (Milz).

Die hebende Funktion der Milz ist neben der Umwandlung auch unerlässlich für die Transportfunktion dieses Funktionskreises. Damit ist vor allem gemeint, dass die Milz auch die durch die Umwandlung der Nahrung entstandenen Körperflüssigkeiten zu allen Funktionskreisen transportiert, allen voran zur Lunge, da diese einen besonders großen Bedarf an Körperflüssigkeiten hat. Sowohl was Qi und Blut als auch was die Körperflüssigkeiten betrifft, hat der Funktionskreis Milz also diese zwei grundlegenden Aufgaben: zum einen erhält er aus Speisen und Getränken die reinen Substanzen (Umwandlung), zum anderen führt er diese dem Organismus zu (Transport).

Untrennbar mit dem Funktionskreis Milz und dessen Funktionen des Umwandelns und Transportierens verknüpft ist der Begriff der "Feuchtigkeit" (*shi*). Konkret entsteht Feuchtigkeit durch nicht ausreichend umgewandelte, sozusagen nur unzureichend verdaute Nahrung oder dann, wenn die Milz die aus der Umwandlung entstandenen Substanzen nicht ausreichend transportiert und diese stagnieren. Feuchtigkeit kann also entweder als unreine, trübe oder aber als stagnierende Substanzen beschrieben werden. Dabei kann man die Feuchtigkeit im engeren Sinne nochmals vom sogenannten „Wasser" unterscheiden. Meiner Meinung nach folgt die einfachste Erklärung für diese Unterscheidung den jeweils geeigneten therapeutischen Strategien. Wasser erklärt sich ursächlich als stagnierende Flüssigkeit, tritt zumeist als Ödem auf, also als Einlagerung von Flüssigkeiten im Körpergewebe, und kann, je nachdem ob es sich unter der Haut oder tiefer im Körper befindet, entweder durch schweißtreibende oder durch harntreibende Mittel ausgeleitet werden. Feuchtigkeit hingegen hat mit einer unzureichenden

Umwandlung zu tun, ist sehr viel hartnäckiger und muss „transformiert" werden, was durch eine Verbesserung der Umwandlungsfunktion am besten funktioniert. Was den Funktionskreis Milz betrifft, treten bei einer Schwäche der Yang-Wurzel beide Erscheinungsformen gemeinsam auf, weshalb wir meistens auf eine Unterscheidung verzichten und schlicht von Feuchtigkeit sprechen werden.

Feuchtigkeit wird als ein Störfaktor mit einer Yin-Natur beschrieben: sie hat Substanz, ist träge, schwer und behindert das Qi bzw. verlangsamt alle aktiven Prozesse. Vor allem die Funktionen der Milz selbst werden von der Feuchtigkeit gebremst, weshalb es leicht zu einer Art von Teufelskreis kommt. Entsteht Feuchtigkeit durch mangelhafte Umwandlung und Transport von Seiten der Milz, so hängt die thermische Ausrichtung vom inneren Gleichgewicht ab. Je nach den inneren und äußeren Einflüssen kann sich Feuchtigkeit mit Hitze oder mit Kälte verbinden bzw. thermisch neutral bleiben. Feuchte-Kälte hat eine besonders starke Bremswirkung auf Qi und Yang, Feuchte-Hitze hingegen ist besonders hartnäckig und schwer wieder loszuwerden.

Im Unterschied zu Leber und Herz ist die Milz kein starker, tendenziell hyperaktiver Funktionskreis, sondern ganz im Gegenteil immer in Gefahr, die anstehende Arbeit nicht zu schaffen. Für Umwandlung und Transport benötigt sie Kraft, Dynamik und Wärme, in anderen Worten Qi und Yang. Die Verdauung hängt also von der Yang-Wurzel der Milz ab. Daher spricht man in der Chinesischen Medizin (wie übrigens auch in der ayurvedischen Tradition) von einem Verdauungsfeuer. Wir können uns den Prozess der Umwandlung und des Emporhebens der Nahrungsessenz auch wie das Destillieren von Schnaps über einem Feuer vorstellen: durch die Wärme wird der reine Anteil nach oben gebracht und abgesondert, während die unbrauchbaren Anteile zurückbleiben und dann nach unten abgeleitet werden. Aus dem Verdauungsfeuer der Milz wird allerdings nie ein unkontrollierbar brennendes, übermäßiges Yang, wie wir dies beim Yang von Leber und Herz besprochen haben. Entsteht Hitze in der Milz, so handelt es sich um Feuchte-Hitze und damit von Anfang an um einen

Störfaktor, der sich nicht aus einem starken Yang entwickelt, das - wie dies bei Leber und Herz so oft der Fall ist - langsam zu- und dann überhandnimmt. Auch die hebende Kraft der Milz kennt die Gefahr nicht, zu stark aufzusteigen, wie es das Leber-Yang so gerne tut. Das Feuer der Milz brennt im besten Falle tapfer vor sich hin, sehr oft aber wird es von den zu verdauenden Speisen und der sich ansammelnden Feuchtigkeit beinahe erstickt.

Der Milz-Qi-Mangel - Ursachen

Es ist heutzutage nicht so leicht auf jemanden zu treffen, dessen Milz sich rundum guter Gesundheit erfreut. Ein Milz-Qi-Mangel ist beinahe schon „normal", eine wirklich gesunde Milz die Ausnahme. Dass dies so ist, hängt weitgehend mit unserer Ernährung und unserem Lebensstil zusammen. Natürlich kann eine solche Schwäche der Milz wie andere Muster auch ererbt und in der Konstitution so angelegt sein. Meistens aber kommen dazu noch eine Reihe weiterer Ursachen, die das Muster verschlimmern, denn der durchschnittliche Bürger einer Wohlstandsgesellschaft tut sein Bestes, um die Milz in die Knie zu zwingen.

Meist hat eine Schwäche des Milz-Qi eine der Hauptursachen in einer ungeeigneten Ernährung. Noch bevor es darum geht, welche Gruppen von Nahrungsmitteln oder welche Nahrungsmittel im Einzelnen die Milz besonders schwächen, liegt das Problem oft schlicht in der Menge. Die Milz braucht und verbraucht, um verdauen zu können, Qi und Yang. Die Kraft der Milz ist von Mensch zu Mensch und je nach Lebenslage sehr unterschiedlich. Was den einen gerade mal satt macht, haut den anderen schon um. Dennoch ist das Milz-Qi in keinem Fall unbegrenzt vorhanden und jede noch so eifrige Milz gelangt irgendwann an ihre Grenzen. Der Körper kann eben nicht endlos Verdauungsenzyme produzieren, ab einer bestimmten Menge bleiben die Speisen mehr oder weniger unverdaut liegen. Wer gewohnheitsmäßig zu viel isst, der belastet deshalb seine Milz und – durch die unzureichend verdauten Speisen – das gesamte Verdauungssystem, ja den gesamten Organismus. Interessant ist dabei, dass die TCM diese Überlastung nicht nur an der Menge an Speisen selbst festmacht, sondern auch an zu schnell aufeinanderfolgenden Mahlzeiten mit unzureichenden Pausen dazwischen sowie am Durcheinanderessen vieler unterschiedlicher Speisen, wie dies zum Beispiel an einem Büffet geschieht.

Ebenso schlimm ist es für den Funktionskreis Milz, wenn auf Dauer zu wenig gegessen wird. So stellen eine strenge Diät oder eine Fastenkur immer eine Belastung für die Milz dar. In diesen Fällen setzt sich die störende Wirkung auf die Milz aus zwei unterschiedlichen Aspekten zusammen. Zum einen kommt es in diesen Situationen zu einem allgemeinen Qi-Mangel und dem Organismus fehlt dadurch die nötige Kraft, um alle aktiven Prozesse im Körper abzudecken. Die Verdauung ist ein Vorgang, der sehr viel Qi verbraucht, und sie wird bei einer entsprechenden Konstitution während einer solchen Hungersnot gerne ein Stück weit gedrosselt. Zudem nimmt die Kapazität der Milz während dieser relativen Ruhephasen auch insgesamt ab, die Milz „verlernt" sozusagen das Verdauen. Die Verdauung ist eben - wie auch die Immunabwehr und das Gedächtnis, um nur zwei Beispiele von vielen zu nennen - ein Prozess, der eines regelmäßigen Trainings bedarf. Einen vergleichbaren Rückgang der Verdauungskraft kann man übrigens auch bei Menschen beobachten, die aus unterschiedlichen Gründen einzelne Nahrungsmittel aus ihrer Ernährung ausschließen. Versuchen sie nach einiger Zeit, die vermiedenen Speisen wieder einzuführen, so wird ihre Verdauung damit oft nicht auf Anhieb fertig: es kommt zu Blähungen, Bauchzwicken oder gar Durchfall. Dies führt öfters zu dem nicht immer korrekten Schluss, dass die Speisen an und für sich nicht vertragen würden, und in der Folge zu einer immer stärkeren Einengung der Ernährung. Richtig ist hingegen oft, dass die Milz mit den Speisen sehr wohl fertig würde, wenn diese sehr behutsam und schrittweise wieder eingeführt würden.

Belastet wird die Milz auch immer dann, wenn der Funktionskreis Magen die Speisen nicht ausreichend vorverdauen kann. Schon das Kauen und die Enzymaktivität des Speichels fallen nach der TCM in den Aufgabenbereich des Magens und sind für eine vollständige Verdauung unumgänglich. Nach westlichen Erkenntnissen beeinträchtigt mangelhaftes Kauen vor allem die Verdauung der Kohlenhydrate, ein Problem, das in der Folge im Dünndarm (also dem Zuständigkeitsbereich der chinesischen Milz) für zahlreiche Störungen verantwortlich ist. Erfahrungsgemäß gerät die Milz auch dann ins Schleudern, wenn die Aktivität des Magens durch Säureblocker gedrosselt wird, denn dann kann der Magen die Funktion des Vorverdauens nicht mehr ausreichend abdecken. Eine ähnliche Situation ergibt sich bei einem Magen-Qi-Mangel, einem Muster, das deshalb besonders häufig einen Milz-Qi-Mangel nach sich zieht.

Bei den Ursachen für einen Milz-Qi-Mangel geht es natürlich auch um die Zusammensetzung der Nahrung. Die moderne Ernährung ist meist sehr arm an denjenigen Nahrungsmitteln, welche nach der Erfahrung der TCM das Qi der Milz stärken und stabilisieren. Es handelt sich dabei vor allem um vollwertige, idealerweise im ganzen Korn gekochte Getreide (also keine Auszugsmehle) und Hülsenfrüchte, in anderen Worten: um hochwertige, komplexe Kohlenhydrate. Dahingegen fehlen jene Nahrungsmittel und Speisen nicht, die das Qi der Milz schwächen und diesen Funktionskreis stark belasten.

Problematisch sind vor allem Speisen und Getränke, die zu stark kühlen, denn der Funktionskreis Milz bevorzugt ein warmes (und trockenes) Milieu. Das einfachste Beispiel hierfür sind Speisen und Getränke, die direkt aus dem Kühlschrank in den Magen gelangen. Sie haben einen sehr negativen Einfluss auf das Milz-Qi, denn Magen und Darm reagieren auf die Kälte wie andere Körperteile auch mit einer geringeren Durchblutung und einer Einschränkung von Dynamik und Aktivität. Belastend für die Milz sind auch jene Nahrungsmittel, die nach der TCM eine kühlende thermische Wirkung auf das innere Gleichgewicht haben. In diesem Fall geht es nicht um Grad Celsius, sondern um die Fähigkeit dieser Nahrungsmittel, das innere

Gleichgewicht des Organismus in Richtung kühl = yin zu verschieben und dadurch das Qi insgesamt und auch die Aktivität der Milz zu drosseln. Eine solche kühlende Wirkung kann oft unmittelbar nach der Einnahme der entsprechenden Nahrungsmittel wahrgenommen oder beobachtet werden, in anderen Fällen wird sie erst über längere Zeitspannen hinweg spürbar. Beispiele für kühlende Nahrungsmittel sind Zitrusfrüchte, Melonen, rohe Tomaten, Gurken, Blattsalate, Joghurt und Grüntee.

Eine weitere Gruppe von problematischen Speisen sind solche mit einem übermäßig süßen Geschmack. Nahrungsmittel mit einem gemäßigt süßen Geschmack, also eigentlich alle, die nennenswerte Mengen an Fetten, Eiweißen und komplexen Kohlenhydraten enthalten, stärken das Qi im Allgemeinen und das Milz-Qi im Besonderen. Bei übermäßig süßen Nahrungsmitteln oder Speisen hingegen verkehrt sich dies ins Gegenteil, sie stören die Bereitstellung von Qi und schwächen das Milz-Qi, wodurch vermehrt Feuchtigkeit entsteht. Im traditionellen Sinne sind mit solchen „giftig" süßen Nahrungsmitteln vor allem Zucker und Honig gemeint, in einer moderneren Interpretation können wir aber auch andere Nahrungsmittel mit einer sehr hohen glykämischen Last einschließen. Das sind Nahrungsmittel mit einem hohen Gehalt von leicht verfügbaren Kohlenhydraten, wie zum Beispiel Produkte aus Weißmehl, Cornflakes oder Kartoffelpüree. Diese Nahrungsmittel haben einen zweifach negativen Einfluss auf das Milz-Qi. Zum einen treiben sie den Blutzuckerspiegel zu schnell und zu stark nach oben, weshalb in der Folge eine vermehrte Ausschüttung von Insulin dafür sorgen muss, den Zucker vom Blut in die Zellen zu schleusen. Dieser Mechanismus untergräbt die Aufgabe der Milz, Qi für den gesamten Organismus bereitzustellen, denn dafür ist es aus biomedizinischer Sicht nötig, den Blutzuckerspiegel möglichst konstant zu halten. Zum anderen schwächen diese süßen Nahrungsmittel durch ihre äußerst ungünstige Wirkung auf die Darmflora die Verdauungsfunktion und vermehren so die Bildung von Feuchtigkeit (bzw. von Feuchte-Hitze) in der Milz.

Und mit der Feuchtigkeit sind wir bei der dritten Gruppe von bedenklichen Nahrungsmitteln angelangt: den stark befeuchtenden.

Diese belasten das Milz-Qi, indem sie während des Umwandlungsprozesses viel "Feuchtigkeit" generieren, den Feind Nummer eins dieses Funktionskreises. Auch zu dieser Gruppe gehören süße Nahrungsmittel und Speisen, darüber hinaus aber auch noch andere, über die wir im Kapitel über die Feuchtigkeit noch näher berichten werden.

Wenn wir aus heutiger Sicht auf die Symptome des Milz-Qi-Mangels blicken, müssen wir als eine weitere Ursache auch eine Störung der Darmflora in Betracht ziehen. Die vielen Zucker und schnell verdaubaren Kohlenhydrate in der modernen Ernährung tragen dazu bei, dass bestimmte Keime zu stark wachsen können und dabei andere, nützliche verdrängen. Neben einer ungünstigen Ernährung kommen aber auch andere schädliche Einflüsse ins Spiel, denen die Chinesen vor hunderten von Jahren noch nicht ausgesetzt waren: der massive, frühe und wiederholte Einsatz von Antibiotika, die Spuren von Antibiotika und Pestiziden in Nahrungsmitteln, die Aufnahme von Konservierungsstoffen in industriell hergestellten Speisen. Kurz, die Darmbakterien, unsere wichtigsten Verbündeten in Sachen Gesundheit, haben es heutzutage wirklich nicht leicht.

Weitere Ursachen für eine Schwäche der Milz liegen außerhalb der Ernährung, so zum Beispiel mangelnde körperliche Bewegung. Die Milz beherrscht die Muskeln der vier Extremitäten, eine gesunde Milz spiegelt sich in vollen, „runden", kraftvollen und ausdauernden Muskeln und einer guten Kondition wider. Umgekehrt stärken körperliche Bewegung und die daraus resultierende Stimulation der Muskulatur den Funktionskreis Milz. Eine weitere positive Wirkung der Bewegung betrifft unmittelbar den Bauch und die Aktivität und Durchblutung der Verdauungsorgane. Wenn wir, wie es so oft der Fall ist, über Stunden hin in engen Hosen vor einem Schreibtisch sitzen, so schlafen die Verdauungsorgane im Bauchraum ein: ein Desaster für die Milz. Abhilfe schaffen warme Getränke, Bauchatmung, bequeme Kleidung und regelmäßige Bewegung für den Unterleib und die Beine, alles Dinge, die die Durchblutung des Bauchraums verbessern und die Peristaltik anregen.

Es muss allerdings darauf hingewiesen werden, dass auch ein Zuviel an körperlicher Anstrengung die Milz schwächen kann. Dies wird zwar rein statistisch nicht so oft der Fall sein wie ein Bewegungsmangel, doch ist der Zusammenhang sehr klar und oft zu beobachten. Menschen, die sehr viel und anstrengenden Sport betreiben, leiden gerade ab einem bestimmten Alter häufig unter einem diffusen Qi- und Blut-Mangel und einer daraus resultierenden Unterfunktion der Milz. In diesem Fall verbrauchen sie durch die Anstrengung mehr Qi und Blut, als ihr Organismus nachproduzieren kann, und dieser muss bei anderen Funktionen Kräfte einsparen. Er tut dies häufig bei der Verdauung, der Immunabwehr oder der Fortpflanzungsfähigkeit (hier wird bei Frauen vor allem Blut eingespart). Auch bei anhaltendem Stress und Überanstrengung wird die Verdauung im Notfall hintangestellt, während andere Aktivitäten Vorrang erhalten. Während wir mit dem Tiger kämpfen oder vor ihm fliehen, möchte sich der Organismus verständlicherweise nicht auch noch um die Peristaltik kümmern müssen. Wird der Kampf mit dem Tiger allerdings zu einem chronischen Zustand, so werden Milz und Magen irgendwann nachhaltig geschwächt.

Eine weitere sehr weit verbreitete Ursache für einen Milz-Qi-Mangel kommt durch ein Übergreifen des Funktionskreises Leber zustande. Wenn das Leber-Qi nicht harmonisch fließen kann, bei einer Leber-Qi-Stagnation also, greift es auf andere Funktionskreise über, allen voran auf Milz und Magen, seine unmittelbaren Nachbarn, und stört deren Arbeit. In anderen Worten heißt dies, dass die Funktionen von Magen und Milz sehr stark negativ von emotionaler Anspannung beeinflusst werden. Viele Verdauungsprozesse können bei einer Qi-Stagnation nicht glatt ablaufen. Dies können wir wohl auch durch die muskuläre Anspannung erklären, die bei einer Leber-Qi-Stagnation typisch ist. Schließlich braucht die Verdauung, um zu funktionieren, auch ein sehr komplexes Zusammenspiel vieler einzelner Muskeln, die durch das vegetative Nervensystem gesteuert werden. Bei Anspannung kommen diese Abläufe leicht aus dem Takt, in den Worten der TCM: es fehlt die Harmonie. Die Tragweite dieses Störmechanismus kann kaum überschätzt werden, da heutzutage das Syndrom der Leber-Qi-Stagnation ebenso weit verbreitet ist wie das des Milz-Qi-Mangels selbst. Diese zwei Muster bilden so etwas wie ein teuflisches Duo, Ausgangspunkt für viele weitere unangenehme Entwicklungen.

Der Funktionskreis Milz besitzt eine enge Verbindung zur Fähigkeit zu denken, Informationen zu verarbeiten und zu speichern. In einem gewissen Sinn können wir uns vorstellen, dass die Milz im mentalen Bereich eine ähnliche Rolle einnimmt, wie in der Verdauung: sie nimmt Informationen auf, trennt Reines vom Unreinen und macht uns das Reine zu Eigen. Aber das Denken verbraucht auch viel Milz-Qi, weshalb dieser Funktionskreis durch zu viel geistige Anstrengung oder die Tendenz zum Grübeln geschwächt werden kann. Dies ist eine Ursache für den Milz-Qi-Mangel, die öfters bei Schülern, Studenten oder Intellektuellen eine Rolle spielt.

Der Milz-Qi-Mangel - Symptome

Die wichtigsten Symptome eines Milz-Qi-Mangels haben mit der beeinträchtigten Umwandlung von Speisen und Getränken in Qi, Blut und Körperflüssigkeiten zu tun. Durch die fehlende Umwandlung kommt es zu einem Mangel an allen nachgeburtlichen Ressourcen, insbesondere aber an Qi und Blut. Der durch diese Minderproduktion verursachte allgemeine Qi-Mangel kann den Funktionskreis Milz selbst schwächen oder sich auf weitere Funktionskreise wie Lunge, Magen oder Herz ausweiten. Der Blut-Mangel hingegen kann sowohl den Funktionskreis Leber beeinträchtigen als auch den Funktionskreis Herz.

Typisch für einen Milz-Qi-Mangel ist ein unangenehmes Gefühl von Fülle oder Dehnung im Bauch. Es handelt sich dabei nicht um richtige Schmerzen (diese würden auf eine lokale Stagnation des Qi hinweisen und entstehen zum Beispiel in Folge einer Ansammlung von Feuchtigkeit, die das Qi blockiert), sondern eher um ein Ziehen oder ein dumpfes Drücken. Kein gutes Bauchgefühl eben, denn ein gesunder

Bauch sollte eigentlich gar nicht unangenehm auf sich aufmerksam machen. Typisch ist bei diesem Muster, dass die Symptome und besonders dieses ungute Bauchgefühl sich mit bestimmten Speisen oder Nahrungsmitteln und mit langem Sitzen oder Bewegungslosigkeit verschlechtern.

Nahrungsmittel und Speisen, mit denen eine schwache Milz besonders große Schwierigkeiten hat, sind stark befeuchtende (siehe unter "Feuchtigkeit belastet die Milz"), solche mit einer kühlenden thermischen Wirkung, viele pflanzliche Nahrungsmittel im rohen Zustand und gekühlte Speisen und Getränke. Auch sehr fette, "schwere" Speisen können die Symptome dieses Musters verschlimmern. Wenn zu viele dieser Nahrungsmittel und Speisen aufgenommen werden, können sie nicht vollständig umgewandelt werden und einige der in ihnen enthaltenen Nährstoffe gelangen in den Dickdarm. Dadurch kommt es bei einem Milz-Qi-Mangel meist zu weichen, ungeformten und voluminösen Stühlen. Allerdings können durchaus auch feste oder harte Stühle, ja sogar eine Verstopfung auftreten, die Stuhlkonsistenz ist also nicht unbedingt ausschlaggebend für die Befundung. Da die Bakterien im Dickdarm die übriggebliebenen Nährstoffe aufschließen, werden die Betroffenen sehr oft auch von starken Blähungen geplagt. Verschlimmern sich die Symptome in Abhängigkeit davon, was, wieviel und wann gegessen und getrunken wird, so kann man davon ausgehen, dass die Ursachen für den Milz-Qi-Mangel in der Milz selbst zu finden sind. Verschlimmern sich die Symptome hingegen in Abhängigkeit von emotionaler Spannung und Stress, so wird die Störung der Milz eher durch ein stagnierendes Leber-Qi verursacht, das auf die Verdauung übergreift.

Aus der Sicht der Biomedizin kann bei einem Milz-Qi-Mangel öfters auch eine Unverträglichkeit von einzelnen Nahrungsbestandteilen vorliegen, so etwa eine Laktoseintoleranz, eine Fruktosemalabsorption oder auch eine Glutensensitivität. Werden die entsprechenden Nahrungsmittel dann trotz der zugrundeliegenden Schwäche aufgenommen, kommt es meist zur Bildung von Feuchtigkeit, Stagnation und in der Folge auch von Feuchte-Hitze, also weichen

Stühlen bis hin zum Durchfall, Blähungen oder gar Darmkoliken. Wichtig in diesem Zusammenhang ist die Erkenntnis der TCM, dass Feuchtigkeit oder Feuchte-Hitze ihrerseits das Qi der Milz kurzfristig behindern oder auch langfristig schwächen, weshalb sich manch eine Unverträglichkeit auch zeitweilig aus einer entsprechenden Störung des Darms ergibt bzw. sich nach der Besserung der Situation spontan legen kann. Der Milz-Qi-Mangel und die daraus entstehende Feuchtigkeit bedingen sich also gegenseitig und bilden in manchen Fällen eine Art Teufelskreis.

Die chinesische Medizin lehrt, dass es bei einem Milz-Qi-Mangel zu einem verminderten Appetit kommt, wodurch sich der Organismus vor einer Überlastung schützt. In der Praxis aber wird dieses Symptom meiner Erfahrung nach bei einem ausreichend starken Magen-Qi meist vom Hunger überdeckt. Was übrigbleibt, ist eher eine Art Wahllosigkeit oder Unlust beim Essen: es gibt keinen klar definierten Appetit auf etwas bestimmtes, weshalb man isst, was sich gerade anbietet. Ein Feinschmecker braucht also wenigstens in diesem Sinne eine starke Milz. Nur bei Kindern und älteren Menschen mit einer besonders schwachen Milz ist das Symptom des Appetitmangels häufiger zu beobachten. Bei einem starken Milz-Qi-Mangel können allerdings die Wahrnehmung der Gerüche und der Geschmackssinn beeinträchtigt sein oder ganz ausfallen, was den Genuss beim Essen natürlich sehr stark einschränkt.

Wie wir in dem Kapitel über die Feuchtigkeit besprechen werden, besteht bei einem Milz-Qi-Mangel oft eine Tendenz zu rascher Gewichtszunahme. Der Zusammenhang zwischen einem Milz-Qi-Mangel und der Ausbildung von Übergewicht ist allerdings nicht zwingend, so wie sich eben auch nicht immer Feuchtigkeit ansammelt. Ein Milz-Qi-Mangel kann auch zur Abmagerung und zu einem auffallend schmächtigen Körperbau führen. Charakteristisch dabei sind die für die schwache Milz typische verminderte Muskelmasse mit fehlender Kraft und Ausdauer sowie ein allgemeiner Mangel an Blut und Körperflüssigkeiten, kurz an Substanz. Diese Tendenz lässt sich bisweilen bei Kindern mit einer schwachen Milz beobachten; bei

Erwachsenen ist sie oft ein Zeichen für eine sehr ausgeprägte Schwäche der Milz oder steht in Verbindung zu einer Abnahme des Appetits.

Typisch für einen Milz-Qi-Mangel ist eine Schwäche in zwei mit der Milz verbundenen Bereichen: dem „Fleisch" und dem Denken. Zum einen haben Menschen mit einer schwachen Milz häufig eine schwach ausgeprägte Muskulatur, bzw. wenig Kraft und Ausdauer in Armen und Beinen. So kommen sie zum Beispiel beim Treppensteigen nicht zuerst außer Atem oder spüren das Herz schneller klopfen (Schwäche von Lunge und/oder Herz), sondern sie spüren die Anstrengung zuallererst in den Beinen. Will man dieser Unterfunktion der Milz entgegenwirken, so geht es aus biomedizinischer Sicht darum, mehr Muskelmasse aufzubauen, die Durchblutung der Muskeln zu verbessern und die Kapazität der Glykogenspeicher zu erhöhen. Das Milz-Qi hat über die Kraft und Ausdauer der Skelettmuskeln also einen direkten Bezug zur körperlichen Fitness.

Zum anderen fällt es Menschen mit einer schwachen Milz nicht leicht, Ordnung und Struktur in ihre Gedanken zu bringen, sie neigen zum Grübeln und verlieren sich gerne in fruchtlosen gedanklichen Endlosschleifen. Auch die Konzentration kann gestört sein, wobei die Person häufig klar wahrnimmt, dass ihr schlichtweg die Kraft fehlt, um sich länger zu konzentrieren oder Gedankengänge klar zu Ende zu führen. Geistige Arbeit wird also als sehr anstrengend empfunden.

Da der Funktionskreis Milz auch für die Bereitstellung von Qi an den gesamten Organismus zuständig ist, kommt es bei einer Schwäche der Milz aus biomedizinischer Sicht oft zu Problemen mit dem Blutzuckerspiegel. Die Person tendiert dabei zu relativ raschen Schwankungen des Blutzuckers und insbesondere zu Phasen von leichter Unterzuckerung mit großer Lust auf kohlenhydrathaltige oder gezuckerte Speisen und Getränke. Bei Kindern ist dies relativ häufig, was aus der Sicht der TCM mit ihrer noch unreifen und demnach schwachen Milz zu erklären ist. Aus der heutigen Perspektive ist klar, dass diese Schwankungen sehr viel mit dem Konsum von "schnellen" Kohlenhydraten zu tun haben, also von Kohlenhydraten mit einem hohen glykämischen Index, die schnell ins Blut gelangen. Und es wird klar, warum die Chinesische Medizin behauptet, zu stark oder einseitig süß schmeckende Speisen und Getränke schwächen das Qi des Funktionskreises Milz. In der TCM wird neben der Lust auf Süßes auch die Müdigkeit nach einer Mahlzeit als Symptom für einen Milz-Qi-Mangel genannt. Diese postprandiale Müdigkeit hat wohl zum einen damit zu tun, dass der Organismus aufgrund der Schwäche des Verdauungssystems anderswo Kräfte abziehen muss, um die Verdauung überhaupt zu schaukeln. Zum anderen können wir aber ruhig auch an das Absinken des Blutzuckerspiegels denken, das der Ausschüttung von Insulin nach einer Mahlzeit folgt.

Insgesamt fühlen sich Menschen mit einem schwachen Milz-Qi häufig müde und abgeschlagen. Allerdings fehlt es meist nicht am Antrieb, der mehr von einem gesunden Nieren-Yang abhängt, sondern an geistiger und körperlicher Kraft und Ausdauer, um die Vorhaben auch umzusetzen. Der Motor springt also an, aber der Tank ist leer, weshalb das Auto nicht sehr weit fährt und dann stehen bleibt. Bisweilen kann bei einem Milz-Qi-Mangel ein Kältegefühl an Unterbauch, Po und Oberschenkeln auftreten, die sich dann bei Berührung auch alle kalt anfühlen. Ich würde sagen, dass diese Kälte bei einem Milz-Qi-Mangel viel mit der schlechteren Durchblutung der genannten Körperzonen zu tun hat, da sich hier bei diesem Muster besonders häufig Fettpolster, Wassereinlagerungen und Cellulite zeigen. Wirklich typisch ist ein Kältegefühl, das von innen kommt, erst für einen Milz-Yang-Mangel. Ein Symptom für einen allgemeinen Qi-Mangel, das auch dieses Muster sehr oft begleitet, ist die Blässe von Gesicht und (sehr viel seltener) Zunge. Die Farbe der Haut kann vor allem bei Menschen mit einer konstitutionell schwachen Milz einen insgesamt leicht gelblichen Ton haben (natürlich ist hier nicht von einer Gelbsucht die Rede!), was man beobachten kann, wenn man die Hände erst fest zur Faust ballt und dann beim Öffnen der Faust die Handflächen betrachtet.

Häufig ist das Qi der beiden sehr eng miteinander verbundenen Funktionskreise Milz und Magen zugleich geschwächt. Sehr leicht kann eine Schwäche des Magen-Qi sich auf die Milz ausweiten oder umgekehrt. Allerdings entwickeln sich die Störungen in Milz und Magen häufig auch in einander entgegengesetzte Richtungen: in der Milz kommt es dann zu einer Schwäche von Qi und Yang, eventuell mit einer Ansammlung von Feuchtigkeit, während im Magen Hitze oder Yin-Mangel vorherrschen. Die Behandlung ist in diesem letzten Fall um einiges komplizierter, da die beiden Muster sich in ihren yin- und yang-Eigenschaften diametral gegenüberliegen, man also mit der einen Hand wärmen und trocknen muss, während man mit der anderen kühlt und befeuchtet.

Die haltende Funktion der Milz

Das Muster des Milz-Qi-Mangels besitzt zwei untergeordnete Muster, die beide mit einem Versagen der haltenden Funktion der Milz zusammenhängen: "das Milz-Qi kann das Blut nicht halten" und "das Milz-Qi sinkt ab". Die Tatsache, dass die Symptome dieser Muster nicht direkt dem Milz-Qi-Mangel zugeschrieben werden, sondern eigene Muster darstellen, weist darauf hin, dass es eben doch relativ häufig Menschen gibt, bei denen die haltende Funktion der Milz gestört ist, während andere Funktionen des Milz-Qi - so die Umwandlung und der Transport - normal ablaufen oder umgekehrt. Die haltende Aufgabe der Milz können wir aus biomedizinischer Sicht wohl am ehesten mit der Stützfunktion des Bindegewebes in Zusammenhang bringen. Wie so oft lässt sich die Zuordnung dieser Probleme zu einer Schwäche des Milz-Qi auch dadurch erklären, dass die Symptome sich am ehesten durch das Stärken des Milz-Qi behandeln lassen.

Die Ursachen für diese beiden Muster können mehr oder weniger dieselben sein wie die, die wir für einen Milz-Qi-Mangel aufgelistet haben, sie können einen Milz-Qi-Mangel begleiten oder auf ihn folgen. Ein Absinken des Milz-Qi kann darüber hinaus auch mit langem Stehen zu tun haben. Außerdem spielt bei diesem Muster in einigen Fällen auch eine Schwäche des Funktionskreises Niere eine

Rolle, denn dessen Qi hat - vergleichbar mit dem Qi der Milz - eine aufsteigende Wirkrichtung mit haltender und hebender Funktion. Im Alter ist ein Nachlassen der hebenden Funktion der Milz ebenso normal wie eine schrittweise zunehmende Schwäche anderen Milz-Funktionen.

Das erste Muster, das die haltende Funktion der Milz betrifft, hat mit deren Fähigkeit zu tun, das Blut in den Gefäßen zu halten. Bei einer entsprechenden Schwäche kommt es deshalb zu einem unkontrollierten Austritt von Blut aus den Blutgefäßen ins Gewebe oder durch die Körperöffnungen nach außen. Diese Blutungen unterscheiden sich von Blutungen aufgrund anderer Ursachen (also von Hitze, die das Blut zu stark dynamisiert, oder von einer Blut-Stagnation) dadurch, dass sie immer mit einer Schwäche und insbesondere einer Schwäche der Milz einhergehen, eher chronischer Natur sind und das austretende Blut oft relativ hell ist. Typische Beispiele sind Schmierblutungen zwischen den Monatsblutungen oder ein langes Anhalten der Monatsblutungen selbst, außerdem Blut im Stuhl oder im Urin, Nasenbluten oder blutende Hämorrhoiden, letztere typischerweise in Zusammenhang mit weichen Stühlen oder Durchfall. Weitere Symptome, die mit diesem Muster in Zusammenhang stehen, sind eine Neigung zu Blutergüssen und Petechien oder zur Ausbildung von Krampfadern.

Der zweite Bereich, in dem die haltende Funktion des Milz-Qi sich zeigt, sind die inneren Organe, die an ihrem Platz gehalten werden müssen. Das Milz-Qi muss hier nicht nur halten, sondern eigentlich heben, der Schwerkraft entgegen und ganz im Sinne seiner aufsteigenden Wirkrichtung. Ist das Milz-Qi zu schwach, so sinken die Organe und es kann zu einem Vorfall (Prolaps) einzelner Organe kommen, so von Magen, Uterus, Anus oder Vagina. Doch auch andere Symptome wie ein chronischer Durchfall, Vaginalausfluss, häufiger und starker Harndrang oder einfach ein nach unten ziehendes Gefühl im Unterbauch sind Symptome des Musters „das Milz-Qi sinkt ab".

Allgemein kann man sagen, dass es in sehr vielen Fällen an einer Schwäche des Funktionskreises Milz liegt, wenn es zwischen den auf- und absteigenden Dynamiken im Körper zu einem Überhandnehmen der sinkenden Kräfte kommt. Liegt das übermäßige Absinken nicht an einer Schwäche der Milz, so ist auch in diesem Fall meist der Funktionskreis Niere der Schuldige. Unterstützend zur Milz hat nämlich auch die Niere (und hier vor allem die Yang-Wurzel) eine zwar nicht so sehr hebende, aber doch aufrecht haltende und stützende Funktion.

Der Milz-Yang-Mangel

Bei einem Milz-Yang-Mangel ist nicht nur die Verdauungskraft schwächer geworden und die Verdauung insgesamt verlangsamt, das Verdauungsfeuer selbst ist sozusagen erkaltet. Während ein Milz-Qi-Mangel schon fast zur Grundausstattung eines durchschnittlichen Europäers gehört, findet sich ein ausgeprägter Milz-Yang-Mangel sehr viel seltener, jedenfalls bei jungen Menschen.

Als Ursache liegt zunächst einmal ein lange anhaltender Milz-Qi-Mangel nahe, der sich durch zusätzliche Belastungen zu einem Milz-Yang-Mangel auswächst. In diesem Fall stellt der Milz-Yang-Mangel also eine Verschlimmerung dar, wobei sich vor allem die Verdauungsfunktion weiter verschlechtert und – wie bei allen Formen von Yang-Mangel - Kältezeichen hinzukommen. Insgesamt tendieren Kleinkinder, Frauen und ältere Menschen häufiger zu dieser Entwicklung, da sie von sich aus meist über ein vergleichbar schwächeres Yang verfügen.

Eine andere Entwicklung verläuft über einen Yang-Mangel des Funktionskreises Niere. In der TCM sagt man, dass das Yang der Niere die Milz sozusagen von unten her wärmen und unterstützen muss. Ist das Nieren-Yang zu schwach, so gerät auch das Yang der Milz in die Krise; das Ungleichgewicht greift also auf den Funktionskreis Milz über und führt zu einem Erkalten des Verdauungsfeuers. Dies ist häufig im Alter der Fall, wenn die Nierenkraft auf physiologische Weise nachlässt, es kann aber auch auf eine lange anhaltende Einwirkung von äußerer Kälte folgen.

Beide Entwicklungen haben außerdem sehr oft direkt mit der Ernährung oder eben mit Ernährungsfehlern zu tun. Enthält die Ernährung über längere Zeit hinweg zu viele kühlende Nahrungsmittel, Speisen und Getränke, so wird die Wärme-Energie der Milz, also das Milz-Yang, stark beansprucht und auf Dauer erschöpft. Häufig ist das bei Menschen der Fall, die viel pflanzliche Rohkost zu sich nehmen. Wie der Speiseplan der Inuit eindrücklich belegt, haben rohes Fleisch und roher Fisch keine vergleichbar kühlende Wirkung. Auch Vegetarier und Veganer zeigen (bei entsprechender Konstitution) häufig Anzeichen von Yang-Mangel, da für sie durch den Verzicht auf Fleisch und Fisch einige der stärksten Yang-Tonika unter den Nahrungsmitteln wegfallen. Im Unterschied zu Rohköstlern und Salatliebhabern betrifft der Yang-Mangel in diesen Fällen allerdings öfter zuerst den Funktionskreis Niere und greift erst danach auf die Milz über.

Eine weitere leider sehr häufige ernährungsbedingte Ursache für einen Milz-Yang-Mangel sind Diäten, die die Menge der täglich aufgenommenen Kalorien stark einschränken. Hunger bringt den Körper dazu, sein Yang zurückzufahren, und zwar vor allem in den Funktionskreisen Niere und Milz. Dauern die Diäten zu lange an oder ist das Yang (wie so oft bei übergewichtigen Menschen) bereits vorher geschwächt, so kann sich der Organismus immer schwerer aus dem hungerbedingten Winterschlaf befreien und irgendwann endet der Diätwahn dann mit einer langfristigen Schwächung des Yang. Leider ist die langfristige Folge eines Yang-Mangels sehr häufig zunehmendes Übergewicht. Der Körper kühlt ab, verlangsamt alle seine Prozesse und reduziert seine Aktivitäten, gleichzeitig versucht er, so viel wie möglich von den so eingesparten Kalorien als Fett zu speichern. Als lebenswichtige Strategie ist diese Art von Sparhaushalt seit Urzeiten die natürliche Reaktion des menschlichen Organismus auf äußere Kälte und Nahrungsknappheit. Die Folge ist aus westlicher Sicht ein weiteres Absinken des kalorischen Grundumsatzes und, sobald zu den alten Essensgewohnheiten zurückgekehrt wird, der gefürchtete Jojo-Effekt.

Die betroffene Person nimmt dann selbst bei einer stark reduzierten Kalorienaufnahme kaum ab, bei normalem Essen aber sofort zu. Aus der Sicht der TCM gehen die gesundheitlichen Folgen einer solchen Verletzung des Yang allerdings weit über das Übergewicht hinaus und sind bisweilen nur sehr schwer wieder gutzumachen.

Die Symptome bei einem Yang-Mangel der Milz ähneln denen des Milz-Qi-Mangels, doch sind sie schlimmer und es kommen klare Kältezeichen dazu. Das Bauchgefühl ist auch hier von Dehnung und Fülle gekennzeichnet, es können auch Schmerzen vorkommen, wenn das Qi durch die fehlende Dynamik stagniert. Charakteristisch für dieses Muster ist die Tatsache, dass alle Symptome sich durch äußere Wärme (also zum Beispiel eine Wärmflasche) und meist auch durch warme Speisen und Getränke bessern. Nach den Überlegungen der TCM verbessern sich diese Symptome auch durch Druck, da sie auf einer Leere beruhen. Tatsächlich empfinden die Betroffenen eine zusammengekrümmte Haltung oder eine Massage des Bauches meist als wohltuend. Die Stühle sind sehr weich und ungeformt bis wässrig und enthalten häufig unverdaute Nahrungsreste, ein Zeichen dafür, dass die Umwandlung nur sehr unvollständig abläuft. Die Person fühlt sich müde und abgeschlagen und ist sowohl körperlich als auch geistig sehr schnell erschöpft.

Das Kältegefühl betrifft in diesem Muster die typischen Milz-Zonen, also Oberschenkel, Po und Unterbauch, kann sich aber auch über den gesamten Körper ausbreiten und zu einer Abscheu vor äußerer Kälte werden. Die betroffenen Zonen fühlen sich meist auch kalt an und sind nicht leicht aufzuwärmen. Durch das Fehlen des Yang kommt es (wie schon beim Qi-Mangel) zur Ansammlung von Feuchtigkeit, und zwar sowohl durch eine unvollständige Umwandlung von Speisen und Getränken, als auch durch den ungenügenden Transport der Körperflüssigkeiten von Seiten einer stark geschwächten Milz. Die Folgen können Durchfall und eine starke Neigung zu Übergewicht sein oder – Anzeichen für eine Ansammlung von Wasser - Flüssigkeitseinlagerungen (meist an Bauch, Po und Beinen) mit raschen

Gewichtsschwankungen. Die Person hat meist kein Durstgefühl, nur warme Getränke werden bisweilen als angenehm empfunden. Tatsächlich ist der Mund meist alles andere als trocken und auch die Zunge glänzt nass.

Die Feuchtigkeit geht zur Milz

Die Milz liebt es warm und trocken. Nach der TCM ist Feuchtigkeit der Störfaktor, der die Funktionen der Milz am stärksten beeinträchtigt. Dies gilt sowohl für Feuchtigkeit, die von außen in den Organismus eindringt, als auch für Feuchtigkeit, die im Organismus selbst entsteht. Bei den Feuchtigkeitsmustern gilt es zudem zu unterscheiden, ob die Feuchtigkeit sich mit Kälte oder mit Hitze verbindet oder ob es keine eindeutige thermische Ausrichtung gibt.

Äußere Feuchtigkeit kann durch feuchtes Wetter, feuchte Räume oder feuchte Kleidung direkt in den Organismus gelangen. Dringt sie in den Körper ein und setzt sich in Gelenken, Sehnen, Muskeln fest, so spricht man von Wind-Feuchtigkeit oder, je nach Wetter, auch von Wind-Kälte-Feuchtigkeit. Die eingedrungenen Störfaktoren führen zu lokaler Stagnation von Qi und Blut und dadurch zu einem Schweregefühl, zu Schmerzen und Schwellungen. Diese Formen von Feuchtigkeit können nach der TCM eine Ursache für rheumatische Erkrankungen sein.

Unmittelbar den Funktionskreis Milz hingegen betrifft äußere Feuchtigkeit, wenn sie durch einen übermäßigen Konsum von stark befeuchtenden Speisen und Getränken in den Körper gelangt. Das Milz-Qi wird durch die schwere und träge Natur der eingedrungenen Feuchtigkeit verlangsamt oder gar blockiert, was zu den entsprechenden Symptomen führt. Auch in diesem Fall kann sich Kälte zur Feuchtigkeit gesellen, was die bremsende Wirkung auf Qi und Yang noch erhöht. Dieser Fall entspricht in der TCM einem Fülle-Muster: obwohl die Yang-Wurzel der Milz nicht geschwächt ist, wird ihre

Funktion durch einen Yin-Störfaktor gehemmt. Die Beschwerden eines solchen Fülle-Musters treten typischerweise schnell auf und verlaufen akut: ich esse drei Portionen Eis mit Sahne und wenige Zeit später habe ich Bauchschmerzen und Durchfall. Auch auf eine Behandlung spricht dieses Muster relativ schnell an, denn meist genügt es, die Feuchtigkeit zu entfernen (der Körper selbst versucht dies in einem gewissen Sinn über den Durchfall) und ein weiteres Eindringen von äußerer Feuchtigkeit zu vermeiden (kein Eis mehr für einige Tage), um eine Besserung zu erreichen. Wie alle Probleme, die mit Feuchtigkeit zu tun haben, werden sich auch diese Symptome in einer feuchten Umgebung spürbar verschlimmern.

Innere Feuchtigkeit hingegen entwickelt sich über eine längere Zeit hin und vor dem Hintergrund einer Leere von Qi oder Yang der Milz. Hier dringt also kein äußerer Störfaktor ein, die konsumierten Speisen und Getränke sind weder in ihrer Menge noch in ihrer befeuchtenden Wirkung übermäßig, sondern die Feuchtigkeit entsteht allein durch die Unfähigkeit des Funktionskreises Milz, diese ausreichend umzuwandeln. In diesem Fall haben wir es also mit einer Mischung aus Fülle und Leere zu tun: die Yin-Fülle (die Feuchtigkeit) entsteht vor dem Hintergrund einer Yang-Leere (der Schwäche von Qi oder Yang der Milz). In der Praxis gibt es allerdings keine klare Abgrenzung zwischen diesen beiden Mustern und man findet sehr oft eine Mischung aus innerer und äußerer Feuchtigkeit. Dann hat man es mit einer Milz zu tun, die von sich aus schwach ist und zudem durch eine übermäßig befeuchtende Ernährung belastet wird.

Feuchtigkeit entsteht also immer dann, wenn die Milz überfordert wird, ganz gleich, ob die Milz selbst zu schwach oder die von ihr geforderte Verdauungsarbeit zu groß ist. Kommt es zur Ausbildung von Feuchtigkeit, so bilden sich trübe (nicht vollständig umgewandelte) bzw. stagnierende (nicht ausreichend transportierte) Substanzen, die als eine Art von Schlacken im Organismus verbleiben. Die Schmerzgrenze einer jeden Milz ist dabei unterschiedlich: eine sehr schwache Milz reagiert schon auf einen halben Apfel oder einen Salatteller mit Durchfall, während eine starke Milz ein zehngängiges Hochzeitsmahl ohne Probleme wegsteckt. Ganz gleich aber, ob die vorhandene Feuchtigkeit von innen oder von außen stammt, können wir davon ausgehen, dass sie über längere Zeit immer zu einer Schwäche des Milz-Qi führen wird. Auch wenn eine an und für sich starke Milz sich über längere Zeit mit einer übermäßig befeuchtenden Ernährung abplagen muss, geht das Milz-Qi irgendwann in die Knie.

Die innere Feuchtigkeit bleibt auch dann ein Yin-Störfaktor mit kühlender Wirkung, wenn sie thermisch neutral ist. Diese Yin-Eigenschaften besitzt die Feuchtigkeit, da sie das Qi behindert oder blockiert und damit auch seine wärmende und bewegende Wirkung verringert. Je nach individueller Konstitution und begleitenden Mustern kann die Feuchtigkeit sich aber auch mit Kälte verbinden, was es dem Qi und dem Yang besonders schwer macht, die entstandene Blockade zu überwinden. Andererseits kann es auch zur Ausbildung von Feuchte-Hitze kommen, die im Folgenden näher beschrieben wird.

Feuchtigkeit sammelt sich in der Milz

Feuchtigkeit kann im Funktionskreis Milz verschiedene Formen annehmen und zu sehr unterschiedlichen Symptomen führen. Den unmittelbarsten Zusammenhang mit der Art der Ernährung und der Verdauungsfunktion der Milz hat jene Form von Feuchtigkeit, die sich an der Konsistenz der Stühle ablesen lässt. Weiche, voluminöse, ungeformte oder klebrige Stühle sind ein Zeichen für viel Feuchtigkeit in der Milz und ein Durchfall ist in diesem Sinne der direkte Versuch des Organismus, die entstandene Feuchtigkeit über den Stuhl wieder loszuwerden. Wie bereits erwähnt, kann der Stuhl bei einer Überlagerung durch andere Muster durchaus auch fester sein, weshalb das Fehlen von weichen, ungeformten Stühlen kein verlässlicher Hinweis auf das Fehlen von Feuchtigkeit in der Milz ist. Sehr häufig findet sich auch ein gemischter Stuhl, wobei der erste Teil hart und erst der letzte Teil des Stuhls weich und klebrig ist. Da bei einer schwachen

Milz vermehrt Nährstoffe nicht resorbiert werden und so bis in den Dickdarm gelangen, wo sie von Bakterien zersetzt werden, gehören meist auch Blähungen und Flatulenz zu den Begleiterscheinungen dieses Musters. Die Feuchtigkeit führt außerdem zu einem Gefühl von Fülle und Dehnung im Bauch (bisweilen auch deutlich sichtbar) und kann, wenn es durch die Blockade zur lokalen Stagnation des Qi kommt, zu Schmerzen führen, die bis zur Darmkolik reichen können.

Eine stark befeuchtende Wirkung schreibt die TCM unter anderem den Milchprodukten zu, den meisten Obstsorten, Zucker, Honig sowie dem Weizen und mit ihm verwandten Getreidesorten, vor allem wenn sie zu Mehl verarbeitet werden. Der süße Geschmack wirkt prinzipiell befeuchtend und Säfte spendend, weshalb verschiedene Formen von Zucker in dieser Liste sehr stark vertreten sind. Aus ernährungswissenschaftlicher Sicht kann die befeuchtende Wirkung von Nahrungsmitteln in vielen Fällen mit Milchzucker (Laktose), Fruchtzucker (Fruktose) oder Gluten in Zusammenhang gebracht werden, mit Nährstoffen also, deren Verdauung gerne Probleme bereitet und gegen welche bei relativ vielen Menschen eine mehr oder weniger ausgeprägte Intoleranz besteht. Aus der Sicht der Biomedizin hängen Feuchtigkeit ebenso wie Feuchte-Hitze in der Milz oft auch mit einer Störung der Darmflora, einer bakteriellen Fehlbesiedlung von Dick- oder Dünndarm oder einem Darmpilz zusammen, lauter Störungen, die durch einen vermehrten Konsum von Zuckern verschlimmert oder gar ausgelöst werden können. Im Prinzip vermehren also vor allem jene Nahrungsbestandteile diese Art von Feuchtigkeit in der Milz, die schwer oder nicht vollständig verdaut werden können. Dazu gehören natürlich auch Ballaststoffe, weshalb Nahrungsmittel mit vielen Ballaststoffen aus der Sicht der TCM ebenfalls zu Feuchtigkeit führen können. Letztere bleibt bei den Ballaststoffen meist im Rahmen einer positiven, physiologischen Befeuchtung von Stuhl und Darm, bei einer zugrunde liegenden Schwäche des Milz-Qi aber kann sie durchaus auch zu einem pathologischen Übermaß führen. Dann kann auch der Konsum von Ballaststoffen zu Blähungen oder Durchfall führen und die Aufnahme von Nährstoffen verlangsamen oder behindern. Der Vollständigkeit halber soll hier auf eine weitere Gruppe von befeuchtenden Nahrungsmitteln hingewiesen werden: Fette bzw. sehr fetthaltige Speisen. Die von ihnen bedingte Feuchtigkeit betrifft meist nicht nur die Milz selbst, sondern vor allem die beiden Funktionskreise Leber und Gallenblase, wo sie außerdem durch das starke Yang der Leber sehr rasch in Feuchte-Hitze verwandelt wird. Über dieses Muster habe ich im Zusammenhang mit dem Funktionskreis Leber bereits geschrieben.

In Bezug auf den Stuhl ist es sehr wichtig, zwischen einer physiologischen, "guten" Befeuchtung des Darms und einem pathologischen Übermaß zu unterscheiden. Im Darm braucht es eine bestimmte Menge an Schleim, die richtige Menge an Stuhl und eine nicht zu trockene Stuhlkonsistenz, damit der Stuhlgang funktionieren kann. All dies fällt in der TCM unter die nützlichen, physiologischen Körperflüssigkeiten. Erst ein Zuviel von all dem wird zur "schlechten", pathologischen Feuchtigkeit und damit zum Problem für die Verdauung. Die Grenze zwischen Gesundheit und Krankheit ist wie immer eine Frage des Gleichgewichts. Nimmt die Feuchtigkeit zu stark zu, so behindert sie die Aufnahme der Nährstoffe, das Gleichgewicht im Darm kippt. Ist der Darm hingegen zu trocken und die Stuhlmenge zu gering, so kommt es zu Verstopfung, eventuell mit harten, trockenen Stühlen, ein Ungleichgewicht gegen das - wen wundert es? - Milchprodukte, Obst, Ballaststoffe und andere befeuchtende Nahrungsmittel eingesetzt werden, die man bei Durchfall allesamt vermeiden sollte. Es geht also nicht darum, bestimmte Nahrungsmittel oder Speisen als befeuchtend zu verteufeln, sondern sie gezielt dann einzusetzen, wenn sie hilfreich sind, und sie zu vermeiden, wenn sie zu Problemen führen.

Die Feuchtigkeit beschränkt sich aber nicht auf den Darm allein. Die Theorie des *leaky gut syndrom* besagt, dass in der Folge die Darmwand gereizt wird oder auch entzündlich reagiert (nach der TCM entspricht dies der Entwicklung von Feuchtigkeit hin zu Feuchte-Hitze), was wiederum dazu führt, dass sie „löchrig" wird und Giftstoffe oder nicht vollständig verdaute Nahrungsbestandteile durchlässt. Solche körperfremden oder toxischen Substanzen können zur Entwicklung von

Unverträglichkeiten, Allergien, wahrscheinlich auch degenerativen oder Autoimmunerkrankungen beitragen. In der Sprache der TCM haben wir es hierbei mit „unreinen" Substanzen zu tun, die das Körperinnere erreichen, sprich: mit Feuchtigkeit oder Schleim. Tatsächlich entwickeln sich die genannten Erkrankungen und insbesondere Allergien auch aus der Sicht der TCM in sehr vielen Fällen vor dem Hintergrund einer Ansammlung von Feuchtigkeit in der Milz. Eine starke und „trockene" Milz scheint also auch für das Funktionieren des Immunsystems von entscheidender Bedeutung zu sein.

Es ergibt sich aus dieser Überlegung außerdem eine interessante Sicht auf Nahrungsmittelintoleranzen. Aus der Sicht der TCM könnte man sagen: die Schwierigkeiten beim Verdauen bestimmter Substanzen (also die Unverträglichkeiten, welche ererbt oder erworben sein können) entsprechen einem Milz-Qi-Mangel. Beim Konsum von problematischen Mengen der entsprechenden Substanzen (also Laktose bei einer Laktoseintoleranz, Fruktose bei einer Fruktosemalabsorption und Gluten bei einer Glutensensibilität oder einer Zöliakie, um die häufigsten zu nennen) kommt es zur Ansammlung von Feuchtigkeit und zur Entwicklung von Hitze, welche den zugrundeliegenden Milz-Qi-Mangel weiter verschlimmern können.

Die TCM spricht bei diesem Muster von einer Kombination von Fülle und Leere: der Milz-Qi-Mangel stellt ein Leere-Syndrom dar, während die angesammelte Feuchtigkeit als Fülle gilt. Während bei einem Milz-Qi-Mangel ohne nennenswerte Ansammlung von Feuchtigkeit direkt tonisiert werden darf, kann es bei schwerwiegenden Feuchtigkeitsstörungen nötig sein, eine Strategie mit zwei aufeinanderfolgenden Phasen zu verfolgen. Zuerst braucht es verschiedene Methoden, um die entstandene Feuchtigkeit auszuleiten oder umzuwandeln, und außerdem die Vermeidung aller stark befeuchtenden Nahrungsmittel, um die Bildung von weiterer Feuchtigkeit zu verhindern. Ist die Feuchtigkeit erst einmal reduziert, rückt dann zum zweiten eine Tonisierung des Milz-Qi in den Vordergrund. Dieses Prinzip entspricht dem Einhalten einer Karenzzeit bei einer Nahrungsmittelunverträglichkeit, wie es auch in der Biomedizin empfohlen wird.

Weiche Stühle oder Durchfälle sind nicht die einzige Form, die der Störfaktor Feuchtigkeit in der Milz annehmen kann. Häufig hat Feuchtigkeit auch mit Wassereinlagerung im Gewebe zu tun, mit Ödemen. In diesem Fall spricht man in der TCM auch von einer Ansammlung von Wasser. Alle drei für den Haushalt der Körperflüssigkeiten wichtigen Funktionskreise, nämlich Niere, Milz und Lunge, können bei einer gestörten Funktion zu Ödemen führen. Je nach Funktionskreis treten die Wassereinlagerungen in unterschiedlichen Körperregionen auf, bei einer Störung der Milz häufig am Bauch und an den Beinen. Schwellungen im Gesicht sind möglich, werden in der TCM aber eher dem Funktionskreis Lunge zugeordnet, während eine Schwäche der Niere vor allem durch Flüssigkeitseinlagerungen der Beine und insbesondere der Füße sichtbar wird. Diese Einlagerungen machen sich bei einem Milz-Qi-Mangel auch als rasche Schwankungen des Körpergewichts bemerkbar. Abhängig von der Tagesverfassung und sehr oft auch davon, wie gut oder schlecht die Verdauung gerade läuft, kann die Waage da von einem auf den anderen Tag schon mal 1 bis 2 Kilos rauf oder runter klettern. Aus der Sicht der Biomedizin hat der Funktionskreis Milz in diesem Zusammenhang auch mit dem Lymphsystem zu tun und ein Ödem kann sich aus einer ungenügenden Drainage ergeben.

Typisch für dieses Muster ist ein Schweregefühl, das den Körper, aber auch die Psyche betreffen kann. Auf der geistigen Ebene kann es zu einem Gefühl der Stumpfheit, ja einer Art von Lethargie kommen, die sowohl Emotionen als auch Gedanken betreffen. Mit Bezug auf den Körper wird es oft schon als sehr anstrengend empfunden, länger aufrecht zu sitzen oder auch nur den Kopf nicht abzustützen. Eine Mischung aus Müdigkeit, Schweregefühl und verminderter Muskelkraft ist typisch für die Kombination von Milz-Qi-Mangel und Feuchtigkeit. Körperliche Bewegung wird in diesem Fall als sehr anstrengend empfunden. Verzichten die Betroffenen aber auf die

Bewegung, so wirkt sich dies sehr negativ auf die weitere Entwicklung der Muster aus. Bewegung und Aktivität können uns auch dabei helfen, die unterschiedliche Gewichtung von Qi-Mangel und Feuchtigkeit einzuschätzen: die Feuchtigkeit ist meist morgens und bei Bewegungslosigkeit besonders schlimm, während der Qi-Mangel sich durch körperliche Anstrengung und im Laufe des Tages verschlimmert. Bei jeder Form von Ödemen sind körperliche Bewegung ebenso wie Massagen sehr hilfreich dabei, das durch die Ansammlung von Feuchtigkeit lokal gestaute Qi zu befreien. Eine gute lokale Zirkulation des Qi wiederum ist das beste Mittel gegen die Flüssigkeitseinlagerungen, so auch gegen Cellulite. Feuchtigkeit und lokale Stagnation des Qi bilden also leicht einen Teufelskreis, der durch Bewegung und Massage aufgebrochen werden kann.

Die Feuchtigkeit bedingt in Form von Wassereinlagerungen eine rasche Gewichtszunahme, doch haben Personen mit diesem Muster meist auch langfristig eine eindeutige Tendenz zu Übergewicht. Handelt es sich um hartnäckigeres Übergewicht, so haben wir es nach der TCM allerdings nicht so sehr mit Feuchtigkeit, sondern vielmehr mit „Schleim" (*tan*) zu tun, einer Art von verfestigter Feuchtigkeit. Die Ansammlung von Fettgewebe über ein physiologisches Maß hinaus wird in der TCM also als eine Form von Schleim betrachtet, die sich mit der Zeit aus der in das Gewebe eingelagerten Feuchtigkeit bildet. Diese Unterscheidung hat ihre Begründung wohl auch darin, dass – wie sich leicht beobachten lässt - nur ein kleiner Teil des Übergewichts tatsächlich als „Wasser" abgeht. Dieser begrenzte Anteil kann durch harntreibende Mittel oder das Leeren der Glykogenspeicher abgebaut werden und bedingt den anfänglichen Erfolg der meisten Diäten. Im Anschluss daran aber wird es sehr viel schwieriger, die verbleibenden überzähligen Kilos loszuwerden, und dann sprechen wir in der TCM von „Schleim". Viele der Mittel, die bei diesem Fettabbau behilflich sind, sind nach der TCM auch gegen andere Formen von innerem und äußerem Schleim wirksam. Dass die unterschiedlichen Formen von Feuchtigkeit (also die Feuchtigkeit im Darm, die Wassereinlagerungen im Gewebe und die Tendenz zu Übergewicht) ursächlich zusammenhängen, wird in der TCM seit Jahrhunderten beobachtet und thematisiert. Wir können daraus ableiten, wie fundamental wichtig die Verdauung für ein gesundes Körpergewicht ist, und dass eine sinnvolle Gewichtskontrolle meist nur durch eine Verbesserung der Verdauungsfunktionen und eine Stärkung des Milz-Qi zu bewerkstelligen sein wird.

Der Organismus lagert bei einem Milz-Qi-Mangel die aufgenommenen Kalorien vermehrt als Fett ab, statt sie zu verbrennen. Aus der Sicht der Biomedizin wird diese Tendenz von einer zu hohen glykämischen Last der Speisen noch zusätzlich verstärkt, während die TCM dies einem übermäßig süßen Geschmack zuschreibt. Tatsächlich werden durch den allzu raschen Anstieg des Blutzuckerspiegels und den darauf folgenden wiederholt hohen Insulinspiegel die zugeführten Kalorien in größerer Menge in die Zellen aufgenommen und letztendlich auch langfristig als Körperfett eingelagert. Diese Tendenz entspricht nach der TCM einer Verlagerung des Gleichgewichts in Richtung Yin, hin zu weniger verfügbarem Qi und mehr Feuchtigkeit und Schleim. Will man die Yang-Wurzel stärken, so muss man demnach dafür sorgen, dass dem Organismus mit einem möglichst konstanten Blutzuckerspiegel gleichmäßig viel Qi zur Verfügung steht, was wiederum über eine Stärkung des Milz-Qi und eine geeignete Ernährung zustande kommt.

Kommt es bei einem Milz-Qi-Mangel zur Ansammlung von Feuchtigkeit und Übergewicht, so ergibt sich eine vordergründig paradoxe Situation: trotz ihrer Leibesfülle sind viele übergewichtige Menschen, was die nachgeburtlichen Ressourcen betrifft, eigentlich unterernährt. Ihnen fehlen Qi und Blut, also Kraft und Substanz, während ihr Körper mit Feuchtigkeit und Schleim mehr oder weniger störende Substanzen ansammelt. Verzwickt wird die Situation dann, wenn der Mangel an Qi und Blut zu vermehrtem Appetit führt. Qi-Mangel verstärkt den Appetit auf Süßes und schnell verfügbare Kohlenhydrate, während ein Blut-Mangel sehr oft vermehrt zu fetten, cremigen oder fruchtig-befeuchtenden Speisen greifen lässt. Beides genau die falsche Wahl für eine stark mitgenommene Milz. Die durch den Qi- und Blut-Mangel bedingten übermäßigen Speisenmengen, die ungünstige Auswahl von süßen und besonders befeuchtenden Speisen, sowie die Ansammlung von Feuchtigkeit in der Milz verschlechtern zunehmend die bereits geschwächte Umwandlungsfunktion der Milz und führen in einem Teufelskreis zu einem ständig steigenden Übergewicht.

Personen mit Feuchtigkeitsmustern haben meist einen teilweise oder ganz verschütteten Durst, nehmen den Durst also auch dann nicht wahr, wenn sie ein Bedürfnis nach Flüssigkeiten oder sogar Anzeichen von Trockenheit haben. Der fehlende Durst bei diesen Mustern erklärt sich durch die angesammelte Feuchtigkeit, die dem Organismus fälschlicherweise signalisiert, dass keine weiteren Flüssigkeiten gebraucht werden, wie gesagt auch dann, wenn dies in Wahrheit gar nicht zutrifft. Dies gilt insbesondere dann, wenn die Feuchtigkeit zusammen mit Kälte auftritt, denn bei Feuchte-Hitze kann die bestehende Hitze so stark überwiegen, dass trotz allem Durst spürbar wird. Die Ansammlung von pathologischer Feuchtigkeit und das Fehlen von physiologischen Körperflüssigkeiten, sprich Feuchtigkeit *und* Trockenheit, können eben auch Hand in Hand gehen und tun dies bei einer Schwäche der Milz besonders häufig. Vergleichbar mit dem fehlenden Durst ist auch die Abneigung der meisten von innerer Feuchtigkeit betroffenen Menschen gegen feuchtes Wetter, feuchte Kleidung oder feuchte Räume.

Die Feuchte-Hitze in der Milz

Ähnlich wie bei Leber und Gallenblase handelt es sich bei Feuchte-Hitze in der Milz um eine Kombination von zwei Störfaktoren: Feuchtigkeit, also eine Ansammlung von trüben oder stagnierenden Substanzen, und Hitze, die oft von einer entzündlichen Reaktion herrührt. Ganz ähnlich wie bei Leber und Gallenblase kommen auch bei der Milz innere oder äußere Ursachen für dieses Muster in Frage. Beispiele im Sinne der Biomedizin können eine bakterielle

Fehlbesiedlung des Darms, ein Darmpilz oder eine chronisch entzündliche Darmerkrankung wie der Morbus Crohn sein. Bei all diesen Erkrankungen und allgemein bei allen Feuchte-Hitze-Mustern können Feuchtigkeit und Hitze unterschiedlich stark beteiligt sein. Das Spektrum reicht von sehr viel Feuchtigkeit mit ein wenig Hitze zu sehr viel Hitze mit ein wenig Feuchtigkeit.

Feuchte-Hitze ist ganz klar ein Fülle-Muster: die vorhandenen Störfaktoren Feuchtigkeit und Hitze behindern den regulären Ablauf der Körperfunktionen. Kommt die Feuchte-Hitze von außen, so beschränkt sich das Problem tatsächlich auf diese beiden Störfaktoren und eine Therapie wird dann erfolgreich sein, wenn sie entfernt werden können. Äußere Ursachen, meist mit einem mehr oder weniger akuten Verlauf, sind zum Beispiel die relativ häufigen Magen-Darm-Infekte, die in der TCM zu den "klimatischen" Einflüssen gezählt werden. Ein weiteres Szenario ist die Entstehung von Feuchte-Hitze durch eine falsche Ernährung, also durch sehr befeuchtende und gleichzeitig stark erhitzende Speisen, wie zum Beispiel fette und stark gewürzte oder scharf angebratene Speisen, reife Käsesorten und Wurstwaren oder alkoholische Getränke. Dies ist übrigens in der Therapie der einfachste Fall, denn man wird durch die Umstellung der Ernährung und den Verzicht auf die entsprechenden Speisen relativ rasch eine Verbesserung erzielen. In vielen Fällen aber spielen als Ursachen für die Entstehung von Feuchte-Hitze durchaus auch Leere-Muster eine große Rolle. Diese Leere-Muster bestehen dann im Hintergrund der Feuchte-Hitze fort und erschweren die Therapie. So kommt es sehr häufig durch einen Milz-Qi-Mangel zur Ansammlung von Feuchtigkeit. Die zum Muster gehörende Hitze hingegen stammt oft vom Funktionskreis Leber, entwickelt sich aus einer Leber-Qi-Stagnation und hat mit Frustration oder unterdrücktem Ärger zu tun. Oder aber sie entsteht mit der Zeit durch die Ansammlung der Feuchtigkeit selbst. Die Feuchtigkeit behindert und blockiert das Qi, wodurch erst eine lokale Qi-Stagnation und dann, vor allem bei Menschen mit einer starken Yang-Wurzel also Jugendlichen und jungen Erwachsenen, über die Zeit Hitze entsteht. Feuchte-Hitze-Muster, die im Inneren und vor dem

Hintergrund von Leere-Mustern entstehen, haben im Vergleich zu den äußeren Mustern eine längere Entstehungsgeschichte und einen chronischen Verlauf. Gleichgültig aber, ob die Feuchte-Hitze durch äußere oder innere Faktoren verursacht wird, hat sie immer eine stark negative Auswirkung auf das Milz-Qi und damit indirekt auf die Versorgung des gesamten Organismus mit Qi und Blut. Langfristig ist also wenigstens in der Folge von Feuchte-Hitze in der Milz immer mit der Entwicklung von Leere-Mustern zu rechnen.

Was die Behandlung bei diesem Muster schwierig macht, ist, dass es sich wie bereits erwähnt irgendwo zwischen sehr viel Feuchtigkeit und nur sehr wenig Hitze einerseits oder nur sehr wenig Feuchtigkeit und sehr viel Hitze andererseits bewegen und auch schwanken kann. Um die richtigen therapeutischen Maßnahmen zu wählen, ist es aber notwendig, jedem der beiden Störfaktoren das richtige Gewicht zu geben. Dies auch deshalb, weil es sich um zwei einander entgegengesetzte Faktoren handelt: die Feuchtigkeit ist yin, die Hitze yang. Die richtige Befundung bei Feuchte-Hitze-Mustern ist daher nicht einfach und braucht einige Erfahrung auch in der Beurteilung von Puls und Zunge. Die Behandlung eines Feuchte-Hitze-Musters muss dann zwischen Yin und Yang kalibrieren, zum Beispiel Mittel einsetzen, die gleichzeitig Feuchtigkeit ausleiten und Hitze klären.

Was die Behandlung dieses Musters in der Praxis außerdem besonders schwierig macht, ist die Tatsache, dass der Funktionskreis Milz trotz der Ansammlung von Feuchte-Hitze sehr sensibel auf kühlende oder ausleitende Speisen und Kräuter reagiert. Während man also bei Feuchte-Hitze-Mustern in anderen Funktionskreisen die Störfaktoren mit bisweilen recht starken Mittelchen über Stuhl oder Urin ausleiten kann, muss man bei der Milz immer sehr vorsichtig vorgehen, um deren Qi nicht noch mehr zu schwächen. Dies hat wohl auch damit zu tun, dass die Hitze sich bei der Milz nicht direkt aus deren Yang entwickelt. Während es bei den Funktionskreisen Leber und Herz einen fließenden Übergang gibt von einem sehr starken Yang (tatkräftige, expansive oder besonders gesellige und geschäftige Menschen) zu einem übermäßig starken Yang in Form von Hitze, so ist die Hitze in der Milz von Anfang an ein pathologischer Störfaktor, der – meist durch Stagnation - auch und gerade vor dem Hintergrund einer sehr schwachen Yang-Wurzel entsteht.

Die Symptome von Feuchte-Hitze in der Milz vereinen Zeichen für Feuchtigkeit und solche für Hitze. So ist eines der wichtigsten Symptome ein Durchfall, der in diesem Fall klebrig und übelriechend ist und ein Brennen am After hervorrufen kann. Der Stuhldrang ist (in der TCM wird dies der Hitze zugeschrieben) äußerst drängend und die Entleerungen können etwas Explosives an sich haben. Typisch für Feuchte-Hitze sind auch Auflagerungen auf dem Stuhl von Schleim (Feuchtigkeit) oder Blut (Hitze). Bei sehr starker Hitze kann es allerdings auch zu Verstopfung mit harten Stühlen kommen, da durch die Hitze die Körperflüssigkeiten vermindert werden. Weitere Zeichen für eine starke Beteiligung von Hitze sind ein meist ganztägiges und leichtes Fieber, ein generelles Hitzegefühl und ein relativ konzentrierter und spärlicher Urin. Bei stärkerer Hitze gibt es zudem oft Durst, eventuell auch ohne das Verlangen zu trinken, man hat also einen trockenen Mund, es braucht aber dennoch Überwindung um ausreichende Mengen an Flüssigkeit aufzunehmen.

Überwiegt hingegen die Feuchtigkeit, so fehlt der Durst meist ganz und der Urin kann trüb sein. Weitere Anzeichen für die am Muster beteiligte Feuchtigkeit sind ein unangenehmes Gefühl von Fülle und Dehnung im Bauch, das bei lokaler Stagnation des Qi auch zu Schmerzen anwachsen kann. Ganz allgemein gibt es ein Gefühl von körperlicher Schwere, das sich besonders im Kopfbereich auch mit Kopfschmerzen und psychisch mit einem Gefühl von Benommenheit sowie einer gewissen Lethargie zeigen kann. Der Funktionskreis Magen ist in diesem Muster zwar nicht unmittelbar betroffen, aber durch die Blockade der Milz wird auch seine Aufgabe, die Speisen nach unten weiterzuleiten, schwer bis unmöglich. Darauf kann er mit einer Umkehrung seines Qi reagieren (man spricht von rebellierendem Magen-Qi), also konkret mit Appetitlosigkeit, Übelkeit oder gar Erbrechen.

Feuchte-Hitze wandert gerne umher, ganz besonders zwischen den Funktionskreisen Milz, Leber und Gallenblase. Oft sind deshalb bei Feuchte-Hitze in einem dieser Bereiche auch die anderen mit davon betroffen. Es gibt auch einige Symptome für Feuchte-Hitze, die bei beiden Mustern auftreten können und eine Art von Schnittmenge dieser beiden Muster bilden. Dazu gehören die Gelbsucht (Ikterus) und ein übelriechender und grau, gelblich oder grünlich gefärbter Vaginalausfluss.

Der Schleim

Feuchtigkeit ist meist die erste Erscheinungsform von pathologischen Substanzen im Organismus, doch können sich diese Substanzen auch verändern und andere Formen annehmen. Das weitere Schicksal der Feuchtigkeit hängt dabei von der Konstitution des Einzelnen, von weiteren vorhandenen Störfaktoren (Hitze, Kälte, Trockenheit…) sowie vom Faktor Zeit ab. Die Feuchte-Hitze als eine Form von pathologischen Substanzen haben wir bereits kennengelernt. Eine weitere Gruppe wird unter der Bezeichnung "Schleim" zusammengefasst, der durchaus anfechtbaren Übersetzung des chinesischen *tan*. Die Bezeichnung Schleim ist sehr weit gefasst und benennt komplexe und vielschichtige pathologische Phänomene. Gemeint sind feste, zähe und sehr schwer zu mobilisierende Rückstände und Schlacken unterschiedlicher Herkunft und Natur. Feuchtigkeit, Wasser und unter bestimmten Umständen auch Körperflüssigkeiten können sich nach einer entsprechenden Verdichtung als Schleim manifestieren. Sehr oft spielen bei diesem Prozess der Verdichtung Hitze oder Zeit eine entscheidende Rolle. Nach Hausfrauenart können wir uns Schleim deshalb auch wie die eingetrockneten (Zeit) oder angebrannten (Hitze) Speisereste in einem Kochgeschirr vorstellen. Schleim muss also immer erst gelöst und mobilisiert werden, was nicht so leicht gelingt wie das Ausleiten von Feuchtigkeit.

Ein weiterer Unterschied zwischen Feuchtigkeit und Feuchte-Hitze auf der einen und Schleim auf der anderen Seite ist, dass Schleim sich zusammen mit dem Qi bewegen und so den gesamten Körper erreichen kann, während die Formen von Feuchtigkeit schwer und träge sind und sich vorwiegend in der unteren Körperhälfte ansammeln (mit einigen Ausnahmen, zum Beispiel der Feuchte-Hitze, die die Haut betrifft). Die Auswirkungen von Schleim können jedes Organ und jede Art von Gewebe auch in der oberen Körperhälfte betreffen, ja sogar das Gehirn. Was Feuchtigkeit, Feuchte-Hitze und Schleim vereint, ist hingegen die Tatsache, dass es sich um Substanzen handelt (bei manchen Formen von Schleim müsste man ergänzen "Substanzen im weitesten Sinne"), die keine physiologische Funktion haben und die Bewegungen des Qi behindern oder gar blockieren.

Die Manifestation von Schleim ist nicht an ein bestimmtes Störungsmuster gebunden. Im Prinzip kann beinahe jedes Muster zur Ausbildung von Schleim beitragen und Anzeichen für Schleim können auch praktisch jedes Störungsmuster begleiten. Dementsprechend kann das Auftreten von Schleim auch nicht einzelnen Funktionskreisen zugeschrieben werden. Dass der Schleim hier, im Kapitel über den Funktionskreis Milz erwähnt wird, hat deshalb allein mit seinem Ursprung zu tun, nicht mit seinen Manifestationen oder Auswirkungen. Wie auch die Feuchtigkeit entsteht er sehr oft in Folge einer ungesunden Ernährung oder einer unvollständigen Umwandlung von Speisen und Getränken aufgrund einer Schwäche der Milz.

Es heißt in der TCM, die Wurzel des Schleims liege in der Niere (in diesem Zusammenhang weil das Nieren-Yang dem Verdauungsfeuer seine Unterstützung versagt), er entstehe in der Milz und sammle sich in der Lunge. Konkret benennt dieser Spruch den „äußeren" Schleim, der sich im Funktionskreis Lunge, entlang der Atemwege ansammelt und - daher die Bezeichnung äußerer Schleim - durch Spucken, Husten oder Schnäuzen ausgeworfen werden kann. Der äußere Schleim wird im Kapitel über den Funktionskreis Lunge näher besprochen. Die zweite Erscheinungsform von Schleim ist der sogenannte "innere" Schleim, auch dieser sehr oft das langfristige Resultat einer mangelhaften

Umwandlung von Speisen und Getränken. Während man den äußeren Schleim auswerfen kann, bleibt der innere normalerweise im Körper verborgen. Er kann sich überall im Körper ablagern, in allen Körperteilen und Geweben, in Haut, Muskeln und Gelenken, Blutgefäßen, Nerven, im Gehirn und in allen anderen Organen. Die Erscheinungsformen von innerem Schleim sind dabei extrem unterschiedlich und werden in verschiedenen Texten auch nicht immer ganz einheitlich beschrieben. Ein Knoten kann als innerer Schleim beschrieben werden, ebenso ein Tumor, eine arteriosklerotische Plaque, ein Stein oder die Ablagerungen in einem Gelenk. Noch abstrakter und schwieriger wird das Thema, wenn wir es auf den unsichtbaren (bisweilen auch "nicht substantiell" genannten) Schleim ausweiten. Im Unterschied zu den eben genannten pathologischen Substanzen ist der unsichtbare innere Schleim nicht anders beschaffen, als das ihn umgebende Gewebe selbst. Es handelt sich also um eine Art von unsichtbarer Blockade, die die Zirkulation von Qi und Blut behindert. Unsichtbarer Schleim kann zu Schwindel, Lähmungen oder Taubheit führen oder er kann "die Herzöffnungen verstopfen" und so zu psychischen Störungen führen, um die wichtigsten Beispiele anzuführen.

Es stellt sich vielleicht die Frage, was alle diese in Erscheinungsform und Symptomatik so unterschiedlichen Formen von Schleim miteinander vereint. Der Grund dafür, dass sie in der TCM alle in eine Schublade gesteckt werden, auf der "Schleim" steht, liegt wohl in ihrer engen Verwandtschaft, was Ursachen, Entstehung und vor allem Behandlung betrifft. So haben alle Formen von Schleim, vom banalen Rotz über das hartnäckige Übergewicht zur arteriosklerotischen Plaque, ihren Ursprung in trüben, stagnierenden und schließlich verfestigten Flüssigkeiten oder Feuchtigkeit. Innerer und äußerer Schleim müssen nicht unbedingt zusammen auftreten, öfters aber kann Schleim im Funktionskreis Lunge auf eine Ansammlung von innerem Schleim hinweisen. Außerdem - und dies dürfte ein sehr wichtiger gemeinsamer Nenner aller Formen von Schleim sein - sind die Heilmittel und therapeutischen Methoden, die bei diesen Störungen eine Besserung bewirken, in sehr vielen Fällen dieselben, insbesondere was die Auswahl von Heilkräutern und Nahrungsmitteln betrifft.

Die Chinesische Medizin hat mehr oder weniger wirksame Methoden und Mittel gefunden, um der Ansammlung von Schleim entgegenzuwirken. Dennoch muss ich vor allem aus der Sicht einer Ernährungsberaterin sagen, dass der allerbeste Umgang mit Schleim eindeutig ein präventiver ist, sprich: seine Entstehung möglichst von vornherein zu verhindern.

Das Nachdenken ist die Emotion der Milz

Die der Milz zugeordnete Emotion kann am Ehesten als Denken, Nachdenken oder – in der krankhaften Ausprägung – als Grübeln übersetzt werden. Damit verbunden gehören zum Einflussbereich der Wandlungsphase Erde auch die Vernunft und das Lernen. Wie merkwürdig, werden sich viele denken, dass in der chinesischen Medizin etwas unter „Emotion" läuft, was nach unseren westlichen Maßstäben geradezu als das Gegenteil von Gefühlen gilt. Aber „Emotion" beschreibt hier den Ausdruck des Qi der einzelnen Funktionskreise. Das Denken und gedankliche Ordnen ist als emotional-geistige Fähigkeit der Ausdruck des Qi des Funktionskreises Milz, ebenso wie zum Beispiel die Fähigkeit, sich selbst Raum zu verschaffen, der emotionale Ausdruck der Leber ist.

Der Zusammenhang zwischen dem Nachdenken und der Milz spiegelt sich sehr konkret darin, dass Denken Qi benötigt und verbraucht. Wir wissen heute, dass das Gehirn für seine Versorgung mit Energie auf den Blutzucker angewiesen ist. Ein konstanter und ausreichender Blutzuckerspiegel ist für die Leistungsfähigkeit des Gehirns also von großer Bedeutung. Die Bereitstellung von Energie über den Blutzucker und dessen Konstanterhaltung fallen nach der TCM in den Aufgabenbereich des Funktionskreises Milz. Dass das Denken auf die Milz schlägt, spüren wir deshalb daran, dass wir von Denkarbeit richtig müde werden und oft auch Heißhunger auf Süßes auftreten kann, Zeichen einer vorübergehenden Schwäche des Qi im Allgemeinen und des Milz-Qi im Besonderen.

Dauern die Phasen konzentrierten Denkens zu lange, so kann aus der vorübergehenden Schwäche ein anhaltender Milz-Qi-Mangel werden. In anderen Worten: übermäßiges Denken schwächt den Funktionskreis Milz. Dabei bleibt das Milz-Qi sozusagen stecken, weshalb man auch sagt, übermäßiges Denken „verknotet" das Qi. In der Folge kann der Funktionskreis Milz seine Aufgaben nicht mehr ausreichend erfüllen, es leidet also häufig auch die Verdauung. Oft kann man diese Art der Störung bei fleißigen Schülern und Studenten beobachten oder ganz allgemein bei Intellektuellen. Allerdings ist für die negative Wirkung von übermäßigem Denken das Resultat des Nachdenkens gleichgültig. Auch und gerade ziel- und zweckloses Denken wirkt ermüdend, weshalb die Milz auch bei Menschen leidet, die ständig grübeln, ohne dabei auf einen grünen Zweig zu kommen.

Ist die Milz schwach, verfügt sie also über wenig Qi oder leidet unter einer Ansammlung von Feuchtigkeit, so kann die Fähigkeit zu denken beeinträchtigt sein. Die Person ist deshalb natürlich nicht minder intelligent, doch kann sie sich schlecht oder nur kurze Zeit konzentrieren, ermüdet bei Kopfarbeit sehr schnell und die Gedanken erreichen nur selten die nötige Klarheit, bleiben verschwommen und wirr. Auch die Angewohnheit zu grübeln kann Folge einer Milz-Schwäche sein. Es ist, als hätte die Milz keinen Boden unter den Füßen und nicht die Kraft, sich aus dem Wirrwarr angefangener Gedanken zu erheben und einen einzelnen Gedanken zu Ende zu bringen. Um gut denken zu können, müssen wir uns deshalb auch richtig ernähren. Ein Milz-Qi tonisierendes Frühstück wäre für eine erfolgreiche Schulkarriere meist hilfreicher als viele Nachhilfestunden.

Sehr gut kann man diese Funktion der Milz durch die Bewegung veranschaulichen, die das Qi der Milz beim Denken vollführt. In der Dynamik des Denkens spiegelt sich der Qi-Mechanismus unserer Mitte wider: die Milz ist dafür zuständig, die reinen Anteile aus Speisen und Getränken herauszufiltern und nach oben zu leiten, während der

Magen die unreinen Bestandteile nach unten leitet. Nun können wir uns gut vorstellen, dass die Funktion der Milz im Bereich des Denkens dieser ihrer verdauenden Funktion ähnelt. Informationen und Eindrücke werden von ihr im wahrsten Sinne des Wortes „verdaut": sie werden geordnet und unterteilt, Brauchbares wird gespeichert und sich angeeignet, Unbrauchbares wird beiseite geräumt und vergessen. Eine schwache Milz kann auch gedanklich Reines nicht mehr von Unreinem, Nützliches nicht mehr von Unnützem trennen: die Gedanken drehen sich im Kreis und bleiben unverdaut liegen.

Der Funktionskreis Magen

Der Magen ist derjenige yang-Funktionskreis, der zu den größten Ehren gelangt. Im Unterschied zu den anderen „hohlen" Organen (nämlich Dick- und Dünndarm, Blase und Gallenblase) spielt der Magen eine relativ bedeutende Rolle in der Muster-Differenzierung. Magen und Milz bilden ein Duo, das sehr eng zusammenarbeitet und unmittelbar voneinander abhängt. Die Aufgabe des Magens ist es, Speisen und Getränke aufzunehmen, sie zu zerkleinern und mit dem Verdauungsprozess zu beginnen. Der Einflussbereich des Magens beginnt bereits im Mund: die Funktionen von Zähnen, Speichel und Speiseröhre gehören in der TCM zum Funktionskreis Magen, das Kauen und Einspeicheln der Speisen im Mund ist ein wichtiger Aspekt der Magenfunktion. Der anatomische Magen bildet mit seinen Funktionen natürlich das Herzstück dieses Funktionskreises. Dieser leitet die vorverdauten Speisen nach unten an die Milz (also anatomisch an den Dünndarm) weiter.

In der Pathologie des Magens können wir wie bei kaum einem anderen Funktionskreis das Zusammenspiel von Yin- und Yang-Wurzel beobachten. Jeder Funktionskreis, jede Zelle und auch der gesamte Organismus besitzen diese beiden Wurzeln und damit ein inneres Gleichgewicht zwischen Yin und Yang. Beim Magen steht das Yang für die Produktion von aktiven Verdauungssäften und für die Kraft und Wirksamkeit seiner Peristaltik. Ist das Yang des Magens schwach, so sind die aktiven Substanzen in den Verdauungssäften, die er produziert, zu spärlich, die Magensäfte also insgesamt zu wenig wirksam. Wir haben es dann aus der Sicht der Biomedizin unter anderem mit einem untersäuerten Magen zu tun. Was die Dynamik betrifft, hängt ein schwacher Magen im Bauch wie ein schlaffer Sack. Bei einem Übermaß des Yang hingegen sind die Verdauungssäfte zu wirksam, zu konzentriert oder zu sauer und die Dynamik des Magens ist übersteigert, weshalb er ständig rumort oder krampft.

Das Yin steht beim Magen für die Fähigkeit, die Schleimhäute in Mund und Speiseröhre zu nähren, sie feucht zu halten und sie im Magen durch die Produktion von Schleim vor den aggressiven Magensäften zu schützen. Außerdem ist das Yin des Magens wichtig, wenn es darum geht, das Yang dieses Funktionskreises zu kontrollieren und gegebenenfalls zu zügeln, zwischen zwei Mahlzeiten zu ruhen und sich vor allem nachts zu regenerieren. Ist das Yin zu schwach, so haben wir einen „trockenen", nervösen Magen, dessen Schutzfunktion nicht ausreicht, weshalb er dazu tendiert, sich im wahrsten Sinne des Wortes selbst zu verdauen. Sehen wir uns nun die wichtigsten Magen-Muster im Detail an.

Der Magen-Qi-Mangel

Der Magen benötigt viel Qi, um die Speisen aufzunehmen, zu zerkleinern, anfänglich zu verdauen und dann weiter zu befördern. Dennoch ist der Magen prinzipiell ein Funktionskreis, der eher zu Hitze oder Trockenheit tendiert als zu einer Schwäche der Yang-Wurzel, weshalb ein Magen-Qi-Mangel wohl nicht das häufigste Ungleichgewicht dieses Funktionskreises ist (jedenfalls nicht hierzulande und heute). Der Magen hält einiges aus und steckt einiges weg, es ist nicht so einfach, ihn ermüden zu lassen. Eine Ursache für ein schwaches

Magen-Qi sind ganz allgemein das Alter (sowohl bei Kleinkindern als auch bei älteren Menschen) sowie lange, zehrende Krankheiten. Was dem Magen-Qi aber am meisten zusetzt, sind Unter- und Mangelernährung, vor allem bei einer unzureichenden Zufuhr von Proteinen, die ganz allgemein eine Schwächung der Yang-Wurzel mit sich bringt. Meiner Erfahrung nach findet sich ein ausgeprägter Magen-Qi-Mangel auch besonders häufig bei Menschen, die eine Magersucht oder eine Ess-Brech-Sucht hinter sich haben. Der Grund dafür ist wohl zum einen die zeitweilige Unterernährung, zum anderen das häufige Erbrechen, bei dem jedes Mal das Magen-Qi nach oben gelenkt und dadurch zerstreut wird, was auf die Dauer zu einer anhaltenden Schwäche führen kann. Eine sehr alltägliche und leider weit verbreitete Art, das Magen-Qi in seiner Entfaltung zu stören und dadurch auch nachhaltig zu schwächen, ist es außerdem, sich aus welchem Grund auch immer die Freude am Essen vermiesen zu lassen oder selbst zu vermiesen. Ob aus Diätwahn oder aus anderweitigen übertriebenen Bedenken: wenn einem beim Essen der Appetit vergeht, kann man davon ausgehen, dass auch das Magen-Qi mitleidet.

Ist das Magen-Qi schwach, so fehlt dem Funktionskreis die Kraft, die Speisen ordentlich vorzuverdauen und nach unten weiterzuleiten. Die Speisen bleiben also im schlimmsten Fall halb verdaut einige Zeit im Magen liegen. Dadurch entstehen auch die für dieses Muster typischen Symptome: ein flaues, unangenehmes Völlegefühl im Oberbauch, das sich unter Umständen bis zur Übelkeit steigern kann. In letzterem Fall entwickeln sich eine Nahrungsstagnation und in der Folge rebellierendes Magen-Qi, die beide später näher beschrieben werden. Im Unterschied zu dem Völlegefühl, das durch eine Schwäche des Milz-Qi verursacht wird, sitzt dieses hier höher im Bauchraum und entwickelt sich nicht erst einige Stunden nach einer Mahlzeit, sondern während oder unmittelbar nach dem Essen. Sehr häufig ist bei diesem Muster auch ein Nachlassen des Appetits. Die betroffene Person hat das Gefühl, der Magen sei verschlossen, es habe nur sehr wenig darin Platz. Nach einer vollständigen Mahlzeit braucht es zudem sehr lange, bis der Magen sich wieder entleert, bis also wieder Appetit oder Hunger aufkommen.

Wie bei allen Formen von Qi-Mangel kann es auch bei diesem Muster zu einem Gefühl von Müdigkeit und Schwäche kommen, hier typischerweise in Form einer anhaltenden Müdigkeit in den ersten Morgenstunden. Da der Magen eine für die Milz sehr wichtige Vorarbeit leistet, wird diese, was die Verdauung anbelangt, bei einer Schwäche des Magens leicht überfordert. Aus diesem Grund werden häufig auch weiche Stühle und Durchfall (eigentlich Anzeichen für eine Schwäche der Milz) mit diesem Magen-Muster auftreten.

Die Magen-Hitze

Liebt der Funktionskreis Milz Wärme und Trockenheit, so fürchtet der Magen genau diese beiden, denn er tendiert sehr stark dazu, allzu heiß und trocken zu werden. Die Magen-Hitze (bisweilen wird differenziert und in extremeren Fällen von Magen-Feuer gesprochen) wird häufig durch ein Zuviel an stark erwärmenden Speisen und Getränken verursacht, so zum Beispiel durch Kaffee, hochprozentige alkoholische Getränke, scharfe Gewürze, gegrilltes, geräuchertes oder gepökeltes Fleisch, Wurstwaren, aber auch durch das Rauchen. Es kommt ja alles, was wir schlucken, zuallererst und unweigerlich mit dem Magen in Kontakt, weshalb dieser Funktionskreis besonders unmittelbar den Wirkungen von Speisen und Getränken ausgesetzt ist. Die oben aufgezählten Speisen und Getränke wärmen den Magen, stimulieren sein Yang, aktivieren ihn also. Einige aus der Liste können daher bei einem müden oder kalten Magen (also bei einem Magen-Qi-Mangel oder bei in den Magen eingedrungener Kälte) mit Erfolg eingesetzt werden. Bei einem bereits allzu aktiven Magen aber, wie es bei diesem Muster der Fall ist, sind sie absolut kontraindiziert.

Ebenso häufig wie von einer falschen Ernährung stammt die Hitze im Magen aus dem Funktionskreis Leber, wohl überhaupt der größte Generator von pathologischer Hitze im gesamten Organismus. Der Mechanismus dahinter ist entweder eine Leber-Qi-Stagnation, die zur Entwicklung von Hitze führt, oder eine ausgewachsene Leber-Hitze. Diese Störungsmuster greifen besonders häufig auf den benachbarten Magen über, so wie ganz allgemein ein großer Teil aller Magen-Muster durch Störungen im Funktionskreis Leber mitverursacht werden. Die Biomedizin würde in vielen dieser Fälle von psychosomatisch bedingten Magenleiden sprechen, weil die Probleme im Funktionskreis Leber ja meist mit emotionaler Anspannung oder Stress zu tun haben. Aus der Sicht der TCM hingegen macht die Bezeichnung als psychosomatisch in Bezug auf einzelne Erkrankungen nicht viel Sinn, da Ungleichgewichte und Störungen praktisch immer psychische *und* somatische Aspekte aufweisen.

Eine weitere und nicht so seltene Ursache für die Entstehung von Magen-Hitze ist Kälte. Die Entstehung von Hitze durch Kälte ist ein Phänomen, das sich in unterschiedlichen Zusammenhängen beobachten lässt: eine durch äußere Kälte verursachte Blasenentzündungen ist ein Beispiel, aber auch wenn die Hände anschwellen und rot anlaufen, nachdem sie zuerst blau gefroren waren. In den Magen kann die Kälte von außen eindringen oder mit kalten Speisen und Getränken direkt in den Magen geschleust werden. Ob der Magen mit einer reaktiven Hitze darauf reagiert oder im Gegenteil beim Versuch, die Kälte auszugleichen, sein gesamtes Yang aufbraucht und selbst abkühlt, hängt dabei von Konstitution, Alter und innerem Gleichgewicht des Einzelnen ab.

Hitze oder Feuer sind Störfaktoren mit Yang-Charakter, das heißt, wir haben es hier mit einem Yang-Fülle-Muster zu tun. Es zeigt sich durch ein Überschießen der aktiven Funktionen des Magens: er ist zu sauer und bewegt sich zu stark. Solange das Gleichgewicht nicht völlig entgleist, fällt ein solch „heißer" Magen vor allem dadurch auf, dass er seine Arbeit sehr schnell verrichtet. Bereits kurze Zeit nach einer vollständigen Mahlzeit hat er sich wieder entleert, brummt lautstark und verlangt nach mehr. Menschen mit einem heißen Magen sind schnelle, meist auch gierige Esser, denen auch ein vollständiges Menu nicht lange etwas anhaben kann. Oft müssen sie zwischen den Hauptmahlzeiten noch etwas essen oder sogar nachts aufstehen und etwas zu sich nehmen, weil der Magen sich nur so beruhigen lässt. „Heißhunger" hat also nach der TCM tatsächlich mit Hitze zu tun.

Aber wird die Hitze zu stark, so kippt das Gleichgewicht irgendwann. Dann können wie bei allen Magen-Mustern Übelkeit und Erbrechen auftreten, also Zeichen für ein nach oben rebellierendes Magen-Qi. Bei einer Magen-Hitze liegt das Gegessene allerdings vor dem Erbrechen nicht stundenlang im Magen. Ein "heißer" Magen reagiert auch in diesem Fall schneller: das Erbrechen erfolgt bald nach der Mahlzeit, die Speisen sind meist noch unverdaut, das Erbrochene sehr sauer. Auch ein Schmerz in der Magengegend kann bei diesem Muster auftreten und aufgrund der Hitze (und der sehr sauren Magensäfte) ist es typischerweise ein brennender Schmerz oder ein Sodbrennen, das sich durch die oben angeführten wärmenden Speisen und Getränke spürbar und unmittelbar verschlimmert. Das Magen-Yang (auch das übermäßige in diesem Muster) wird durch das Essen aktiviert, weshalb die Symptome bei einer Magen-Hitze normalerweise durch das Essen ausgelöst oder verstärkt werden.

Da der Mund zum Funktionskreis Magen gehört, zeigt sich eine Magen-Hitze sehr häufig auch hier und zwar mit Symptomen, die für ein starkes Yang typisch sind: Trockenheit, ein bitterer Mundgeschmack oder auch übler Mundgeruch, starker Durst und Lust auf kühle Getränke. Heiße Getränke werden abgelehnt, was jeder gut nachvollziehen kann, der einmal mit einem Sonnenbrand heiß geduscht hat. Weitere Symptome sind Aphten im Mund sowie Rötung und Bluten des Zahnfleischs. Außerdem können als Zeichen der Hitze Unruhe, Schlafstörungen und Verstopfung mit trockenem, hartem Stuhl auftreten und der Puls kann beschleunigt sein.

Meist mündet dieses Ungleichgewicht nach einiger Zeit in einen Magen-Yin-Mangel, da die anhaltende Hitze das Yin des Magens verletzt. Wie in anderen Funktionskreisen auch ist der Übergang von einer Yang-Fülle zu einer Yin-Leere als eine Verschlechterung und Chronifizierung der Situation zu deuten; die Behandlung wird damit um einiges schwieriger und langwieriger.

Der Magen-Yin-Mangel

Ebenso wie die Hitze fürchtet der Magen die Trockenheit. Ein Yin-Mangel steht für die Unfähigkeit des Magens, ein feuchtes, „kühles" Ambiente beizubehalten, welches in seinem besonderen Fall gerade zum Schutz der Schleimhäute so wichtig ist. Ebenso wichtig ist das Yin dafür, dass der Magen zwischen zwei Mahlzeiten und nachts zur Ruhe kommt und sich regenerieren kann. Bei einem Magen mit einem schwachen Yin haben diese Erholungspausen keine ausreichende Wirkung mehr. Durch die fehlende Kühlung entsteht Hitze, die in der TCM Leere-Hitze genannt wird. Handelt es sich bei der Magen-Hitze noch um ein Fülle-Muster, so haben wir es bei einem Yin-Mangel mit einem Leere-Muster zu tun: die Hyperaktivität hat hier nicht mit einem übermäßig starken Yang zu tun, sondern mit der Unfähigkeit des Yin, die aktiven Prozesse abzufangen und zu drosseln. Sehr häufig gibt es in der Praxis einen gleitenden Übergang zwischen diesen beiden Mustern. Es beginnt bei jungen Erwachsenen mit einer Yang-Fülle. Die Hitze schädigt und konsumiert über die Jahre das Yin des Magens, bis dann in fortgeschrittenem Alter ein ausgewachsener Magen-Yin-Mangel vorliegt. Dieses Fortschreiten von einem Fülle- zu einem Leere-Muster entspricht dem langsamen Übergang von akuten Störungen zu einem chronischen Leiden und von einer relativ leicht behandelbaren Situation zu einer Schwäche, die sehr viel längerer und geduldigerer Behandlung bedarf. Man kann also nicht deutlich genug sagen, wie wichtig es ist, ein solches Ungleichgewicht gleich am Beginn seiner Entwicklung abzufangen.

Neben der Hitze gibt es weitere Faktoren, die das Yin des Magens in Schwierigkeiten bringen können und die durch die heutigen Lebensgewohnheiten sehr weit verbreitet sind. Zum einen sind es trockene Speisen oder Backwaren wie Brote, Kekse, Pizza und ähnliches, die das Magen-Yin nicht genügend unterstützen und es so auf Dauer schwächen. Leider ist es nicht immer eine ausreichende Gegenmaßnahme, zu solchen Speisen zu trinken. Die Erfahrung zeigt: der Magen reagiert ungleich besser auf suppige, saftige, möglichst weichgekochte und wässrige Speisen als auf trockene, knusprige Backwaren, zu denen etwas getrunken wird. Auch bestimmte Medikamente haben eine sehr negative Wirkung auf das Magen-Yin, aus biomedizinischer Sicht vor allem auf die Magenschleimhaut.

Eine weitere, sehr häufige Ursache für eine Schwäche des Magen-Yin ist, dass der Magen nicht ausreichend zur Ruhe kommt, sich sein Yin also nicht regenerieren kann. Das kann durch zu viele Mahlzeiten am Tag, durch ständiges Naschen aber auch ganz banal durch Kaugummikauen passieren. Auch sehr fetthaltige Speisen sind in diesem Fall ungünstig, da sie eine besonders lange Verweildauer im Magen haben, ihn also dazu zwingen, über viele Stunden hin aktiv und sauer zu sein. Besonders ungünstig ist natürlich die Kombination von Fett und scharfen, den Magen reizenden und erhitzenden Gewürzen. Besonders schwerwiegend ist es außerdem, wenn der Magen in einer Zeit zum Arbeiten gezwungen wird, in der sich sein Yin eigentlich gegen das Yang durchsetzen und er sich regenerieren sollte, also in den späten Abendstunden und nachts. Der Hauptgrund dafür, dass der Magen auch nachts zur Aktivität gezwungen wird, ist ein schwer verdauliches oder sehr spätes Abendessen.

Ein Magen-Yin-Mangel setzt sich im Prinzip aus zwei Faktoren zusammen. Zum einen ist da die Trockenheit, also das Fehlen von Säften und von Schleim, was im Fall des Magens immer auch mit einem mangelnden Schutz einhergeht. In diesem Sinn zeichnet sich das Muster durch einen trockenen Mund, trockene Lippen und Verstopfung mit trockenem Stuhl aus. Wie immer bei einem Yin-Mangel ist der Durst dabei meist gedrosselt, die betroffene Person trinkt, wenn überhaupt, nur in kleinen Schlucken. Dies ist auch ein Unterscheidungsmerkmal gegenüber einer Magen-Hitze, die fast immer mit starkem Durst und hastigem Trinken von erfrischenden Getränken einhergeht. Typisch für einen Yin-Mangel ist bei diesem Muster auch die Tatsache, dass die Trockenheit von Mund und Lippen vor allem am späten Nachmittag, abends und nachts auftritt, also dann, wenn das Yin eigentlich in den Vordergrund treten sollte.

Der zweite Faktor ist der relative Überschuss des Yang, der bei diesem Muster zu Symptomen führt, welche denen einer Magen-Hitze stark ähneln. Da es sich hier um ein Leere-Muster handelt, sind die Symptome allerdings im Vergleich weniger stark ausgeprägt. Es kann ein meist leichter, brennender Schmerz im Oberbauch auftreten, ein unangenehmes Druckgefühl in der Magengegend, Übelkeit und "trockenes" Erbrechen, außerdem Entzündungen, Schwellungen und Bluten des Zahnfleisches. Typisch für dieses Muster ist auch ein Magen, der sich öfters auf unangenehme Weise hungrig oder unruhig anfühlt, obwohl gleichzeitig der Appetit fehlt oder es beim Essen rasch zu Völlegefühl und Übelkeit kommt.

Im Unterschied zu anderen Yin-Mangel-Mustern, bei denen die typischen Symptome für Leere-Hitze (Nachtschweiß, abendlich-nächtliches Hitzegefühl, Hitze an den fünf Zentren, gerötete Wangen) durchwegs eine große Rolle spielen, müssen diese Zeichen beim Funktionskreis Magen nicht unbedingt auftreten. Es kann durchaus auch einen Magen-Yin-Mangel ohne diese typischen Anzeichen für Leere-Hitze geben.

Die Nahrungsstagnation im Magen

Der Magen hat als hohles Organ die Funktion, Nahrung aufzunehmen, sie zu zerkleinern und anfänglich zu verdauen und dann nach unten, an die Milz weiterzuleiten. Jede wie auch immer geartete

Störung des Magens kann dazu führen, dass das Weiterleiten der Nahrung beeinträchtigt wird und sie liegenbleibt. Ganz gleich ob der Magen zu schwach ist, um seine Aufgabe zu erfüllen, oder ob ein Störfaktor seine Arbeit blockiert, das Resultat ist oft Stillstand, wo es Dynamik bräuchte. Ein Magen-Qi-Mangel, Magen-Hitze, ein Magen-Yin-Mangel oder aber in den Magen eingedrungene Kälte können allesamt zu einer Stagnation der Nahrung im Magen führen. Auch ein Übergriff von Seiten der Leber – meist bei Stress oder angestauten Emotionen - ist eine häufige Ursache für dieses Muster. Außerdem ungeeignete Speisen, wobei es sowohl an der mangelnden Qualität als auch an einer übermäßigen Menge liegen kann, die die Kapazitäten des Magens übersteigt. Bei Babys und Kindern im Vorschulalter kommt es besonders leicht zu Nahrungsstagnation im Magen, bedingt durch die relative Unreife des Verdauungssystems. Je älter die Kinder werden, desto stärker werden Milz- und Magen-Qi und desto seltener solche Beschwerden.

Die Nahrungsstagnation im Magen ist also genau genommen kein eigenes, unabhängiges Muster, sondern tritt immer in Folge einer anderen Störung des Magens auf. Dementsprechend ist die Beseitigung der Nahrungsstagnation als therapeutisches Ziel meist nur der erste Schritt, dem, will man dem Übel an die Wurzeln gehen, weitere folgen müssen. Eine überaus wirksame, wenn auch unangenehme Lösung für das Problem Nahrungsstagnation im Magen hat der Körper selbst parat: das Erbrechen. Ist das Problem allein durch ungeeignete oder übermäßige Speisen entstanden, so kann es durch das Erbrechen definitiv gelöst werden. Doch handelt es sich hierbei um eine Notbremse des Organismus und selbstverständlich keine Dauerlösung.

Eine Stagnation von Speisen im Magen macht sich zunächst einmal ganz konkret durch ein Völlegefühl und einen verminderten Appetit bemerkbar. Bleiben die Speisen länger liegen, so bildet sich Hitze oder Schleim-Hitze (die Speisen beginnen schlicht und einfach zu gären und zu faulen) und es entsteht ein übler Mundgeruch. Die Folge einer Nahrungsstagnation kann außerdem ein nach oben rebellierendes

Magen-Qi sein, wie es im folgenden Kapitel beschrieben wird. Wenn sich das Magen-Qi nach oben richtet, kommt es zu Übelkeit und Brechreiz. Das Erbrechen ist, wie bereits gesagt, die letzte Strategie des Organismus, um den zunehmend unverdaulichen Speisebrei wieder loszuwerden. Das Erbrechen geschieht bei einer Nahrungsstagnation im Magen mehrere Stunden nach einer Mahlzeit, bisweilen sogar zur Verwunderung der Betroffenen, die die längst verdaut geglaubte Mahlzeit im Erbrochenen wiederfinden. Das Erbrochene ist typischerweise sehr übelriechend und nach dem Erbrechen geht es den Betroffenen sofort sehr viel besser.

Eine meist leichte Form von Nahrungsstagnation im Magen zeigen viele Menschen morgens. Da das Verdauungssystem in den Nachtstunden weniger stark ist und es dem Organismus auch schwer fällt, das Schlafen (yin) und das Verdauen (yang) gleichzeitig zu bewerkstelligen, bleibt ein zu spätes und zu schwer verdauliches Abendessen häufig auf halber Strecke liegen. Die Folge sind ein morgendlicher Appetitmangel, eventuell und vor allem beim Gedanken an Essen sogar eine leichte Übelkeit, eine dick belegte Zunge und ein übler Mundgeruch.

Übrigens können Nahrungsbrei oder Stuhl auch im Dünn- oder Dickdarm stagnieren, in der TCM werden diese Störungen aber seltener als eigenes Muster beschrieben. Naturgemäß muss eine solche Nahrungsstagnation nicht nach oben durch Erbrechen, sondern nach unten über den Stuhl aufgelöst werden. Der Stuhl ist in diesem Fall typischerweise auffallend übelriechend, es kann je nach dem Vorhandensein von Feuchtigkeit oder Hitze sowohl zu Durchfall als auch zu Verstopfung kommen.

Das rebellierende Magen-Qi

Das Magen-Qi hat eine absenkende, nach unten gerichtete Wirkrichtung, ganz im Unterschied zum Milz-Qi, welches nach oben wirkt. Magen und Milz wirken so in die jeweils entgegengesetzte Richtung, in einem Zusammenspiel, das harmonisch sein sollte. Das Absenken von Seiten des Magens beginnt mit dem Schlucken, regelt die Abgabe des vorverdauten Speisebreis vom Magen an den anatomischen Dünndarm und den Weitertransport der unreinen Anteile der Nahrung weiter bis in den Dickdarm. Ab dort geht das Kommando dann an die beiden Funktionskreise der Wandlungsphase Metall, den Dickdarm und unterstützend die Lunge. Kann das Magen-Qi nicht nach unten wirken und die zu verdauenden Speisen nicht dorthin weiterleiten, so kehrt es seine Richtung um und rebelliert nach oben. Diese Umkehrung kann durch unterschiedliche Störungen verursacht werden: durch eine zu große Menge an Speisen, durch verdorbene Speisen, durch Qi-Mangel des Magens und daraus resultierende Nahrungsstagnation, durch Hitze, Kälte oder die Ansammlung von Schleim im Magen. Das rebellierende Magen-Qi ist also ebenso wie die Nahrungsstagnation im Magen kein unabhängig auftretendes Muster, sondern eigentlich ein Symptom, welches die unterschiedlichsten Muster begleiten kann.

Häufig liegt die Ursache für ein rebellierendes Magen-Qi auch nicht im Funktionskreis Magen selbst, sondern in seinem aufdringlichen Nachbarn, dem Funktionskreis Leber. Stagnierendes Leber-Qi greift häufig auf den Magen über und stört die harmonische Bewegung von dessen Qi. Die betroffene Person beobachtet dann, dass die Magenprobleme immer dann auftreten oder schlimmer werden, wenn auch Anspannung und Stress zunehmen. Dass das Magen-Qi von einem stagnierenden oder gestörten Leber-Qi sehr leicht in Mitleidenschaft gezogen wird, ist nach der Logik der TCM auch die Erklärung dafür, dass zum Beispiel durch Leber-Muster bedingte Kopf- oder Menstruationsschmerzen öfters von Übelkeit oder Erbrechen begleitet werden.

Steigt das Qi des Magens auf, statt zu sinken, so kann es zu Schluckauf, saurem Aufstoßen, Übelkeit oder Erbrechen kommen. Wie leicht zu erkennen ist, sind alle diese Symptome gekennzeichnet durch eine aufsteigende Richtung. Auch bei diesem Muster gilt es zunächst, das rebellierende Magen-Qi zu "harmonisieren", also nach unten zu lenken. In einem zweiten Schritt wird es dann aber nötig sein, sich über die zugrunde liegenden Störungen Gedanken zu machen.

Metall

Die Wandlungsphase Metall in Kürze

Nach dem Spätsommer beginnt mit dem Übergang zur Wandlungsphase Metall der Herbst, wie der Frühling gezeichnet von Dynamik und Wandel. Der Herbst war im antiken China die Zeit der Gerichte und der Hinrichtungen. So wie ein Laubbaum im Herbst alles Überflüssige fallen lässt und mit der Reduktion auf das allein Notwendige neue Struktur und Klarheit gewinnt, so sollte sich auch die Gesellschaft im Herbst von allem Unrechten trennen und zu größerer Klarheit und Gerechtigkeit finden. Was wir im Herbst in der belebten Natur beobachten können, ist eine Verlagerung der Ressourcen von außen nach innen und ein Prozess der Verdichtung: die Pflanzen sammeln ihre Kräfte im Stamm, in den Wurzeln oder in den Samen, die Tiere speichern Kraft in Fettpolstern oder Futterreserven und ziehen sich in ihre Höhle oder ihren Bau zurück. In der chinesischen Philosophie entspricht dies einem neuerlichen Erstarken des Yin nach dem Höhenflug des Yang im Sommer.

Die Funktionskreise der Wandlungsphase Metall sind die Lunge (das Zang, also der yin-Funktionskreis) und der Dickdarm (das Fu, also der yang-Funktionskreis).

Die Eigenschaften der Lunge sind:
- sie herrscht über das Qi und die Atmung,
- sie regelt die Bewegung des Wassers,
- sie beherrscht die Körperoberfläche,
- sie öffnet sich in die Nase,

- sie zeigt sich in der Körperbehaarung und
- sie beherbergt die *po*-Seelen.

Der Dickdarm ist zuständig für die Ausscheidung der unverwertbaren Bestandteile der Nahrung über den Stuhl. Dabei wird er vom Funktionskreis Lunge unterstützt und hat seinerseits Anteil an der Regulierung der Körperflüssigkeiten.

Der scharfe Geschmack geht zur Lunge. Das bedeutet, dass scharfe Nahrungsmittel im richtigen Maß die Lunge stimulieren und stärken, im Übermaß aber stören und aus dem Gleichgewicht bringen.

Die Trockenheit geht zur Lunge. Das hat in diesem Fall vor allem einen negativen Bezug, weil nämlich äußere Trockenheit, wenn sie im Übermaß oder zu lange einwirkt, die Lunge aus dem Gleichgewicht bringt.

Die Emotion der Lunge ist die Traurigkeit.

Die Lunge und das Qi

Das Wort *qi* kann in der chinesischen Sprache sehr viele, auch recht unterschiedliche Bedeutungen haben und ist auch innerhalb der Chinesischen Medizin nicht leicht zu fassen. Im Funktionskreis Lunge treffen zwei dieser Bedeutungen aufeinander. Die Lunge beherrscht das Qi, heißt es in der TCM, und damit sind zwei für uns sehr unterschiedliche Dinge gemeint: die Atemluft zum einen und die sogenannte Körperenergie zum anderen. Beide beherrscht die Lunge, beiden dient sie als Motor.

Im Kapitel über den Funktionskreis Milz haben wir diesen als eine Quelle des nachgeburtlichen Qi beschrieben, jener Ressource also, die täglich verbraucht und wieder neu produziert wird. In der Tat stammt das nachgeburtliche Qi zu einem guten Teil aus der Nahrung und wird dem Organismus über deren Umwandlung durch die Milz zur Verfügung gestellt. Doch die Nahrung ist nicht genug um zu überleben. Wir können mehrere Wochen überleben ohne zu essen, wenn wir aber nicht atmen, so wird es innerhalb weniger Minuten dunkel. Nach der Theorie der Chinesischen Medizin braucht es zur Produktion von Qi außer dem reinen Anteil aus der Nahrung auch den reinen Anteil aus der Atemluft. Letzteres wird dem Organismus durch den Funktionskreis Lunge zur Verfügung gestellt. Darüber hinaus ist der Funktionskreis Lunge nach der TCM auch der Ort, an dem das Qi produziert wird. Die reinen Anteile aus der Nahrung werden von der Milz nach oben gebracht und erreichen Lunge und Herz, wo Qi und Blut daraus entstehen. Und schließlich beherrscht der Funktionskreis Lunge auch die Verteilung des Qi im Sinne der Körperenergie, welche von hier aus jede einzelne Körperzelle erreicht. Auch in diesem Zusammenhang kann der Funktionskreis Lunge als eine Art „Pumpe des Qi" dargestellt werden. Wer Qigong oder Taijiquan praktiziert, kann wahrnehmen, wie das Qi sich in seiner Bewegung durch den Körper durch den Rhythmus von Ein- und Ausatmung beeinflussen lässt, dem Rhythmus der Lunge. Die Lunge atmet also nach außen hin die Luft, nach innen hin aber atmet die Lunge das Qi und mit ihr atmet der ganze Körper. Dank seiner absenkenden und verteilenden Wirkrichtung schickt der Funktionskreis Lunge das Qi in den gesamten Körper und wird deshalb auch als der Ort bezeichnet, an dem alle Meridiane zusammenlaufen, was nicht so sehr anatomisch, als vielmehr symbolisch gemeint ist. Die Lunge ist also in mehrfachem Sinn der "Meister des Qi".

Der Funktionskreis Lunge spielt nicht nur in der Entstehung des Qi eine zentrale Rolle, er zählt auch zu denjenigen Funktionskreisen, die relativ viel Qi verbrauchen, denn die Atmung (banal gesagt das Ein- und Auspumpen der Luft) ist eine sehr anstrengende Aufgabe. Dadurch ist die Lunge recht anfällig für einen Qi-Mangel, was sie übrigens mit ihrem Nachbarn, dem Herzen, gemeinsam hat. Diese beiden im Brustkorb lokalisierten Pumpen brauchen augenscheinlich so viel Qi, dass man in der TCM sogar von einem eigenen Qi spricht, um diesen Extrabedarf zu erklären. Es handelt sich um das *zong qi*, das Brust-Qi, welches nur im Brustbereich aktiv ist und gezielt Herz und Lunge unterstützt. Die Funktionen von Herz und Lunge sind sehr eng miteinander verbunden und voneinander abhängig, was die TCM auch durch die enge Verbindung von Qi und Blut zum Ausdruck bringt. Eine tiefe Bauchatmung bewegt in der Tat nicht nur das Qi, sondern unterstützt auch die Pumpfunktion des Herzens. Durch die Abwärtsbewegung des Zwerchfells wird während der Einatmung der Druck im Bauchraum erhöht. Gleichzeitig entstehen im Brustkorb ein Unterdruck und eine Sogwirkung, welche Luft in die Lunge strömen lassen. Durch den erhöhten Druck im Bauch und den Unterdruck im Brustkorb wird mit jeder tiefen Einatmung auch der Rückfluss des venösen Blutes vom Bauchraum zum Herzen erleichtert. Eine freie und tiefe Bauchatmung kann daher das Herz unterstützen und entlasten, während sich bei Anspannung und Steifheit im Bereich von Zwerchfell und Brustkorb (sehr oft die Folge einer Leber-Qi-Stagnation) bei jedem Einatmen viel Druck im Brustkorb aufbaut und dem Herzen so eine sehr viel größere Leistung abverlangt wird.

In der TCM spiegelt sich in dem eben beschriebenen Mechanismus auch das so wichtige Gleichgewicht zwischen oben und unten wider. Die Atmung ist in der TCM nämlich nicht allein Sache der Lunge, sondern funktioniert erst in der Zusammenarbeit von Lunge und Niere wirklich gut. Die Kräfte dieser beiden Funktionskreise bilden durch ihre einander entgegengesetzten Dynamiken ein harmonisches Zusammenspiel, das die ab- und aufsteigenden Bewegungen während der Atmung ermöglicht. Das Qi der Niere muss demnach die Luft aufnehmen, sie verankern. Die Lunge hingegen muss die Atemluft mit dem Qi der Niere zusammenführen. Vereinfacht können wir sagen, dass die Kraft der Niere die Atembewegung über den Einflussbereich der Lunge hinaus in den Bauchraum führt. Nicht wenige Störungen der Atmung, allen voran asthmatische Beschwerden, erklären sich in der TCM durch eine fehlende Zusammenarbeit zwischen Lunge und Niere, sehr oft bedingt durch eine Schwäche beider Funktionskreise. Die Grundlage für diese Theorie bildet wohl die Beobachtung, dass auch

Menschen mit Störungen im Funktionskreis Niere öfters unter Problemen mit der Atmung leiden. Über den vorhin beschriebenen Zusammenhang mit dem Herzen wiederum erklärt sich die beruhigende und befreiende Wirkung der Bauchatmung auf den Geist und die Emotionen.

Bei dem Qi, welches von der Lunge bewegt und verteilt wird, unterscheidet die TCM zwei unterschiedliche Arten: das Nähr-Qi (*ying qi*) und das Abwehr-Qi (*wei qi*). Das Nähr-Qi bewegt sich vor allem entlang der Meridiane und auf einem energetischen Netzwerk, das sich über den gesamten Organismus verteilt. Auf diesem Weg gelangt das Nähr-Qi in jede Zelle des Körpers und versorgt alle Organe und Körperteile mit Energie. Es ist vor allem dieses Qi, das wir mit den Techniken von Akupunktur oder Tuina zu beeinflussen versuchen.

Eine zweite Art von Qi, das so genannte Abwehr-Qi, wird ebenfalls vom Funktionskreis Lunge in Bewegung gebracht. Dieses Qi zirkuliert außerhalb der Meridiane knapp unter der Körperoberfläche, sprich unter der Haut. Die Funktionen des Abwehr-Qi hängen auch unmittelbar mit der Haut zusammen: es wärmt die Körperoberfläche und kontrolliert die Poren der Haut. Das Öffnen und Schließen der Poren ist eine heikle Angelegenheit. Einerseits müssen sie geöffnet werden, um durch das Schwitzen die Körpertemperatur zu regulieren. Andererseits bedeutet ein Öffnen der Poren immer auch, dass der Körper dem Angriff von widrigen klimatischen Einflüssen relativ schutzlos ausgesetzt ist. In der TCM geht man nämlich davon aus, dass bestimmte äußere Störfaktoren über die Poren der Haut in den Körper eindringen können, wenn sie nicht durch ein kräftiges Abwehr-Qi davon abgehalten werden.

Das Abwehr-Qi hat eine stark yangige Natur: es ist sehr dynamisch, bringt viel Wärme mit und bewegt sich an der Oberfläche des Körpers. Sein Yang erhält das Abwehr-Qi nicht vom Funktionskreis Lunge selbst, sondern vor allem von der Niere. Für ein funktionierendes Abwehr-Qi braucht es neben der Kraft der Lunge also auch ein ausreichend starkes Nieren-Yang. Die Lunge verteilt das Abwehr-Qi unter die gesamte Körperoberfläche, das Yang der Niere gibt ihm sein Feuer mit auf den Weg. Ist das Yang allgemein geschwächt, so kann sich dies deshalb unabhängig vom Funktionskreis Lunge in einer reduzierten Funktion des Abwehr-Qi niederschlagen. Weil das Abwehr-Qi zur Yang-Wurzel des Organismus gehört, nimmt seine Aktivität in der kalten Jahreszeit, während des Nachtschlafs und bei ständig frierenden Menschen (mit einem schwachen Yang) ab. Dann nämlich zieht der Organismus seine Ressourcen nach innen und die Körperoberfläche kühlt stärker aus. Dadurch kann der Körper nach außen hin nicht so gut geschützt werden und Erkältungen oder rheumatische Beschwerden können die Folge sein.

Der Lungen-Qi-Mangel

Der Funktionskreis Lunge gehört im Organismus zu den Funktionskreisen, die viel Qi benötigen und bei einem allgemeinen Qi-Mangel rasch in Schwierigkeiten geraten. Man könnte es auch so sagen: wenn das Qi im gesamten Organismus weniger wird, so werden häufig alle besonders kräftezehrenden Prozesse ein Stück weit gedrosselt, insbesondere die Aktivitäten der Funktionskreise Milz (und Magen), Lunge und Herz. Deshalb ist ein Lungen-Qi-Mangel oft die Folge eines allgemeinen Qi-Mangels. In einer sehr häufigen Abfolge von Mustern entsteht ein Lungen-Qi-Mangel aber auch aus einem Milz-Qi-Mangel. Infolge der Milzschwäche steht dem Organismus insgesamt weniger Qi zur Verfügung und dies schlägt sich auf den Funktionskreis Lunge. In beiden Fällen kann die Schwäche der Lunge auch selbst zu einer Beeinträchtigung der Qi-Produktion führen und so letztlich in eine Art Teufelskreis münden. Den engen Zusammenhang zwischen Milz und Lunge beschreibt die TCM durch deren Verhältnis von Mutter (Erde) zu Kind (Metall) in der Reihenfolge der fünf Wandlungsphasen.

Als weitere Ursache für eine Schwäche des Lungen-Qi können alle Störfaktoren gelten, die von außen in den Funktionskreis eindringen

(Trockenheit, Wind-Kälte oder Wind-Hitze) oder sich von innen her in ihm sammeln oder bilden (Feuchtigkeit, Schleim, Hitze/Feuer). So ist ein Lungen-Qi-Mangel, um nur ein Beispiel zu nennen, eine häufige Spätfolge einer akuten Erkrankung der Atemwege.

Oft wird die Lunge auch ganz konkret in ihrer räumlichen Entfaltung eingeschränkt und kann dadurch nicht gut arbeiten. So können zum Beispiel enge Kleidung (besonders problematisch sind Gürtel und BH) oder eine schlechte Haltung die Lunge an ihrer Arbeit hindern. Auch Verspannungen im Bereich von Schultern, Brustkorb und Zwerchfell sind sehr häufig Schuld an oberflächlicher Atmung und eingeschränkter Entfaltung des Lungen-Qi. Unter den emotionalen Faktoren ist es die Traurigkeit (und die zusammengesunkene Körperhaltung, in der sie sich ausdrückt), die das Lungen-Qi versiegen lässt und auf die Dauer zu einem Qi-Mangel dieses Funktionskreises führen kann. Und schließlich kann sich der Funktionskreis Lunge auch einfach zu sehr verausgaben. Dies ist vor allem bei Menschen der Fall, die über längere Zeit viel und laut sprechen und singen, also Lehrer, Schauspieler oder Sänger.

Wie bei allen Störungsmustern des Funktionskreises Lunge muss hier auch an das Rauchen als Ursache erinnert werden. Zigaretten schwächen das Lungen-Qi und führen so unter anderem zur Ansammlung von Schleim, der sich in der Folge der trocknenden und erhitzenden Wirkung des Tabaks meist als Schleim-Hitze manifestiert.

Die Symptome eines Lungen-Qi-Mangels betreffen zuallererst die Atmung selbst, die oberflächlich und daher oft auch schneller wird. Durch die reduzierte Atmung kann auch die Kraft der Stimme leiden: Menschen mit einer schwachen Lunge sprechen relativ leise und empfinden selbst dies über längere Zeit hinweg als körperlich anstrengend. Durch die oberflächliche Atmung kann bei körperlicher Anstrengung nicht genug Sauerstoff aufgenommen werden und es kommt relativ rasch zu einer leichten Atemnot. Durch die enge Verbindung zwischen den beiden Funktionskreisen Lunge und Herz kann eine solche Atemnot bei leichter Anstrengung allerdings auch bei einem Mangel an Herz-Qi oder Herz-Blut auftreten, in diesen Fällen besonders häufig von Palpitationen (wahrnehmbarem Herzklopfen) begleitet. Auch sonst sind Menschen mit einem schwachen Lungen-Qi häufig müde, leicht erschöpft und blass, zeigen also Symptome für einen allgemeinen Qi-Mangel. Die Blässe hat hier typischerweise einen weißlichen, beinahe durchscheinenden, leuchtenden Teint.

Das Qi der Lunge richtet sich physiologischerweise nach unten. Ganz ähnlich wie beim Funktionskreis Magen kann es auch hier bei einer Qi-Schwäche oder wenn innere oder äußere Faktoren das Qi in seiner Dynamik behindern, dazu kommen, dass sich die Wirkrichtung des Qi nach oben umkehrt, das Lungen-Qi also nach oben "rebelliert". Manifestiert sich dies beim Magen durch Aufstoßen, Übelkeit oder Brechreiz, so sind bei der Lunge ein stockender Atem und vor allem Husten Anzeichen für ein solch gegenläufiges Qi. Bei einem Lungen-Qi-Mangel ist der Husten meist schwach, kraftlos, mehr ein Hüsteln als ein richtiger Husten und ohne oder mit wenig wässrigem oder dünnflüssigem Auswurf. Wie das zugrunde liegende Leere-Muster ist diese Form von Husten oft chronischer Natur. Er tritt auch ohne richtige Erkältung auf, sondern setzt gerne in Zusammenhang mit körperlicher Anstrengung oder einer tiefer werdenden Atmung ein.

Wie bereits angesprochen, spielt auch der Funktionskreis Niere eine wichtige Rolle in der Atmung. Die Atembewegung sollte sich ja nicht auf den Brustkorb beschränken, sondern bis tief in den Bauch und nach hinten in den Bereich seitlich der Lendenwirbelsäule hineinreichen. Der Funktionskreis Niere hilft dabei, die Atembewegung in den Bauch zu begleiten; Lunge und Niere beggenen einander bei einer vollen und tiefen Atmung. Ist einer dieser beiden oder sind beide Funktionskreise geschwächt oder in ihrer Funktion eingeschränkt, so kann es zu Störungen kommen: die Atmung stockt, Ein- und Ausatmung kommen aus dem Gleichgewicht. Schwierigkeiten bei der Einatmung werden dabei eher dem Funktionskreis Niere, solche bei der Ausatmung eher dem Funktionskreis Lunge zugeschrieben.

Weil das Lungen-Qi eine zentrale Rolle in der Verteilung der Körperflüssigkeiten spielt, können sich diese bei einer Schwäche ansammeln und zwar sowohl als Schleim entlang der Atemwege (siehe im Folgenden) als auch in Form von Wassereinlagerungen im Gewebe. Solche Ödeme betreffen bei einer Störung des Funktionskreises Lunge vor allem den oberen Körperbereich, ganz besonders aber das Gesicht.

Da der Funktionskreis Lunge auch für die Verteilung des Abwehr-Qi zuständig ist, kommt es bei einer Schwäche des Lungen-Qi auch in diesem Bereich zu Störungen. Das Abwehr-Qi ist zwar nicht mit dem Lungen-Qi gleichzusetzen, aber doch je nach Auslegung ein Teil davon oder wenigstens sehr stark mit diesem verbunden. So werden Symptome eines mangelnden Abwehr-Qi in der TCM bisweilen ohne weitere Unterscheidungen einem Lungen-Qi-Mangel zugeordnet. Ist das Lungen-Qi schwach, so leidet sehr oft auch das Abwehr-Qi, ebenso wie bei einem allgemeinen Mangel an Yang oder einem Nieren-Yang-Mangel. Die Kraft des Yang lässt sich übrigens auch am Verlauf einer Erkältungskrankheit erkennen: ein kurzer Verlauf mit hohem Fieber spricht für ein robustes Yang (bei Kindern und jungen Erwachsenen häufiger), ein schleppender Verlauf mit niedrigem oder gar keinem Fieber hingegen spricht für ein eher schwaches Yang.

Zu den Symptomen einer Schwäche des Abwehr-Qi (bzw. des Lungen-Qi) gehört spontanes, kaltes Schwitzen, also der Austritt von Schweiß ohne Hitze oder nennenswerte körperliche Anstrengung. Wir können uns vorstellen, dass dem Qi dabei die Kraft fehlt, um die Poren geschlossen zu halten, weshalb der Schweiß sozusagen ausläuft. Dieser kalte Schweiß tritt oft am Oberkörper aus (zum Beispiel am Rücken) und zudem relativ großflächig, also nicht bloß unter den Achseln. Begleitet wird ein solcher Schweißausbruch nicht von Hitzegefühlen, sondern eher von Schwäche. Die betroffene Person spürt die Feuchtigkeit und vielleicht sogar einen kalten Schauer, der sich ähnlich wie eine Gänsehaut anfühlt. Man fröstelt dabei häufig, weil der Körper durch das Schwitzen auskühlt und Wind durch die geöffneten Poren eindringen kann. Ähnliche Formen von kaltem Schweiß können übrigens auch den Stuhlgang begleiten (nicht umsonst behauptet die TCM, dass das Lungen-Qi daran maßgeblich beteiligt ist) oder in stärkerer Form bei einem Schwächeanfall auftreten.

Ganz allgemein ist die Körperoberfläche bei einer Schwäche des Abwehr-Qi weniger gut geschützt und kühlt leichter aus, was zu Frösteln, häufigem Niesen und einer gesteigerten Sensibilität für Zugluft führen kann. Besonders schwierig zu meistern sind für das Abwehr-Qi plötzliche Temperaturwechsel, wie zum Beispiel ein Luftzug, eine kühle Klimaanlage mitten im heißen Sommer, eine windige Abfahrt mit dem Rad nach einer schweißtreibenden Steigung, ein Spaziergang im Freien nach einer warmen Dusche. In diesen Situationen sind die Poren geöffnet und der plötzlich auftretende Wind kann eindringen, bevor das Abwehr-Qi aktiv wird. Auch während des Nachtschlafs zieht sich das Abwehr-Qi in das Körperinnere zurück und die Körperoberfläche kühlt leicht aus. Während des Schlafens, kurz vorher oder nachher und wenn wir sehr müde sind, passiert es deshalb leichter, dass wir frösteln, niesen müssen oder uns sogar erkälten. Eine besondere Anfälligkeit in diesen Situationen und ganz allgemein in den Übergangsjahreszeiten mit ihren starken Temperaturschwankungen spricht deshalb für eine Schwäche des Abwehr-Qi. Außerdem sind häufige Erkältungen und bis zu einem gewissen Grad auch allergische Reaktionen auf Pollen oder andere Allergene in der Luft oft gesehene Anzeichen für eine Schwäche des Abwehr-Qi.

Sehr oft manifestiert sich ein Lungen-Qi-Mangel auch im emotionalen Bereich. Typisch für dieses Muster ist eine traurige, introvertierte Grundstimmung. Traurigkeit und Freude, die beiden Lunge und Herz zugeordneten Emotionen, machen sich zwar beide im Bereich des Brustkorbs bemerkbar, drücken sich aber in einander entgegengesetzten Bewegungen des Qi aus: die Freude bringt das Qi dazu, sich auszubreiten, während es bei der Trauer nach innen hin versiegt. Durch die enge Verbindung dieser beiden Funktionskreise kann ein Lungen-Qi-Mangel sich auch in einem Fehlen von Freude, Begeisterung und zwischenmenschlicher Zuwendung manifestieren, Zeichen, die wir eigentlich einem Herz-Qi-Mangel zuordnen würden. Auch körperlich manifestiert sich der Lungen-Qi-Mangel dementsprechend durch das Zusammensinken des gesamten Brustkorbs und das Hängenlassen von Kopf und Schultern.

Äußerer Wind dringt in die Lunge ein

Während die anderen Yin-Organe (Leber, Milz, Herz und Niere) geschützt im Körperinneren liegen, hat die Lunge als einziger Yin-Funktionskreis einen direkten, relativ offenen Kontakt zur Umwelt. Der Kontakt geht laut TCM nicht nur über die oberen Atemwege, sondern auch über die Haut, für die der Funktionskreis Lunge zuständig ist. Dank dieser exponierten Lage passiert es relativ leicht, dass äußere Störfaktoren über die Atemwege oder - so die Vorstellung der TCM - über die Poren der Haut in die Körperoberfläche und dann weiter in die Tiefe des Funktionskreises Lunge eindringen. Bei den eindringenden klimatischen Faktoren handelt es sich um Kälte beziehungsweise um Hitze. Spricht man in der TCM von Wind-Kälte und Wind-Hitze, so deshalb, weil der Faktor Wind hierbei als Vehikel betrachtet wird, das die beiden Störfaktoren durch die Poren der Haut in den Körper transportiert. Dringen Wind-Kälte oder Wind-Hitze über die Körperoberfläche weiter in das Innere des Funktionskreises Lunge vor, so kann dies zu verschiedenen Erkrankungen führen: einem banalen Schnupfen, einer Grippe oder möglichen weiteren Infekten, wie einer Bronchitis, einer Tonsillitis, einer Sinusitis oder einer Mittelohrentzündung und natürlich einer Lungenentzündung. Sie alle betreffen den Funktionskreis Lunge, zu dem ja neben der anatomischen Lunge auch die oberen Atemwege, die Nase mit allen Nebenhöhlen, Hals und Rachen mit den Rachenmandeln, sowie die Eustachischen Röhren als innere Verbindung zum Mittelohr gehören. Was die TCM mit Wind-Kälte und Wind-Hitze beschreibt, sind nach heutigen Erkenntnissen natürlich nicht nur tatsächliche klimatische Einflüsse, sondern auch Viren und Bakterien.

Letztlich entscheidet das Kräfteverhältnis zwischen den Abwehrkräften des Körpers auf der einen Seite (in diesem Fall spricht man vom "geraden Qi", *zheng qi*) und den Störfaktoren auf der anderen (in diesem Fall auch "schräges Qi", *xie qi* genannt) über Gesundheit oder Krankheit. Die Abwehrkräfte sind zum einen das unter der Körperoberfläche zirkulierende Abwehr-Qi und zum anderen, weiter im

Inneren, das Qi der Lunge selbst. Dass ab und zu ein Störfaktor eindringen kann und wir uns erkälten oder auch richtig krank werden, ist normal, ja es scheint sogar, dass etwas Übung dem Immunsystem gut tut. Als Anzeichen für eine Schwäche von Abwehr- oder Lungen-Qi gilt demnach nur eine tatsächlich erhöhte Anfälligkeit für Erkältungen und Atemwegserkrankungen, der auffallend schleppende Verlauf solcher Erkrankungen oder das wiederholte Fortschreiten einer harmlosen Erkältung hin zu schwereren Erkrankungen.

Der Weg über die Poren der Haut in die Lunge ist nicht der einzige, den Störfaktoren gehen können. Bei einer entsprechenden Schwäche von Qi und Blut können Kälte und Feuchtigkeit (beide wiederum transportiert durch den Wind) auch in Muskeln, Gelenke und Knochen eindringen und sich dort festsetzen. Bei einer entsprechenden Schwäche der körpereigenen Ressourcen können die Störfaktoren von der Peripherie des Körpers auch in noch tiefere Schichten des Organismus eindringen und schließlich sogar die inneren Organe erreichen. In der Folge kommt es zu einer Stagnation von Blut und Qi, zu Schmerzen und zur Entstehung von reaktiver Hitze, sprich einer Entzündung. Diese in der TCM als Bi-Syndrom bekannten Prozesse fallen aus westlicher Sicht zu einem guten Teil in die Gruppe der rheumatischen Erkrankungen und werden im Volksmund oft schlicht Rheuma genannt. Betreffen die Bi-Syndrome die Peripherie des Körpers, also zum Beispiel ein Gelenk, so können sie in der Muster-Differenzierung keinem einzelnen Funktionskreis zugeordnet werden.

Kommen wir nun zu den Symptomen einer in die Lunge eingedrungenen Wind-Kälte oder Wind-Hitze. Die Unterscheidung zwischen Kälte und Hitze ist nicht immer einfach, zumal sich nach dem Eindringen von äußeren Störfaktoren sehr schnell reaktive Hitze entwickeln kann und diese die ursprünglichen Kälte-Zeichen dann überdeckt. Der Organismus reagiert nämlich - sofern er über ein ausreichend starkes Yang verfügt - gegen die eingedrungenen Störfaktoren mit der Entwicklung von Hitze, sprich Fieber oder einer

Entzündungsreaktion. Die Unterscheidung zwischen Wind-Hitze und Wind-Kälte macht demnach vor allem in der ersten Phase dieser Muster einen Sinn, wenn die Störfaktoren noch an der Körperoberfläche feststecken und der Organismus noch keine Hitze-Reaktion hervorgebracht hat. Unter einer Wind-Hitze können wir uns zum Beispiel eine Sommergrippe vorstellen, während zur Wind-Kälte die klassische Erkältung zählt. Die Unterscheidung zwischen den beiden Mustern ist, wie so oft, wichtig für die Wahl der richtigen Behandlung, doch ohne Kenntnisse in der Befundung von Zunge und Puls nur sehr schwer machbar.

Beide Störfaktoren stecken in einer ersten Phase noch an der Oberfläche des Körpers fest, also in dem Raum zwischen Haut und Muskeln, in dem auch das Abwehr-Qi zirkuliert. Dieses wird dadurch blockiert und kann die Körperoberfläche nicht mehr wärmen, wodurch sich der für diese Phase typische Schüttelfrost erklärt. Bei Wind-Kälte zeigen sich zudem ein Frösteln und eine Abneigung gegen Kälte, die auch durch wärmere Kleidung nur schwer zu besänftigen sind. Bei Wind-Hitze ist der Schüttelfrost nur leicht und kann bisweilen auch von Fieber überdeckt sein. Auch die Kopf- und Nackenschmerzen und die diffusen Schmerzen im gesamten Körper haben in dieser ersten Phase mit der Stagnation des Qi zu tun. Bei einer Wind-Kälte können in dieser frühen Phase außerdem Niesen, ein leichtes Kratzen oder ein Gefühl von Wund-Sein im Hals, ein leichter Husten und eine wässrig rinnende Nase auftreten. Die betroffene Person hat wie gesagt eine starke Abneigung gegen äußere Kälte und gegen Zugluft, schwitzt nicht und hat in dieser ersten Phase kein Fieber oder höchstens leicht erhöhte Temperaturen. Bei einer Wind-Hitze hingegen sind von Anfang an Fieber und bisweilen auch hohe Temperaturen, Halsschmerzen und ein gelbliches Nasensekret bzw. Husten mit einem gelblichen Auswurf typisch. Hals, Rachen und Rachenmandeln können schon früh stark gerötet und geschwollen sein.

Während der ersten Phase einer Erkrankung, befinden sich Wind-Kälte bzw. Wind-Hitze noch in der Peripherie des Körpers und können oft über die Poren der Haut wieder ausgetrieben werden, zum

Beispiel durch eine Schwitzkur. Geschieht dies nicht und ist der Störfaktor stärker als die Abwehrkräfte des Funktionskreises Lunge, so kann er weiter in die Tiefe, in das Innere des Funktionskreises vordringen. Die Folge ist in einem ersten Moment meist die Entstehung von reaktiver Hitze und Schleim, in der weiteren Entwicklung aber ist auch eine nachhaltige Schwächung des Lungen-Qi oder des Lungen-Yin sehr häufig.

Schleim sammelt sich in der Lunge

Der Funktionskreis Lunge spielt im Haushalt der Körperflüssigkeiten eine wichtige Rolle. Die TCM verwendet ein Bild, um diese Rolle zu beschreiben: die Lunge wirkt mit ihrem Sitz zuoberst im Körper wie eine Art Deckel, an dem der aufsteigende Wasserdampf kondensiert und sich sammelt. Von dieser erhöhten Position aus verteilt die Lunge die Körperflüssigkeiten und leitet sie nach unten ab, ganz wie ein Topfdeckel, von dem das Wasser zurück in den Topf rinnen kann. Ursprünglich stammen alle Körperflüssigkeiten aus der Umwandlung von Speisen und Getränken, die in der Milz stattfindet. Von hier aus erreichen die Körperflüssigkeiten die Lunge, die einen großen Teil davon selbst verbraucht, denn durch die Atmung, das Sprechen und über die Haut (auch diese gehört ja zum Einflussbereich dieses Funktionskreises) geht viel, an manchen heißen Tagen auch extrem viel Flüssigkeit verloren. Nicht umsonst ist die Trockenheit derjenige klimatische Einfluss, der der Lunge am meisten zusetzt, doch dazu später. Zudem verteilt die Lunge die Körperflüssigkeiten auch an alle anderen Funktionskreise, ähnlich wie sie das Qi in jeden Teil des Körpers schickt. Die verbleibenden Flüssigkeiten leitet die Lunge in der Beschreibung der TCM nach unten in Richtung Niere, wo sie je nach Reinheit wiederverwendet oder ausgeschieden werden. Der Funktionskreis Lunge stellt also eine Art erste Sammelstelle für alle Körperflüssigkeiten dar.

Die Flüssigkeiten können dem Funktionskreis Lunge auch zum Verhängnis werden, dann nämlich, wenn es schlicht zu viele werden, wenn sie trüb sind oder sich aufgrund der Unfähigkeit der Lunge, sie zu verteilen und abzuleiten, stauen und ansammeln. Für solche pathologischen Flüssigkeiten gibt es in der TCM mehrere Bezeichnungen: in Bezug auf den Funktionskreis Milz spricht man von Feuchtigkeit, vor allem in Bezug auf die Niere auch von Wasser, in Bezug auf den Funktionskreis Lunge aber spricht man außerdem von Schleim, chinesisch *tan*. Konkret meint man damit in Bezug auf die Lunge Nasensekret, übermäßigen Bronchialschleim oder Auswurf. Wie in anderen Funktionskreisen auch bezeichnet der Begriff Schleim nicht die physiologische, gesunde Befeuchtung von Haut und Schleimhäuten, sondern diejenigen Substanzen, die im Übermaß vorhanden sind, stagnieren oder so unrein sind, dass sie ihren physiologischen Aufgaben nicht nachkommen können. Genau genommen ist der Schleim, der sich im Funktionskreis Lunge ansammelt, eine Form von äußerem Schleim, da er beim Schnäuzen oder Husten nach außen abgegeben werden kann. Im Unterschied dazu verbleiben andere Formen von innerem Schleim im Körper.

Auf der Suche nach Ursachen für die Ansammlung von Schleim in der Lunge bleiben wir zunächst bei diesem Funktionskreis selbst. Ist das Lungen-Qi geschwächt oder wird es durch einen eingedrungenen Störfaktor blockiert, so kann es die ankommenden Flüssigkeiten nicht ausreichend verteilen und ableiten: sie sammeln sich an und können durch etwaig vorhandene Hitze auch eindicken. Da der so entstandene Schleim wiederum das Lungen-Qi in seiner Verteilerfunktion behindert, kann sehr leicht eine Art Teufelskreis entstehen, Ursache für viele Störungen in diesem Funktionskreis. Machen wir ein anschauliches Beispiel hierfür, das wohl alle kennen: wenn wir an einem kalten Wintertag aus der Wärme nach draußen gehen und dort ohne Aufwärmung sehr tief atmen (zum Beispiel weil wir plötzlich loslaufen), so kann die Kälte mit der Atemluft direkt in die Lunge eindringen. In diesem Fall geht der Weg der Kälte also nicht erst über die Poren der Haut, weshalb die Folgeerscheinungen auch unmittelbar wahrnehmbar sind: man verspürt zum Beispiel ein Brennen und Stechen in der Brust oder Atemnot (das Qi stagniert), muss husten (es rebelliert nach oben) und merkt oft bereits nach wenigen Minuten, dass sich Schleim in den Bronchien angesammelt hat (das Qi kann die Feuchtigkeit nicht mehr verteilen). Im schlimmsten Fall setzt sich die Kälte fest und das Ganze entwickelt sich zum Beginn einer ernsthaften Erkältung.

Sehr oft stammt der Schleim in der Lunge auch von der Milz. Wenn diese die Speisen und Getränke nicht ausreichend umwandeln kann, entstehen "trübe" Substanzen, welche die physiologischen Funktionen von Körperflüssigkeiten nicht erfüllen können und so Feuchtigkeit oder Schleim vermehren. Eine stark befeuchtende Ernährung führt sehr häufig neben einer Ansammlung von Feuchtigkeit in der Milz selbst auch zu einer Verschleimung der Lunge, da sich die trüben ebenso wie die reinen Flüssigkeiten zu einem guten Teil im Funktionskreis Lunge sammeln. Man sagt deshalb in der TCM: der Schleim (gemeint ist der äußere Schleim) wurzelt in der Niere, bildet sich in der Milz und sammelt sich in der Lunge. Der Zusammenhang zwischen Milz und Lunge, was Feuchtigkeit und Schleim betrifft, ist besonders bei Kindern leicht zu beobachten. Gerade Kleinkinder zeigen sehr häufig Anzeichen für Schleim in der Lunge, sobald Ernährung oder Verdauung nicht optimal laufen. Zum einen sind in den ersten Lebensjahren sowohl die Milz als auch die Lunge noch relativ schwach, womit eine starke Tendenz zur Ausbildung von Feuchtigkeit und Schleim besteht. Zum anderen aber beinhaltet gerade die Ernährung von Kindern unglücklicherweise oft sehr viele stark befeuchtende Nahrungsmittel und Speisen: Süßigkeiten, Fruchtjoghurt, Milchgetränke, Eis, Schokoriegel, Fruchtsäfte und süße Mehlspeisen. Das Resultat ist dann, dass den Kleinen ständig eine Rotzfahne aus der Nase hängt und sie mehrmals im Jahr mit einer Mittelohrentzündung oder einem fetten Husten im Bett liegen. Ein weiterer Grund für die Ansammlung von Schleim in der Lunge findet sich, wie der eben zitierte Merksatz andeutet, im Funktionskreis Niere. Hier ist es das Nieren-Yang, das zum einen das Verdauungsfeuer unterstützt und zum anderen dabei hilft, den Wasserhaushalt des Körpers zu regeln. Ist es zu schwach, so können sich Wasser und Schleim auch in der Lunge sammeln. Dieser Zusammenhang zeigt sich öfter bei älteren Menschen.

Niere, Milz und Lunge sind, über alle drei Erwärmer verteilt, die drei Funktionskreise, die direkt mit dem Haushalt der Körperflüssigkeiten zu tun haben. In allen dreien ist es jeweils die Yang-Wurzel, die die Flüssigkeiten kontrolliert, transformiert, bewegt, verteilt oder ausscheidet. Ist eine dieser Yang-Wurzeln zu schwach, so sammeln sich pathologische Substanzen an, ein sehr klares Beispiel für das Zusammenspiel zwischen Yin und Yang, Substanz und Energie.

Was die Symptome von Schleim in der Lunge betrifft, muss wieder einmal unterschieden werden zwischen einem Muster mit mehr Kälte (wir sprechen in diesem Fall auch von Feuchtigkeit-Schleim in der Lunge) und einem Muster mit Hitze (Schleim-Hitze in der Lunge). Woher der Schleim kommt, haben wir ja bereits besprochen. Die Hitze, die den Unterschied zwischen den beiden Mustern ausmacht, kann unterschiedlichen Ursprungs sein. Dringen äußere Störfaktoren ein, so entsteht die Hitze oft als Abwehrreaktion des Organismus. Andernfalls kann sie durch das Rauchen entstehen oder durch innere Hitze, die sich von der Leber aus auf den Funktionskreis Lunge ausbreitet. Eine weitere Möglichkeit ist, dass die durch den Schleim selbst verursachte Stagnation in der Folge Hitze entstehen lässt. Aus der Sicht der Biomedizin entspricht diese Hitze insgesamt sehr oft einer entzündlichen Reaktion.

Einige Symptome sind in beiden Mustern - mit und ohne Hitze - vergleichbar, so der knappe Atem, der bei Anstrengung rasch zu Atemnot führt und oft von rasselnden Geräuschen in Hals oder Bronchien begleitet ist. Oft gibt es auch ein Gefühl von Enge oder Druck in der Brust und außerdem kommt es in beiden Mustern zu Husten. Der Schleim selbst ist in den beiden Mustern aber sehr unterschiedlich beschaffen. Herrscht im Funktionskreis Lunge ein kaltes und nasses Klima vor, so ist der Schleim wässrig oder dünnflüssig, weißlich und in relativ großen Mengen vorhanden. Dieser Schleim kann sehr viel leichter abgehustet werden, rinnt in der aufrechten Haltung auch von selbst aus der Nase und kann das Atmen vor allem im Liegen erschweren. Ist hingegen Hitze vorhanden, so dickt der Schleim ein, wird fester, klebriger und verfärbt sich gelblich, grünlich, grau bis braun. Bei Schleim-Hitze kann der Schleim sehr schwer abgehustet werden, sich bisweilen sogar so sehr verfestigen, dass der Husten einem trockenen, unproduktiven Husten ähnelt. Die beiden Muster unterscheiden sich außerdem durch unspezifische Symptome im Hintergrund. Die Hitze kann sich in Hitzegefühlen in der oberen Körperhälfte, in verstärktem Durst, Unruhe oder Schlafstörungen zeigen, während bei Kälte vor allem ein diffuses oder im Oberkörper lokalisiertes Kältegefühl vorherrscht und die Hände sich auch kalt anfühlen.

Diese beiden Muster können sehr häufig auch ineinander übergehen, wie es zum Beispiel der Fall ist, wenn sich einer viralen Erkältung eine bakterielle Bronchitis aufsetzt. Auch wenn eine Ansammlung von feuchtem Schleim über längere Zeit anhält, kann sich durch die dadurch entstehende Stagnation Hitze entwickeln (es ist ein Grundprinzip der TCM, dass durch Stagnation Hitze entsteht) und sich die Beschaffenheit des Schleims mit der Zeit verändern: er dickt ein und verfärbt sich. In chronischen Schleim-Mustern spielt Hitze deshalb beinahe immer eine Rolle.

Den Schleim loszuwerden geht, was die Lunge anbelangt, natürlich immer nur nach oben hin und es ist die Aufgabe des Lungen-Qi, den Schleim über das Niesen, das Schnäuzen und das Husten nach draußen zu befördern. Dies also ist ein wichtiger Unterschied zwischen dem Schleim im Funktionskreis Lunge und der Feuchtigkeit oder Feuchte-Hitze in Milz, Leber und Gallenblase, Niere und Blase. Letztere können durch harntreibende oder bitter-ausleitende Mittel nach unten, konkret über Stuhl und Urin ausgeleitet werden. Der Schleim hingegen muss mobilisiert und durch eine relativ große Kraftanstrengung von Seiten des Lungen-Qi ausgeworfen werden. Die Heil- oder Nahrungsmittel, die beim Lösen des Schleims in der Lunge eingesetzt werden können, sind oft auch gegen Formen von innerem Schleim nützlich. Letztendlich sind diese Überschneidungen wohl auch einer der wichtigsten Gründe dafür, dass so unterschiedliche Erscheinungen mit ein und derselben Bezeichnung, nämlich als "Schleim" beschrieben werden.

In der TCM spricht man beim Husten von einem rebellierenden Lungen-Qi, vergleichbar mit dem Erbrechen beim Magen. In beiden Fällen, bei Lunge und Magen, geht die physiologische Wirkrichtung des Qi nach unten und kehrt sich nur dann um, wenn etwas den Fluss des Qi behindert oder blockiert. Die Ansammlung von Schleim ist nicht der einzige, wenn auch ein sehr häufiger Grund für Husten. Weitere Ursachen können Trockenheit oder eindringende Kälte sein, eine Schwäche des Lungen-Qi selbst, die fehlende Unterstützung der Atmung durch den Funktionskreis Niere, eine "Invasion" durch stagnierendes Leber-Qi, außerdem natürlich ein eingeatmeter Fremdkörper oder reizende Substanzen, wie zum Beispiel Rauch. So hustet man schwach, wenn man nach einer überstandenen akuten Bronchitis zum ersten Mal wieder tief durchatmet: das geschwächte Lungen-Qi ist überfordert und die Atembewegung bleibt stecken. Oder man hüstelt nervös, wenn man vor einem großen Publikum sprechen soll: das Leber-Qi stagniert durch die Anspannung und lässt eine harmonische Bewegung des Lungen-Qi nicht zu.

Die Trockenheit geht zur Lunge

Trockenheit ist der äußere klimatische Einfluss, der den stärksten Bezug zum Funktionskreis Lunge hat. Im Fall der Trockenheit können wir keine positive Wirkung auf die Lunge feststellen, es ist also nicht so, dass Trockenheit im richtigen Maß die Lunge stärkt. Sehr eindeutig ist dagegen die negative Wirkung von übermäßiger Trockenheit. Übrigens meint man in der TCM mit äußerer Trockenheit immer auch staubige, unreine Atemluft und wir wissen heute, dass trockene Luft tatsächlich mehr Staub und Krankheitserreger befördert.

Zwei Muster, die ursächlich unmittelbar mit übermäßiger Trockenheit zusammenhängen, sind Trockenheit in der Lunge und der Lungen-Yin-Mangel.

Der Funktionskreis Lunge hat, wie bereits erwähnt, einen sehr großen Bedarf an Flüssigkeiten, da über die Haut und die Atemluft viel davon verloren geht. Selbstverständlich hängt dies sehr stark von der Temperatur und der Feuchtigkeitssättigung der Luft ab: je wärmer und trockener die Luft ist, desto mehr Feuchtigkeit geht verloren. Allerdings ist auch die trockene Luft in kalten Wintern problematisch, ebenso wie die relativ trockene Luft in Höhenlagen (Bergvölker, die in großer Höhe wohnen, zeigen auffallend oft Anzeichen für einen tendenziellen Yin-Mangel). Sehr häufig sind die Probleme mit der trockenen Luft auch unabhängig vom Klima, weil hausgemacht: schlecht beheizte oder überheizte Räume, Klimaanlagen und Heizungen, die viel Staub bewegen und in der Luft halten, belasten alle diesen Funktionskreis, der in der Chinesischen Medizin als besonders rein und anfällig gilt. Auch stundenlanges Sprechen oder Singen kann der Lunge viel Feuchtigkeit rauben und sie austrocknen lassen, eine Ursache, die unter anderem bei Lehrern häufig ist. Die wohl gefährlichste Ursache für Trockenheit und Yin-Mangel in der Lunge ist aber immer noch das Rauchen. Und die trocknende Wirkung des Rauchens ist dabei natürlich nur ein Aspekt der gewaltigen Schäden, die das Rauchen insgesamt im Funktionskreis Lunge anrichtet.

Bisweilen kommt die Trockenheit auch von innen und hat ihre Ursachen in einer einseitigen, nicht ausreichend befeuchtenden Ernährung. Wenn durch reduziertes Trinken oder eine sehr trockene oder trocknende Ernährung zu wenig Flüssigkeit aufgenommen wird, dann können natürlich auch nicht ausreichend Körperflüssigkeiten an die Lunge weitergeleitet werden und sie trocknet aus. Wenn als Ursprung der Körperflüssigkeiten oft der Magen genannt wird, so hat dies seinen Grund auch darin, dass es bei einer Magen-Hitze oder einem Magen-Yin-Mangel besonders leicht zu innerer Trockenheit kommen kann, insbesondere natürlich auch wieder im Funktionskreis Lunge.

Trockenheit in der Lunge ist ein relativ oberflächliches Muster, das sich rasch ausbildet und meist ebenso rasch wieder behoben werden kann. Die Trockenheit hat das Fehlen von Flüssigkeiten zur Ursache und sobald diese ausreichend zugeführt werden, kann die Lunge sich relativ rasch wieder erholen. Zugeführt werden können die Flüssigkeiten von innen über eine entsprechende Ernährung und ausreichendes Trinken oder von außen, also durch das Einatmen oder bewusste Inhalieren von feuchter Luft beziehungsweise, was die Haut betrifft, durch entsprechende Cremes und Öle.

Die Trockenheit im Funktionskreis Lunge manifestiert sich in der Haut, in den Atemwegen oder im Stuhl, in drei Bereichen also, die nach der TCM direkt oder indirekt mit diesem Funktionskreis zusammenhängen. Der bei diesem Muster typische Husten ist ein trockener Reizhusten ohne oder mit sehr wenig, zähem und schwer abzuhustendem Schleim. Ebenso trocken sind die Schleimhäute von Nase, Mund und Kehle, was auch zu einer rauen Stimme führen kann. Beim trockenen Stuhl erklärt sich der Zusammenhang für die TCM über die enge Verbindung zwischen Lunge und Dickdarm, respektive Yin- und Yang-Funktionskreis der Wandlungsphase Metall. Es darf dabei allerdings nicht vergessen werden, dass sowohl eine trockene Haut als auch trockener Stuhl oft auch mit einem Blut-Mangel zusammenhängen. Blut und Körperflüssigkeiten haben ja sehr ähnliche Aufgaben, die sich zum Teil überschneiden. So führt auch übermäßiges Schwitzen (zum Beispiel durch häufiges Saunen oder Sport) nicht so sehr zu Trockenheit in der Lunge, wie wir es vielleicht erwarten würden, sondern viel eher zu einem Blut-Mangel.

Der Lungen-Yin-Mangel

Im Vergleich zur Trockenheit in der Lunge greift ein Lungen-Yin-Mangel sehr viel tiefer. Hier sind es nicht nur die Flüssigkeiten und der gesunde Schleim, die fehlen, sondern die Lunge selbst hat die Fähigkeit eingebüßt, sich zu befeuchten und zu nähren. Bei einem Lungen-Yin-Mangel genügt es also nicht mehr, ausreichend Flüssigkeiten aufzunehmen oder feuchte Luft einzuatmen, denn selbst dann gelingt es der Lunge nicht mehr, sich zu regenerieren und in ein gesundes Gleichgewicht zurückzufinden. Eine Verletzung des Yin ist deshalb ein schwer zu behandelndes Muster, das immer mehr oder weniger chronisch verläuft.

Die Ursachen für dieses Muster können natürlich auch in einer anhaltenden Trockenheit der Lunge liegen. Wenn diese über lange Zeit andauert oder immer wiederkehrt, verliert die Lunge irgendwann die Fähigkeit, sich zu regenerieren. Sehr oft findet sich die Ursache für einen Lungen-Yin-Mangel aber auch in einem Yin-Mangel anderer Funktionskreise, der sich auf die Lunge ausweitet, so zum Beispiel von Magen oder Niere (letzteres ist bei älteren Menschen besonders häufig zu beobachten). Auch Innere Hitze verbraucht viele Körperflüssigkeiten und verletzt schließlich das Yin, weshalb vor allem lang andauernde, zehrende und fiebrige Erkrankungen oder chronische Entzündungen einen Lungen-Yin-Mangel zur Folge haben können. Und natürlich muss auch hier das Rauchen genannt werden, das nicht nur trocknend wirkt, sondern zudem durch die Entstehung von toxischer Hitze zu einer nachhaltigen Läsion des Lungen-Yin beitragen kann.

Die Symptome eines Lungen-Yin-Mangels decken sich mit denen von Trockenheit in der Lunge, gehen aber noch darüber hinaus. Es gibt auch hier Trockenheit von Haut, Stuhl und/oder Atemwegen und trockenen, bisweilen auch quälenden Husten. Wie für einen Yin-Mangel typisch werden alle Symptome abends und nachts schlimmer, was vor allem beim Husten zu einem großen Problem werden kann, wenn dadurch der Schlaf gestört oder gar unmöglich wird. Wie so oft bei Yin-Mangel-Mustern ist dies ein Teufelskreis, da sich das Yin durch die fehlende Nachtruhe nicht ausreichend regenerieren kann. Außerdem treten bei einem Lungen-Yin-Mangel auch die klassischen Leere-Hitze-Symptome auf, also abendliches und nächtliches Fieber oder Hitzegefühl an den fünf Zentren (Extremitäten und Brust),

Nachtschweiß, sowie ein trockener Mund besonders während der Nachtstunden. Durch die enge Verbindung zwischen der Lunge und dem Herzen können bei diesem Muster auch innere Unruhe, ein Gefühl der Beklemmung und Schlafstörungen auftreten. Der Wangenbereich ist oft gerötet (ein generelles Zeichen für einen Yin-Mangel), während das übrige Gesicht durchaus auch blass sein kann.

Bei einem Lungen-Yin-Mangel gibt es neben der Trockenheit außerdem oft auch Anzeichen für ein Schwinden der Substanz. Zum einen bedeutet dies, dass es vor allem im Bereich des Oberkörpers zu einer starken Abmagerung kommen kann, zum anderen ist es aber auch möglich, dass im Organ Lunge selbst Lungengewebe abgebaut wird, wie dies zum Beispiel bei einem Emphysem der Fall ist. Das Zellgewebe der Organe ist ein Teil des Yin der entsprechenden Funktionskreise; es zu erhalten und immer wieder zu regenerieren ist eine Funktion, die bei einem ausgeprägten Yin-Mangel leiden kann.

Qi und Yin sind die beiden wichtigsten Ressourcen der Lunge. Eine häufige Kombination von Mustern in diesem Funktionskreis ist ein gleichzeitiger Mangel von Lungen-Qi und Lungen-Yin. Dieses Bild findet man bei Rauchern ebenso wie nach einer überstandenen akuten Erkrankung der Atemwege. Je nach Gewichtung können in einem solchen Fall die Zeichen und Symptome für das eine oder das andere Muster stärker ausgeprägt sein. Bei Rauchern wird zum Beispiel meist mehr Hitze und Leere-Hitze vorhanden sein, nach einer akuten Erkrankung hingegen kann der Qi-Mangel vorherrschen. In einem solchen Fall kann es durch die Kombination der beiden Muster gleichzeitig zu Anzeichen von Trockenheit wie auch zur Ansammlung von Schleim kommen. Das klingt vielleicht wie ein Widerspruch in sich, doch dürfen wir nie vergessen, dass der sich ansammelnde Schleim ja keine "gute" Körperflüssigkeit ist, sondern eine pathologische Substanz, die keine physiologischen Aufgaben erfüllt. Es können also durchaus gleichzeitig zu wenig gute Flüssigkeiten da sein und zu viele schlechte.

Die Lungen-Hitze

Wie für andere Funktionskreise auch, muss bei der Lunge zwischen voller und leerer Hitze unterschieden werden. Letztere hat mit dem Fehlen von Kühlung und dem Schwinden von Substanz zu tun und gehört deshalb zum Lungen-Yin-Mangel. Erstere hingegen ist ein Fülle-Muster, bei dem ein Yang-Störfaktor vorherrscht, der entweder von außen in die Lunge eingedrungen ist oder sich von innen her entwickelt. Rauchen ist ein häufiger Grund für die Entwicklung einer Lungen-Hitze, ebenso oft reagiert die Lunge damit akut auf das Eindringen von äußerem Wind, so zum Beispiel im Rahmen einer Bronchitis oder einer Lungenentzündung. Wie bei anderen Funktionskreisen gibt es auch bei der Lunge einen gleitenden Übergang zwischen der Hitze (Fülle) und dem Yin-Mangel (Leere), denn anhaltende Hitze zehrt am Yin und ist dessen schlimmster Feind. Trockenheit und vor allem Yin-Mangel sind also langfristig sehr häufige Folgemuster von Lungen-Hitze.

Eine andere Entwicklung ist die Verbindung der Hitze mit Feuchtigkeit und Schleim. Im Falle der Lunge spricht man von Schleim-Hitze. Der vorhandene Schleim dickt unter Einwirkung der Hitze ein und es wird immer schwerer, ihn loszuwerden. Der Schleim verändert nicht nur seine Konsistenz, auch die Farbe wechselt von weißlich zu gelblich, grünlich oder grau. Fest sitzender, heißer Schleim muss erst "gekühlt" und verflüssigt und kann dann erst abgehustet werden. Bisweilen ist der Auswurf so trocken und fest, dass es beinahe so aussieht, als hätte man es mit einem trockenen Husten ohne Auswurf zu tun. Besonders bei diesem Muster können auch Schmerzen im Brustkorb auftreten, beziehungsweise das Husten selbst schmerzhaft sein. Wird die Hitze sehr stark (man spricht in der TCM auch von Feuer), so kann dies dazu führen, dass Blut aus den Gefäßen austritt. Dies kann übrigens auch durch Leere-Hitze im Rahmen eines Yin-Mangels passieren. Dann mengt sich Blut in den Auswurf, natürlich immer ein Alarmsignal.

Begleitet wird Lungen-Hitze von verschiedenen Anzeichen für eine gestörte Lungenfunktion, vor allem von Kurzatmigkeit und Husten.

Die Kurzatmigkeit führt zu einer beschleunigten Atmung und eventuell sogar zu Nasenflügelatmung, einem Zeichen von Atemnot. Zu beobachten sind auch allgemeine Hitze-Zeichen, so ein Hitzegefühl, das vor allem den Oberkörper betrifft, eine Rötung des Gesichts, Fieber, ein starker Durst mit Verlangen nach kühlen Getränken, ein beschleunigter Puls und innere Unruhe oder Schlafstörungen.

Die Traurigkeit ist die Emotion der Lunge

In der Theorie der Traditionellen Chinesischen Medizin entspricht der Wandlungsphase Metall und dem Funktionskreis Lunge die Emotion der Trauer oder Traurigkeit. Wie bei anderen der fünf Grundemotionen ist auch der Begriff Traurigkeit stark negativ besetzt und nicht sehr hilfreich dabei, die positiven emotionalen Aspekte dieser Wandlungsphase zu begreifen. Die emotionale Kraft des Funktionskreises Lunge liegt darin, eine Grenze zu ziehen zwischen dem, was mich ausmacht, und dem, wovon ich mich trennen kann. Es geht darum, erstens Klarheit zu erlangen und zweitens zu verabschieden, was nicht mehr gebraucht wird, es loszulassen. Die emotionale Fähigkeit der Lunge hat mit Ordnung zu tun, mit Aufräumen und mit einer Reduktion auf das Wesentliche. Ein bisschen spiegeln auch die Funktionen von Lunge und Dickdarm diesen Zusammenhang wider, denn wer sich mit dem Loslassen und dem Hergeben schwer tut, hat öfters auch Schwierigkeiten mit der Ausatmung oder einem regelmäßigen Stuhlgang. Schwierigkeiten mit dem Loslassen können sich im Leben darin zeigen, dass man zum Beispiel länger an Dingen oder Menschen hängt und länger in Situationen und Beziehungen verbleibt, als es gesund und gut wäre.

Auch Traurigkeit und Trauer haben als Emotionen der Lunge mit diesem Loslassen zu tun. Wird der Einfluss dieser Emotionen zu stark, so beginnen sie sich negativ auf den Funktionskreis Lunge auszuwirken. Insbesondere während einer Trauerphase kann das emotionale Gleichgewicht kippen. Wird die Trauer zu heftig oder dauert sie zu lange an, so schadet sie dem Funktionskreis Lunge, stört und vernichtet dessen Qi. Die Dynamik der Traurigkeit führt nach innen und unten, sie lähmt die Kraft des Qi und lässt es geradezu versickern. Wie auch die Freude wirkt die Traurigkeit direkt auf das Qi des oberen Erwärmers (also des Bereichs oberhalb des Zwerchfells), Sitz der beiden Funktionskreise Lunge und Herz. Freude und Traurigkeit sind dabei gewissermaßen Antagonisten: erstere befreit das Qi und bewegt es nach außen, letztere bindet es und lässt es nach innen versiegen.

Die Dynamik der Trauer spiegelt sich in der Körperhaltung des Trauernden: die Schultern sinken und fallen nach vorne, der Brustkorb fällt ein, der Kopf sinkt. Schon alleine durch diese Haltung ergibt sich eine Schwächung des Lungen-Qi: die Atmung wird oberflächlicher, die Stimme schwächer und durch wiederholtes Seufzen versucht man die Beklemmung im Brustbereich zu überwinden. Dauert die Trauer über zu lange Zeit unverändert stark an, so ergibt sich daraus leicht eine anhaltende Schwächung des Funktionskreises Lunge mit einer möglichen Zunahme der Infektanfälligkeit und Erkrankungen wie Bronchitis, Lungenentzündung, Asthma oder anderen Atembeschwerden. Andererseits lässt sich bei Lungenkranken (wie auch bei Menschen mit einem schwachen Herz-Qi) besonders häufig eine melancholische, freudlose, stark introvertierte Grundstimmung beobachten, die nach der TCM auf die Störung des Lungen-Qi zurückzuführen ist.

Während die Trauer also direkt auf das Lungen-Qi wirkt, erreichen andere übermäßige Emotionen den Funktionskreis Lunge auf dem Umweg über die Leber. Sowohl eine Leber-Qi-Stagnation als auch eine Leber-Hitze können auf die Lunge übergreifen. So können Anspannung, Stress oder Ärger eine tiefe, freie Atmung verhindern, ein nervöses Hüsteln auslösen, das Abwehr-Qi lähmen oder auch zu einem Asthmaanfall führen. In diesen Fällen spricht man in der TCM davon, dass die Leber die Lunge angreift, vergleichbar damit, wie dies bei Magen und Milz sehr häufig geschieht.

Der Funktionskreis Dickdarm

Den Dickdarm ereilt in der Muster-Differenzierung ein ähnliches Schicksal wie den Dünndarm: er wird weitgehend von anderen Funktionskreisen geschluckt. Das heißt konkret, dass die Aufgaben, die dem anatomischen Dickdarm zukommen, und die Störungen, die dort auftreten können, in der TCM zum größten Teil als Aufgaben und Störungen anderer Funktionskreise gelten und nur selten dem Funktionskreis Dickdarm selbst zugeschrieben werden. In der Äußeren Medizin entsprechen dem Dickdarm ein eigener Meridian und einige ebenso wichtige wie viel genutzte Akupunkturpunkte, die allerdings ebenso kaum einen Bezug zu den eigentlichen Funktionen des Dickdarms haben. Die Funktionen und Beschwerden, die rein anatomisch im Dickdarm lokalisiert sind, werden in vielen Fällen den Funktionskreisen Milz und Magen zugeschrieben. In einigen Bereichen manifestiert sich auch der Zusammenhang zwischen Dickdarm und Lunge, den beiden Funktionskreisen der Wandlungsphase Metall. Allerdings ist die Verbindung zwischen diesen beiden sehr viel weniger spürbar, als bei anderen, sehr engen Paaren wie zum Beispiel Niere und Blase, Leber und Gallenblase oder Milz und Magen.

Versuchen wir, die unterschiedlichen Einflüsse auf die Funktionen des Dickdarms anhand einiger Beispiele zu verstehen. Nehmen wir das Symptom der trockenen und harten Stühle. Sie können prinzipiell bei drei unterschiedlichen Mustern auftreten: bei Mangel an Blut, bei Mangel an Körperflüssigkeiten oder bei Hitze im Dickdarm. Das erste dieser Muster, der Blutmangel, gehört in den Einflussbereich der Leber, hat also ursächlich mit den Funktionen des Dickdarms nur sehr wenig zu tun. Das zweite Muster, der Flüssigkeits-Mangel oder die Trockenheit, ist ein Beispiel für die Verbindung zwischen Lunge und Dickdarm, da es sich sehr häufig zugleich in diesen beiden Funktionskreisen manifestiert. Das dritte Muster betrifft den Funktionskreis Dickdarm selbst, wird allerdings öfters in enger Verbindung zu einer Magen-Hitze auftreten. In diesem Fall sind stark riechende Stühle typisch, denen eventuell auch Blut aufgelagert sein kann. Ein Brennen am After zeugt von der Hitze, ebenso wie generelle Hitze-Zeichen (Durst, ein trockener Mund, wenig und relativ konzentrierter Urin). Von drei Mustern wird also nur eines direkt dem Funktionskreis Dickdarm zugeschrieben.

Das Symptom der Verstopfung (das nicht unbedingt mit trockenen Stühlen einhergeht) zeigt eine ähnlich breite Verteilung der Ursachen. Zum einen kann ein Qi-Mangel die Verstopfung verursachen. Dann fehlt schlicht die Kraft, den Stuhl weiterzubefördern. Diese Schwäche wurzelt meist in einem Qi-Mangel des Funktionskreises Lunge. Das Lungen-Qi wirkt nach unten hin und unterstützt so die Entleerung des Darms (denken wir nur daran, wie sehr eine tiefe Bauchatmung die Peristaltik aktiviert). Weitere Ursachen für eine Verstopfung auf Grund einer Schwäche ist der langfristige Einsatz von Abführmitteln, wodurch der Darm träge wird, und das allgemeine Nachlassen von Kraft und Tonus im Alter, das durch fehlende körperliche Betätigung noch verstärkt wird. Es kann außerdem durch eine Qi-Stagnation zu Verstopfung kommen und in diesem Fall finden wir den Schuldigen meist in einer Leber-Qi-Stagnation. Dies ist der Fall, wenn wir auf Reisen, unter Stress und bei emotionaler Anspannung keinen Stuhlgang mehr haben. Auch im Fall der Verstopfung spielt der Funktionskreis Dickdarm also keine wirkliche Hauptrolle.

Ähnliches können wir letztlich auch über den Durchfall schreiben. Beruht der Durchfall auf einem Muster mit Feuchte-Hitze, so könnten wir zwar davon sprechen, dass Feuchte-Hitze in den Dickdarm eindringt (manche Autoren tun dies). In den allermeisten Fällen aber wird die Milz als betroffener Funktionskreis genannt, denn in der Behandlung werden wir tatsächlich von der Milz ausgehen müssen. Ähnliches gilt für den Fall, dass hinter dem Durchfall eingedrungene Kälte oder Feuchte-Kälte stecken: auch hier nennt man als Sitz der Störfaktoren sinnvollerweise meist die Milz, denn die therapeutischen Maßnahmen richten sich auf diese. Haben wir es bei einem Durchfall mit einem Yang-Leere-Muster zu tun, so nennt man als Ursachen entweder einen Mangel des Milz-Qi, des Milz-Yang oder des Nieren-Yang. Wir sehen also: der Dickdarm ist für die Innere Medizin der TCM mehr ein (anatomischer) Bereich, in dem andere Funktionskreise agieren, als selbst ein wichtiger Akteur.

Wasser

Die Wandlungsphase Wasser in Kürze

Die Wandlungsphase Wasser steht für das volle Yin, für die Nacht und den Winter. Es sind dies Phasen, in denen sich die Aktivität in der Natur beruhigt, die Bewegung sozusagen einschläft oder einfriert. Typisch für das Yin und damit für diese Wandlungsphase ist das Verdichten, das Zusammenziehen, so wie dies bei vielen Pflanzen geschieht, wenn sie über die Wintermonate ihre Lebenskraft in den Wurzeln sammeln oder in einem Samen, dem im nächsten Frühjahr eine neue Pflanze entspringt. Auch viele Tiere sammeln für den Winter und legen Fett- oder Nahrungsreserven an.

Das Wasser liegt tief, es fließt nach unten. So steht die Wandlungsphase Wasser in der TCM für die Basis, den Boden, den Ursprung des Lebens.

Die Funktionskreise der Wandlungsphase Wasser sind die Niere (das Zang, also der yin-Funktionskreis) und die Blase (das Fu, also der yang-Funktionskreis).

Die Eigenschaften der Niere sind:
- sie speichert die Essenz,
- sie ist die Wurzel von Yin und Yang,
- sie beherrscht das Wasser,
- sie beherrscht die Aufnahme des Qi,
- sie öffnet sich in die Ohren,

- sie zeigt sich in den Haaren und
- sie beherbergt die *zhi*-Seele.

Die Blase sammelt die unreinen Anteile der Körperflüssigkeiten, hält sie zurück und scheidet sie schließlich als Urin aus.

Der salzige Geschmack geht zur Niere. Das bedeutet, dass salzige Nahrungsmittel im richtigen Maß die Niere stimulieren und stärken, im Übermaß aber stören und aus dem Gleichgewicht bringen.

Die Kälte geht zur Niere, das heißt, dass äußere Kälte im richtigen Maß die Niere stimuliert und stärkt (in diesem Fall vor allem das Nieren-Yang), im Übermaß aber die Niere aus dem Gleichgewicht bringt.

Die Emotion der Niere ist die Angst.

Die Niere und die vorgeburtlichen Ressourcen

Der Funktionskreis Niere gilt in der TCM als der Sitz der vorgeburtlichen Ressourcen. Damit sind alle jene Ressourcen gemeint, über die wir von Geburt an verfügen. Im Unterschied zu den nachgeburtlichen Ressourcen (Qi, Blut und Körperflüssigkeiten) können sie ab dem Zeitpunkt der Geburt nicht maßgeblich neu gebildet werden. Da sie sich im Laufe des Lebens erst voll entwickeln und dann langsam verbraucht werden oder an Kraft verlieren, kommt es zu einem auf- und absteigenden Bogen mit einem Höhepunkt in den jungen Erwachsenenjahren. Diese Ressourcen sind dafür zuständig, uns von der Geburt bis zum Tod zu begleiten und dabei den Prozess von Entwicklung und Alterung zu takten und zu gestalten.

Konkret gemeint ist mit den vorgeburtlichen Ressourcen vor allem die Essenz (auf Chinesisch *jing*, 精). Die vorgeburtliche Essenz ist das, was jeder Mensch im Moment der Zeugung von seinen Eltern erhält, sozusagen die stoffliche und energetische Grundlage für das Leben. Die Essenz im engeren Sinne, der Yin-Anteil der vorgeburtlichen Ressourcen, ist eine Art stoffliche, substanzielle Grundlage des menschlichen Organismus. Die Fähigkeit des Organismus, sich zu formen, seine Form und deren Ordnung ein Leben lang beizubehalten oder wiederherzustellen (zum Beispiel beim Verheilen einer Wunde), können wir der Essenz zuschreiben. Aus der heutigen Sicht dürfen wir diesen Yin-Anteil der vorgeburtlichen Ressourcen ruhig bis zu einem bestimmten Grad mit den Genen und der in ihnen festgeschriebenen ererbten Veranlagung gleichsetzen. Wie so oft in der TCM ist allerdings auch der Begriff der Essenz mehrdeutig, weshalb in einem sehr viel konkreteren Sinn auch das Sperma und die weiblichen Eizellen als eine Erscheinungsform dieser so wertvollen Substanz gelten (diese beiden genaugenommen als Teil der nachgeburtlichen Essenz). Das Ursprungs-Qi, den Yang-Anteil der vorgeburtlichen Ressourcen, können wir uns als eine Art Funken vorstellen, der das Leben in Gang setzt und am Laufen hält. Dieser Lebensfunke bleibt über die gesamte Lebensdauer wach, wie eine Art von Feuer, das in jeder einzelnen Zelle des Körpers brennt und sie am Leben erhält. Diese ursprüngliche Lebendigkeit und Vitalität ermöglicht alle Transformationen und aktiven Prozesse, wird während des Alterungsprozesses aber langsam schwächer und erlischt unwiederbringlich mit dem Tod.

Die vorgeburtliche Essenz ist bestimmend auch für die Konstitution eines Menschen. Eine schwache Konstitution kann jeden einzelnen Funktionskreis betreffen und hat in diesem Sinne nicht immer unbedingt mit dem Funktionskreis Niere zu tun. Dennoch zeigen sich bei einer insgesamt schwachen Konstitution, also bei Menschen, die von Kindheit an durch eine besondere Schwäche auffallen, sehr häufig Symptome, die mit dem Funktionskreis Niere zusammenhängen, so zum Beispiel eine leicht verzögerte Entwicklung (spätes Laufen, spätes Zahnen, späte sexuelle Reife), ein sehr graziler Knochenbau mit besonderer Schwäche von (Lenden-) Wirbelsäule und Knien, eine auffallende Anfälligkeit für Kälte und durch Kälte bedingte

Erkrankungen. Solche Anzeichen für eine konstitutionelle Schwäche können neben der Essenz sowohl Yin- als auch Yang-Aspekte der Niere betreffen, aus meiner Erfahrung heraus würde ich aber sagen, dass das Nieren-Yang ungleich öfter betroffen ist. Oft tendieren Menschen mit einer angeborenen Nieren-Schwäche dann auch dazu, frühzeitig zu altern, also einen vorzeitigen Nieren-Essenz-Mangel zu entwickeln. Es sei denn, sie machen die angeborene Schwäche durch eine besonders gesunde Lebensführung wett, was nicht so selten vorkommt, denn wer von Geburt an mit einer schwachen Gesundheit zu kämpfen hat, lernt früh besonders sorgsam darauf zu achten und steht im Alter dann oft besser da als andere.

Die vorgeburtliche Essenz kann, ist sie erst einmal geschwächt oder aufgebraucht, durch nichts ersetzt oder wieder aufgefüllt werden (das wäre ja der Schlüssel zur Unsterblichkeit, den nicht nur chinesische Weise so lange vergeblich gesucht haben). Im Laufe des Lebens verliert die Essenz unweigerlich an Kraft, bedingt dadurch das Altern und - kommt keine andere Todesursache zuvor - den Tod. Die Chinesische Medizin hat allerdings auch beobachtet, dass eine gesunde Lebensführung diesen Prozess verlangsamen kann. Um diesen Umstand zu erklären gibt es die Theorie der nachgeburtlichen Essenz: eine besonders reine und wertvolle Substanz, so die Erklärung, die aus dem nachgeburtlichen Qi gewonnen werden kann, sofern es daran einen Überschuss gibt. Wenn durch gesunde Atmung und Ernährung und dank der optimalen Gesundheit aller Funktionskreise (also prinzipiell in einem jungen und gesunden Körper) viel Qi produziert wird, so kann der Organismus dieses in Form von nachgeburtlicher Essenz einsetzen, um die vorgeburtliche Essenz zu strecken und sie vor einem schnellen Verbrauch zu schützen. Die nachgeburtliche Essenz kann die vorgeburtliche allerdings nicht ersetzen, sondern nur ein Stück weit strecken, ähnlich wie etwas Wasser in einem Glas Wein.

Der Nieren-Essenz-Mangel

In der Muster-Differenzierung spielt die Essenz eine eingeschränkte Rolle. Nur ein wichtiges Muster hat mit der Essenz zu tun: der Nieren-Essenz-Mangel. Allerdings muss man innerhalb dieses einen Musters zwei völlig unterschiedliche Erscheinungsformen unterscheiden, je nachdem, ob es bereits bei der Geburt oder erst im Laufe des Lebens auftritt.

Kommt ein Kind mit einem Nieren-Essenz-Mangel auf die Welt, so bedeutet dies, dass seine Entwicklung nicht fehlerfrei abgelaufen ist oder ablaufen wird. Eigentlich wäre es besser, in diesem Fall nicht von einem Mangel, sondern von einer Störung der Essenz zu sprechen. Die meisten von Geburt an bestehenden Behinderungen sowohl körperlicher als auch geistiger Natur fallen nach der TCM unter einen Mangel der vorgeburtlichen Essenz. Besonders häufig haben Fehlentwicklungen aufgrund eines Essenz-Mangels mit den Knochen, dem Rückenmark, dem Gehirn und den Sexualorganen zu tun, alles Bereiche, die eng mit dem Funktionskreis Niere zusammenhängen. Es kann dabei zu einzelnen und nicht weiter schwerwiegenden Fehlern in der Entwicklung kommen, wie zum Beispiel einem sechsten Finger an einer Hand, zu einer verzögerten Entwicklung im Kindesalter, zu bleibenden Beeinträchtigungen oder aber zu schweren und mit dem Leben nicht vereinbaren Fehlbildungen. Wie sich leicht erahnen lässt, stehen uns für dieses Muster aus der Chinesischen Medizin keine therapeutischen Mittel zur Verfügung. Umso wichtiger ist jedoch die Prävention: Eltern sollten bei der Zeugung ihrer Kinder jung und gesund sein und sich in einem guten inneren Gleichgewicht befinden. Enorm wichtig ist natürlich auch der Verlauf der Schwangerschaft, während der die durch die Essenz gelenkte Entwicklung noch offen für tiefgreifende Störungen ist.

Die zweite Erscheinungsform eines Essenz-Mangels unterscheidet sich grundlegend von der ersten und hängt mit dem Alterungsprozess zusammen. Die Entwicklung der vorgeburtlichen

Essenz erreicht wie gesagt im jungen Erwachsenenalter einen Höhepunkt. Im Anschluss daran setzt das Nachlassen der Essenz erst langsam und beinahe unmerklich ein, um sich mit fortschreitendem Alter immer mehr zu steigern. Das Altern und der zugrundeliegende Rückgang der Essenz sind ein durchaus physiologischer Prozess. Es ist also normal und kein Störungsmuster, wenn es bei Menschen im Alter zu einem mehr oder weniger spür- und sichtbaren Nieren-Essenz-Mangel kommt. Von einem Nieren-Essenz-Mangel im pathologischen Sinne sprechen wir nur dann, wenn der Alterungsprozess vorzeitig oder überstürzt einsetzt oder verläuft.

Als Ursache für eine frühzeitige Schwäche der Nieren-Essenz spielt zunächst einmal wie bei allen Nieren-Mustern die Konstitution eine grundlegende Rolle. Doch auch wer von seiner Veranlagung her über eine starke Essenz verfügt, kann durch eine ungesunde Lebensführung einiges zu ihrem vorzeitigen Verschleiß beitragen. Beispiele dafür sind lang anhaltende Überarbeitung oder Stress, Drogenmissbrauch, chronischer Schlafmangel, außerdem das Durchmachen von schweren, auszehrenden Erkrankungen oder tiefen Lebenskrisen. Auch während einer Hungersnot, bei Mangelernährung oder bei wiederholten Diäten und Fastenkuren muss die Essenz als Reserve einspringen und wird dadurch geschwächt. In der TCM wird vor allem bei Männern auch eine übermäßige sexuelle Aktivität als Ursache für einen Essenz-Verlust angeführt, konkret dadurch begründet, dass das Sperma als eine Erscheinungsform von Essenz gilt. Darüber, was als Übermaß zu betrachten ist, gibt es sehr detaillierte Ausführungen. Kurz kann man es wohl so zusammenfassen, dass die sexuelle Aktivität mit zunehmendem Alter, bei Schwäche sowie während einer Erkrankung abnehmen sollte. Bei Frauen sind es Schwangerschaften und Geburten (übrigens auch frühzeitig abgebrochene Schwangerschaften), die besonders viel Essenz verbrauchen, vor allem dann, wenn sie sehr kurz aufeinanderfolgen.

Die Symptome für einen Nieren-Essenz-Mangel im Alter sind die klassischen Beschwerden, mit denen die meisten von uns irgendwann Bekanntschaft machen dürften: die Haare ergrauen oder fallen aus, die Sicht und das Gehör werden schlechter, die Zähne wackeln oder fallen aus, die Knochen werden brüchiger, die aufrechte Haltung gibt etwas nach, die Leistung des Gehirns lässt nach und das Gedächtnis wird schlechter. Letztendlich können die meisten Symptome dieses Musters direkt oder indirekt auf die Verbindung des Funktionskreises Niere zu den Knochen zurückgeführt werden. So gelten die Zähne als eine Art Auswuchs der Knochen und ihre fehlerhafte Entwicklung im Kindesalter ebenso wie das Wackeln und Ausfallen im Alter als die Folge eines Mangels an Nieren-Essenz. Aus der Verbindung zu den Knochen ergibt sich auch jene zum Knochenmark und damit zu Rückenmark und Gehirn. Die Rolle des letzteren wird in der Chinesischen Medizin aus biomedizinischer Sicht eindeutig unterbewertet, denn viele neurologischen und kognitiven Funktionen sind nicht dem Gehirn, sondern anderen Funktionskreisen sowie den von ihnen beherbergten „Seelen" zugeschrieben. Nach der TCM hängen aber bestimmte Formen von Gedächtnis von der Funktion des Gehirns und damit von der Nieren-Essenz ab. So hat auch die Altersdemenz primär mit einer Störung des Funktionskreises Niere zu tun.

    Einige der hier dem Essenz-Mangel zugeschriebenen Symptome könnten ebenso gut einem Nieren-Yin- oder Nieren-Yang-Mangel zugeteilt werden. Tatsächlich ist es nicht immer einfach, vor allem zwischen Nieren-Yin und Essenz zu unterscheiden. Die wohl zutreffendste Unterscheidung bezieht sich auf die Möglichkeit, einen etwaigen Mangel wieder auszugleichen: bei einem Nieren-Yin-Mangel ist dies zwar schwierig aber meist möglich, bei einem altersbedingten Nieren-Essenz-Mangel kann man davon ausgehen, dass es nicht mehr möglich ist. Schwer ist die Unterscheidung auch deshalb, weil das altersbedingte Einknicken des Funktionskreises Niere sich meist nicht auf die Essenz beschränkt, sondern der gesamte Funktionskreis in Mitleidenschaft gezogen wird, also sowohl das Nieren-Yin als auch das Nieren-Yang und das Nieren-Qi.

Die Wurzel von Yin und Yang

Das gesamte Yin und Yang des Organismus hat nach der TCM seine Wurzeln im Funktionskreis Niere. Milz-Yang, Herz-Yin, Magen-Yin… sie alle haben eine besonders enge Verbindung zu Yin und Yang der Niere und werden letztlich von diesen unterstützt. Die Verwurzelung von Yin und Yang im Funktionskreis Niere ergibt sich zum einen dadurch, dass die Entwicklung des gesamten Organismus im Funktionskreis Niere beginnt und von hier aus durch die vorgeburtliche Essenz gesteuert wird. Tatsächlich entsteht der Keim für ein neues Leben nach der Chinesischen Naturphilosophie immer in der Wandlungsphase Wasser, der die Niere als Funktionskreis ja zugeordnet wird. Ganz gleich ob in einem Samenkorn, in einem Wurzelstock, in einem Ei oder in einer Gebärmutter: der Beginn eines neuen Lebens liegt immer im eng Verschnürten, Kompakten, Dunklen, dem Yin eben. Im menschlichen Organismus wird dieser Urgrund allen Lebens durch den Funktionskreis Niere repräsentiert. Über die vorgeburtliche Essenz und die Verbindung zu Sexualität und Fortpflanzung behält dieser Funktionskreis seine Sonderstellung ein Leben lang inne.

Außerdem haben Yin und Yang der Niere eine regulative Wirkung, die weit über diesen Funktionskreis hinaus den gesamten Organismus betrifft. In den Einflussbereich dieses Funktionskreises gehören aus biomedizinischer Sicht alle großen Regelsysteme, die das Gleichgewicht des Organismus sicherstellen: das Hormonsystem mit den Hormonen von Epiphyse und Hypophyse, Nebennieren und Schilddrüse, die männlichen und weiblichen Geschlechtshormone, sowie das sympathische und das parasympathische Nervensystem. Nicht dem Funktionskreis Niere sondern der Milz unterstehen hingegen die Hormone der Bauchspeicheldrüse. Auch der Elektrolythaushalt und die Aufrechterhaltung des Säure-Basen-Gleichgewichts müssen in der Chinesischen Medizin dem Funktionskreis Niere zugeordnet werden. Die Niere und insbesondere das enge Zusammenspiel von Nieren-Yin und Nieren-Yang sind also das Zentrum der Homöostase, der überlebenswichtigen Aufrechterhaltung eines inneren Gleichgewichts.

Dieses extrem komplexe und vielschichtige Regelsystem wird in der Chinesischen Medizin stark vereinfacht auf zwei Richtungen zusammengeschrumpft: auf Yin und Yang. Es ist ganz klar, dass dabei die Feinheiten verloren gehen, doch erlaubt die chinesische Betrachtungsweise im Ausgleich dazu Einblick in grundlegende Zusammenhänge und Dynamiken.

Die Verwurzelung von Yin und Yang in der Niere macht deren enge Verbindung zu den vorgeburtlichen Ressourcen deutlich. Das Yin der Niere ist eng verbunden mit der Essenz im engeren Sinne, während das Yang der Niere eng mit dem Ursprungs-Qi zusammenhängt. Auch wenn Nieren-Yin und Nieren-Yang selbst nicht als vorgeburtliche Ressourcen bezeichnet werden, verhalten sie sich in vielem ganz ähnlich wie diese. So wird der Alterungsprozess nicht nur von einem Nachlassen der Nieren-Essenz gezeichnet, sondern immer auch von einer zunehmenden Schwäche des Nieren-Yin und des Nieren-Yang. Diese beiden Ressourcen nehmen also eine Art Mittelposition zwischen vor- und nachgeburtlichen Ressourcen ein. Wie die vorgeburtlichen Ressourcen haben sie einen sehr engen Bezug zu Konstitution, Entwicklung und Alterung eines Individuums und unterliegen im Laufe des Lebens unweigerlichen Schwankungen. Und wie vorgeburtliche Ressourcen können Yin und Yang der Niere in manchen Situationen nur sehr schwer bis gar nicht wieder aufgebaut werden, dann nämlich, wenn sie von innen her versiegen. Bei jungen Menschen hingegen verhalten sich Nieren-Yin und Nieren-Yang eher wie nachgeburtliche Ressourcen, können also bis zu einem bestimmten Grad geschwächt und wieder gestärkt werden, wenn auch in viel längeren Zeitspannen als dies bei Qi, Blut und Körperflüssigkeiten der Fall ist.

Yin und Yang der Niere sind nicht nur für die Niere zuständig, sie unterstützen Yin und Yang auch in allen anderen Funktionskreisen. Ist das Yang der Niere schwach, so erhält zum Beispiel das Yang der Milz zu wenig Unterstützung und gerät dadurch oft selbst in eine Krise. Andererseits schlägt sich eine lang anhaltende Schwäche des Milz-Yang irgendwann auch auf das Yang der Niere, weil es von letzterem gestützt werden muss und es so ermüden lässt. Ein weiteres Beispiel ist der enge

Zusammenhang zwischen dem Nieren-Yin und dem Yin der Leber. Diese beiden können sich gegenseitig stützen, sich aber auch gegenseitig mit in eine Krise ziehen.

Im Unterschied zu allen anderen Funktionskreisen liegen Yin und Yang in der Niere sehr nahe beieinander. Wie bei einem Baum vereinen sich die beiden weit verzweigten Äste Yin und Yang im Stamm und gehen gemeinsam in die Wurzeln über. Eine Schwäche des Funktionskreises Niere betrifft deshalb eigentlich immer beide Ressourcen. Allerdings kann das Ausmaß der Schwäche unterschiedlich auf die beiden Wurzeln verteilt sein, es kann also einen starken Nieren-Yang-Mangel mit einem leicht geschwächten Nieren-Yin geben oder umgekehrt. Für die Behandlung ist die enge Abhängigkeit von Nieren-Yin und Nieren-Yang allemal sehr wichtig: will man Yin oder Yang der Niere stärken, kann man nämlich leicht durch allzu einseitige Behandlungsstrategien die jeweils andere Ressource verletzen. Jede Behandlung des Funktionskreises Niere muss deshalb immer beide Ressourcen berücksichtigen und schützen.

Die Niere als Reservebatterie

Der Funktionskreis Niere liegt in unserem Rumpf zuunterst, sein Einflussbereich erstreckt sich über den gesamten unteren Teil von Bauch und Rücken und über die unteren Extremitäten. Die Niere bildet also auch anatomisch so etwas wie ein Fundament, auf dem der Organismus sich aufrichtet. Dies wird dadurch unterstrichen, dass dem Funktionskreis Niere die Knochen zugeordnet sind und mit ihnen die Fähigkeit, den Körper aufzurichten und in der Senkrechten zu halten. Dazu mehr im Kapitel über die „schwache" Niere.

Der Funktionskreis Niere ist auch im energetischen Sinn eine Art Fundament, wir sprechen deshalb von einer Reservebatterie. Yin und Yang der Niere und noch tiefer Essenz und Ursprungs-Qi bilden eine Art Reserve-Pool, auf den alle anderen Funktionskreise zurückgreifen können, wenn ihre eigenen Ressourcen zu schwach sind. Was Yin und Yang betrifft, haben wir dazu bereits einige Beispiele gemacht und beschrieben, wie die Niere als Wurzel von Yin und Yang alle anderen Funktionskreise unterstützt. Eine ähnliche Hilfestellung leistet der Funktionskreis Niere auch bei einer Schwäche von Qi und Blut.

Qi und Blut sind substanzielle Ressourcen, die ständig verbraucht und immer wieder produziert werden. Für die Bereitstellung von Qi ist im Normalfall die Milz zuständig, für die Bereitstellung von Blut hingegen die Leber. Was das Blut anbelangt gibt es eine direkte Verbindung zur Niere: schwächelt das Blut der Leber über längere Zeit, so kann dieser Mangel durch die Bereitstellung von Nieren-Yin und Essenz überbrückt werden. Blut, Yin und Essenz sind also allesamt sehr eng miteinander verwandte Ressourcen, die zur Not ineinander umgewandelt werden können, allerdings nur in der Richtung von der "edleren" Substanz (Essenz) hin zu den weniger edlen (Yin und zuletzt Blut). Mangelt es hingegen an Qi, was zum Beispiel bei ungenügender Nahrungsaufnahme, langer körperlicher oder geistiger Anstrengung ohne ausreichende Ruhepausen oder während einer schwächenden Erkrankung passieren kann, so springt der Funktionskreis Niere ein und stopft mit seinem Yang und dem Ursprungs-Qi das Loch im Qi-Haushalt. Aus westlicher Sicht können wir sagen, dass eine solche Aktivierung der Nieren-Ressourcen oft mit einer vermehrten Ausschüttung von Nebennierenhormonen wie Adrenalin und Cortisol, auch als Stresshormone bekannt, zusammenhängt. Doch solche direkten Vergleiche zwischen TCM und Biomedizin sind immer mit großer Vorsicht zu behandeln.

So wertvoll die Reservebatterie Niere in vielen Situationen ist, so gefährlich für die Gesundheit ist es, längerfristig oder immer wieder auf sie zurückzugreifen. Dies geschieht vor allem während akuten Krisensituationen, wie einer schweren Erkrankung, chronisch bei Schlafmangel, Überarbeitung, übertriebener sportlicher Aktivität und ungenügenden Erholungsphasen, ebenso einer Hungersnot oder ihrer modernen Entsprechung in Form einer Crash-Diät oder Fastenkur. In all diesen Fällen werden nach dem Aufbrauchen von Qi und Blut auch die in der Niere gespeicherten Ressourcen angezapft und schrittweise verbraucht. Da diese Ressourcen nur sehr schwer (Yin und Yang der Niere) bis praktisch gar nicht (Essenz und Ursprungs-Qi) wieder aufgebaut werden können, zeigt sich deren Erschöpfung daran, dass die Regeneration nach einer Phase der Anstrengung ungleich viel langsamer passiert, als bei einem normalen Verbrauch von Qi- und Blut. Ist das Qi aufgebraucht, benötigt ein gesunder Organismus wenige Stunden bis einige Tage, um wieder zu Kräften zu kommen. Ist das Blut stark reduziert, dauert es vielleicht etwas länger, aber in einigen Tagen bis wenigen Wochen kann in einem gesunden Organismus und bei ausreichender Ernährung auch das Blut sich regenerieren. Sind hingegen die Wurzeln von Yin und Yang in der Niere erschöpft oder gar die Essenz angegriffen, wie es bei einem Burn-out sehr anschaulich der Fall ist, so dauert es Monate oder Jahre, bis der Organismus sich regeneriert, und häufig bleiben auch danach noch Spuren von anhaltender Erschöpfung oder frühzeitiger Alterung zurück. Eine tiefe Erschöpfung, die auch durch Ruhe, Schlaf oder Urlaub nicht zu kurieren ist, ist demnach auch eines der wichtigsten Alarmzeichen dafür, dass der Organismus zu sehr auf seine Reservebatterie zurückgreifen musste.

Die Ressourcen der Niere und vor allem die vorgeburtlichen Reserven sind aber nicht nur wertvoller als Qi und Blut, sie sind auch „reiner". Die Essenz stellt für die TCM eine Art „Super-Benzin" dar, mit ihm läuft der Motor besonders schnell und lautlos. Wer es sich also zur Angewohnheit macht, auf seine vorgeburtlichen Kraftreserven zurückzugreifen, wird sehr oft begeistert davon sein, wie klar der Kopf dabei ist, wie viel körperliche Kraft sich mobilisieren lässt, wie wenig einen Hunger und Müdigkeit dabei stören. Dieses Hochgefühl kann süchtig machen, es ist eine immer weiter verbreitete Sucht nach Stress. Im Unterschied dazu fährt langsamer, wer sich auf Qi und Blut verlässt, der Kopf ist vielleicht trüber, er hat mit der Verdauung zu kämpfen, wird von Hunger und Müdigkeit aufgehalten und doch – das jedenfalls ist das Fazit der Chinesischen Medizin – schafft er mit seinem Wagen letztlich mehr Kilometer.

Der Nieren-Yang-Mangel

Ein Nieren-Yang-Mangel ist bei älteren Menschen sehr viel häufiger anzutreffen als in jungen Jahren. Sind Frauen im Alter vor allem um ihr Nieren-Yin besorgt, so macht der Rückgang des Nieren-Yang vor allem den Männern zu schaffen. Bei Kindern, Jugendlichen oder jungen Erwachsenen ist dieses Muster, wenn es denn auftritt, in den allermeisten Fällen konstitutionell bedingt. Trotzdem kann man sich einen Nieren-Yang-Mangel natürlich auch in jungen Jahren erarbeiten. Eine häufige Ursache dafür ist eine Ernährung, die über sehr lange Zeit zu stark kühlt oder schlicht zu wenig Yang-Tonika zuführt. Ersteres ist zum Beispiel bei Rohköstlern der Fall oder ganz allgemein bei Menschen, die viel Obst und Salate essen. Hier leidet zuerst das Milz-Yang und in einem zweiten Moment auch das Yang der Niere. Fehlen hingegen die wichtigsten Yang-Tonika, wie dies bei einer vegetarischen oder veganen Ernährung der Fall ist, so wird das Nieren-Yang unmittelbar getroffen und sozusagen ausgehungert. Auch Menschen, die immer wieder Diäten einhalten, in denen die tägliche Kalorienzufuhr zu stark reduziert wird, laufen Gefahr, ihr Nieren-Yang nachhaltig zu schwächen. Hunger bringt den Organismus dazu, sein Yang zurückzufahren, versetzt ihn sozusagen in eine Art Winterschlaf. Häufen sie solche Hungerphasen oder ziehen sie sich in die Länge, so bleibt eine Schwäche des Nieren-Yang zurück, die in der Folge meist auch das vorhandene Übergewicht negativ beeinflusst (der sogenannte Jo-Jo-Effekt).

Eine weitere Ursache für eine Schwäche des Nieren-Yang liegt in einem Übermaß an äußerer Kälte. Der Funktionskreis Niere ist immer dann besonders anfällig für äußere Kälte, wenn diese direkt auf die ihm zugeordneten Zonen einwirkt, also direkt auf Füße, Beine und den gesamten Unterleib bis auf Taillenhöhe. Ein Organismus mit einem kräftigen Yang reagiert auf äußere Kälte zunächst dadurch, dass er sein Yang aktiviert. Auf das Eindringen von äußerer Kälte reagiert er mit reaktiver Hitze, also zum Beispiel mit einer Entzündung oder Fieber. Hält die Kälte aber zu lange an oder ist das Yang bereits geschwächt, so kommt es zu einem zunehmenden Verschleiß des Yang und zum Auskühlen.

Wollte man die Funktionen des Yang in zwei Worten umschreiben, so müsste man Wärme und Dynamik wählen. Das Yang ist dabei in Wirkung und Erscheinungsform zwar vergleichbar mit dem Qi, greift aber sehr viel tiefer. Ist das Qi schwach, so fehlt dem Organismus die nötige Kraft, um Bewegung, Aktivität und Wärme durchzusetzen. Diese Kraft kann allerdings durch essen, rasten oder schlafen in einem gesunden Organismus relativ schnell wiederhergestellt werden. Greift die Schwäche hingegen auf das Yang über, so fehlt nicht nur die Kraft für Dynamik und Wärme, sondern auch der innere Antrieb dazu. Selbst wenn gegessen, gerastet oder geschlafen wird, selbst wenn ausreichend Qi zur Verfügung steht, tut sich der Organismus in dieser Situation schwer, ins Yang zurückzufinden. Ein Organismus mit einem Qi-Mangel kann nicht richtig Gas geben, weil der Kraftstoff fehlt; ein Organismus mit einem Yang-Mangel kann nicht mehr Gas geben, weil der Motor einen Schaden hat. Ein Yang-Mangel gilt im Vergleich zu einem Qi-Mangel als ein schwerwiegenderes Muster und ein Nieren-Yang-Mangel wiederum als dessen grundlegendste Form, da das Yang des gesamten Organismus ja im Yang der Niere wurzelt. Ein Nieren-Yang-Mangel ist immer ein chronisches Ungleichgewicht. Auch in der Therapie benötigt man relativ viel Zeit, um einen Nieren-Yang-Mangel positiv zu beeinflussen, und wird dennoch in einigen Fällen (bei konstitutionellem und altersbedingtem Nieren-Yang-Mangel) nur begrenzte Verbesserungen erzielen.

Es gibt bei einem Nieren-Yang-Mangel einige allgemeine Anzeichen, die für sich alleine genommen nur sehr schwer einem bestimmten Muster zuzuordnen sind. So können Blässe und Müdigkeit außer bei diesem Muster auch bei einem Mangel an Qi oder Blut auftreten. Sehr viel spezifischer ist da schon das Kältegefühl, das für jeden Yang-Mangel typisch ist. Da die Niere über die untere Körperhälfte herrscht, erstreckt sich auch das Kältegefühl vor allem vom unteren Rücken zum Unterbauch, über die Beine und bis zu den Füßen. Oft hat die betroffene Person auch das Gefühl von hartnäckiger innerer Kälte und große Schwierigkeiten dabei, sich wieder zu wärmen, wenn ihr einmal kalt ist. Die Körpertemperatur kann leicht herabgesetzt sein und die betroffenen Körperstellen können sich auch von außen kalt anfühlen, ausschlaggebend für die Befundung aber ist vor allem das subjektive Kältegefühl. Natürlich verschlimmern sich all diese Empfindungen im Winter (einer von den Betroffenen ungeliebten Jahreszeit), sie können aber durchaus auch während der anderen Jahreszeiten auftreten.

Durch die Kälte und dementsprechend schwache Durchblutung der Beckenorgane kann es hier zu einer Unterfunktion bzw. zu einer erhöhten Anfälligkeit gegenüber Krankheitserregern kommen (die TCM spricht von eindringender Kälte oder Kälte-Feuchtigkeit), was besonders häufig zu Blasen- oder Prostataentzündungen führt. Generell könnte man bei diesem Muster durchaus auch von einer Schwäche der Beckenbodenmuskulatur sprechen. Dies wird besonders deutlich, wenn wir uns vor Augen halten, dass der Funktionskreis Niere unter anderem auch die Funktion hat, die unteren Öffnungen (Anus, Harnröhre, Samenleiter und Vagina) zu kontrollieren, eine Aufgabe für die er eine kräftige Yang-Wurzel benötigt, also konkret Qi und Yang. In einigen Fällen kommt es bei einem Nieren-Yang-Mangel auch zu einer Form von Durchfall, die in der TCM als der Hahnenschrei-Durchfall bekannt ist. Der Name kommt daher, dass der Durchfall typischerweise in den frühen Morgenstunden auftritt, wenn der chinesische Bauer barfuß durch das nasse Gras zu seinen Feldern stapft. Durch die Einwirkung von äußerer Kälte kollabiert der Funktionskreis Niere sozusagen und versagt in seiner Haltefunktion. Eine vergleichbare Reaktion ist es übrigens, wenn man einen dringenden Harndrang verspürt, sobald man kalte Füße bekommt. Diese Form des Durchfalls hat also weniger mit einer mangelhaften Verdauung zu tun, als mehr mit der Unfähigkeit, den Stuhl zu halten.

Das Nieren-Yang ist auch dafür verantwortlich, dem Abwehr-Qi das nötige Yang zur Verfügung zu stellen, um die Körperoberfläche zu wärmen und vor äußeren Störfaktoren zu schützen. Deshalb kann es auch in diesem Bereich zu einer ausgeprägten Schwäche mit häufigem Frösteln und einer starken Empfindlichkeit gegenüber Luftzug, Wind oder Wetterwechsel kommen. Erkältungserkrankungen sind durch die reduzierte Abwehr häufiger, ziehen sich meist sehr lange hin und verlaufen typischerweise ohne hohes Fieber.

Der Mangel an Dynamik und Kraft betrifft im Fall des Nieren-Yang-Mangels ganz allgemein den unteren Körperbereich und insbesondere Lendenwirbelsäule und Knie. Diese zwei Zonen stehen in besonders enger Verbindung zum Funktionskreis Niere. Schwäche oder Schmerzen hier charakterisieren praktisch jedes Nieren-Muster und sind gerade für Menschen mit einer konstitutionell schwachen Niere typisch. Dies hat auch damit zu tun, dass in diesen beiden Bereichen die aufrechte Haltung (eine Aufgabe der Niere) besondere Anstrengung bereitet. Bei einem Yang-Mangel der Niere zeigen sich Schwäche und Schmerzen von unterem Rücken und Knien meist in Verbindung mit einem Kältegefühl sowie in der Folge von äußerer Kälte, körperlicher Anstrengung oder langem Stehen.

Ein weiteres Symptom des Nieren-Yang-Mangels kann ein niedriger Blutdruck sein, denn neben der aufrechten Haltung hilft dieser Funktionskreis auch dabei, im Körper einen bestimmten Druck und eine notwendige Spannung aufrecht zu erhalten. Schwindel, ein dumpfer Kopfschmerz (auch beschrieben, als wäre der Kopf in Watte gehüllt oder als wäre die Außenwelt ein Stück weiter weggerückt) oder chronische, relativ dumpfe Ohrgeräusche sind weitere Symptome in diesem Zusammenhang. Auch ein Nachlassen des Gehörs oder gar ein Hörsturz können mit diesem Muster einhergehen, in der Chinesischen Medizin ein Zeichen für die enge Verbindung der Ohren zum Funktionskreis Niere.

Eine Aufgabe, die der Funktionskreis Niere mit dem anatomisch definierten Organ Niere in der Biomedizin gemeinsam hat, ist die Bildung von Urin. Nach der TCM ist die Niere darüber hinaus auch für das Speichern und die kontrollierte Abgabe des Urins zuständig, denn der Funktionskreis Blase benötigt Qi und Yang der Niere, um diese

Aufgaben durchführen zu können. Die Beschaffenheit des Urins hängt vom Funktionskreis Niere ab und bei einem Yang-Mangel ist die Urinmenge erhöht, der Urin entsprechend stark verdünnt, geruchsarm und nur ganz leicht gefärbt bis fast ganz farblos. Typischerweise ist dies auch dann der Fall, wenn nicht übermäßig viel getrunken wird. Zu den Symptomen dieses Musters gehört auch häufiges oder nächtliches Wasserlassen, das sowohl durch die Urinmenge, durch Schwierigkeiten beim Wasserlassen als auch durch eine relative Schwäche der Blase bedingt sein kann. Dieses Muster kann auch zu Harninkontinenz oder Bettnässen führen, Symptome, die allerdings meist einem Nieren-Qi-Mangel zugeschrieben werden.

Durch die Schwäche des Nieren-Yang kann es zu Flüssigkeitseinlagerungen im Gewebe kommen, also zu Ödemen, die in der Chinesischen Medizin dem Störfaktor „Wasser" zugeschrieben werden. Für die Chinesische Medizin ist die Niere der zentrale Funktionskreis im Haushalt der Flüssigkeiten und natürlich ist es auch hier (wie bei Milz und Lunge) die Yang-Wurzel, die die Flüssigkeiten klärt, bewegt und transformiert. Die durch eine Nieren-Schwäche entstandenen Ödeme betreffen vor allem die untere Körperhälfte, typischerweise Unterschenkel und Füße. Bei einer entsprechenden Störung können die Wassereinlagerungen aber auch auf andere Körperregionen übergreifen. So sammelt sich die durch fehlende Kontrolle überbordende Flüssigkeit zum Beispiel in der Lunge, wo sie zu Kurzatmigkeit, Atemgeräuschen, asthmatischen Beschwerden oder Palpitationen führen kann. Bedingt durch die Ansammlung von Feuchtigkeit und Wasser ist der Durst bei diesem Muster sehr häufig verschüttet, wird also nicht wahrgenommen. Wenn überhaupt, so hat die betroffene Person Lust auf warme und wärmende Getränke.

Auch die Sexualität hängt eng mit dem Funktionskreis Niere zusammen. Im Zustand sexueller Erregung fließen Qi und Blut vermehrt in den Unterleib und stärken dadurch direkt den Funktionskreis Niere. Die Sexualität hat also in einem gesunden Ausmaß eine kräftigende Wirkung auf die Niere. Doch zeigt jedes Störungsmuster dieses Funktionskreises auch negative Auswirkungen im Bereich von

Sexualität und Fortpflanzung. Ein Nieren-Yang-Mangel bedeutet vor allem ein Nachlassen des sexuellen Antriebs. Beim Mann kann dieses Muster mit Störungen der Potenz einhergehen oder die Spermaqualität vermindert sein, wodurch auch die Fruchtbarkeit abnimmt. Durch die fehlende Kontrolle über die unteren Öffnungen kann es außerdem zu unkontrolliertem Samenfluss kommen, also einem Austreten von Sperma ohne sexuelle Erregung. Bei einer Frau zeigen sich vor allem eine verminderte Libido sowie eventuell eine Herabsetzung der Fruchtbarkeit.

Im Bereich der Emotionen und der Psyche hängt der Funktionskreis Niere mit der Angst zusammen. Vor allem Menschen, deren Nierenenergie konstitutionell schwach ist, sind oft sehr ängstlich oder haben das Gefühl, es fehle ihnen der feste Boden unter den Füßen. Die Person hat das Gefühl einer diffusen Gefährdung und geht Herausforderungen aus dem Weg, leidet bisweilen aber auch unter klar umschriebenen Ängsten oder Phobien. Der Funktionskreis Niere beherbergt die Seele *zhi*, übersetzbar als Wille. Dieses "ich! will!" brauchen wir in einem gesunden Ausmaß als Wille zum Überleben und um im Leben den nötigen Kampfgeist zu entwickeln. Ist es aber zu stark ausgeprägt, so bringt es egozentrische Machtmenschen hervor. Bei einer schwachen Niere (und hier vor allem einer Schwäche der Yang-Wurzel) ist auch dieser Wille oft beeinträchtigt und wir beobachten dann eine tiefe Verunsicherung, Müdigkeit, innere Leere und Antriebslosigkeit bis hin zur Apathie. Wenn es bei diesem Muster zu einer Depression kommt, so häufig zu einer Art Winterdepression mit starker Antriebslosigkeit. Das vorherrschende Gefühl dabei ist: "Mir ist alles zu viel, ich schaffe es nicht, ich möchte mich verkriechen". Die betroffene Person ist vor allem in den Abendstunden sehr müde und hat einen großen Bedarf an Schlaf. Falls sich kein anderes Muster über den Nieren-Yang-Mangel legt, schläft die Person meist auch tief und fest, "wie ein Stein". Eine größere Schläfrigkeit zeigt sich bei diesem Muster allerdings auch zu anderen Tageszeiten, so zum Beispiel in den ersten Stunden nach dem morgendlichen Erwachen, wenn das schwache Yang Schwierigkeiten damit hat, Kreislauf und Stoffwechsel zu aktivieren.

Insgesamt wird dieses Muster von einer Verlangsamung der meisten aktiven Prozesse charakterisiert, so auch der Pulsfrequenz und der Atmung. Aus der Sicht der Biomedizin gibt es Parallelen zu Störungen der neuronalen und hormonellen Regelmechanismen, so zu einer vegetativen Dystonie mit ungenügender Aktivierung des Sympathischen Nervensystems oder einer Unterfunktion der Schilddrüse.

Der Nieren-Yin-Mangel

Das Yin ist wie das Yang eine Art regulative Ressource des Organismus. Dies bedeutet, dass es nicht wie Qi und Blut ständig verbraucht und wieder aufgebaut wird. Die Entwicklung des Yin folgt vielmehr einem Bogen, der das gesamte Leben überspannt. In der zweiten Lebenshälfte nimmt das Nieren-Yin auf physiologische Weise ab und ist damit mehr als jede andere Ressource an die vorgeburtliche Essenz gekoppelt. Natürlich gibt es einen therapeutischen Spielraum, um das Nieren-Yin zu stärken, wenn es vor der Zeit nachlässt, bzw. um dessen allmählichen Rückgang zu verlangsamen. Aber es muss doch auch gesagt werden, dass das Stärken des Nieren-Yin eine sehr langwierige Aufgabe ist und gerade im Alter an seine Grenzen stößt.

Das Yin beinhaltet die Fähigkeit des Organismus, seine Aktivitäten zu verlangsamen, zu verinnerlichen und sich stofflich, in seiner Substanz zu erneuern. Das Yin braucht, um funktionieren zu können, demnach *auch* Substanz. Hier liegt eine Ursache für einen vorzeitigen Yin-Mangel: ein lange anhaltender und tiefgreifender Verlust von Substanz, zum Beispiel durch wiederholten starken Blutverlust, durch übermäßiges Schwitzen (auch bei fiebrigen Erkrankungen), schwere chronische Entzündungskrankheiten, durch den Einsatz von Diuretika oder lange anhaltenden Durchfall. Auch eine entsprechend einseitige oder mangelhafte Ernährung bzw. eine gestörte Verdauung können über längere Zeit zu einem Yin-Mangel führen, denn die für das Yin benötigte Substanz wird wie beim Blut über die Umwandlung von Speisen und Getränken bereitgestellt. Typisch dabei ist, dass der Yin-Mangel sich meist nicht kurzfristig manifestiert, sondern erst auf eine mehr oder weniger lange Phase von Flüssigkeits- oder Blut-Mangel folgt.

Für ein gesundes Yin ist die Substanz allein allerdings keine ausreichende Voraussetzung, es braucht zudem die Gelegenheit für den Organismus, um diese auch einzusetzen. Das Yin kann nur dann wirken, wenn der Organismus die nötige Ruhe dazu hat, er muss sozusagen erst ins Yin zurückschalten. Anders als beim Yang kann der Organismus nur sehr schwer dazu gezwungen werden, in das Yin zu schalten: Beruhigung lässt sich nicht so leicht erzwingen. Um das Yang kurzfristig zu wecken genügen ein wenig Aufregung oder notfalls eine Ohrfeige. Beim Yin ist das sehr viel schwieriger, was jeder weiß, der schon einmal unter Schlafstörungen gelitten hat oder versucht hat zu meditieren. Die allerbeste Gelegenheit, sozusagen die *conditio sine qua non* für ein gesundes Yin, ist der tiefe Schlaf. Der Nachtschlaf ist das Herz des Yin: je besser es dem Yin geht, desto tiefer ist er, gleichzeitig aber ist ein tiefer Schlaf auch Voraussetzung für ein gesundes Yin. Ein lange anhaltender Schlafmangel oder eine ungenügende Qualität des Schlafs führen deshalb meist über kurz oder lang zu einer Schwäche des Nieren-Yin. Besonders wertvoll für das Yin ist der tiefe Schlaf in der Zeit um Mitternacht, während der Schlaf zu anderen Tageszeiten diesen mitternächtlichen Schönheitsschlaf auf die Dauer nur unzureichend ersetzen kann. Der einzige Zustand, der für das Yin ähnlich wertvoll ist wie der Nachtschlaf und diesen auch teilweise ersetzen kann, ist allem Anschein nach tiefe meditative Versenkung. Die Yin-Prozesse, die während des Schlafs ablaufen, haben alle mit substanziellen Aspekten zu tun. Bei Kindern hat das Yin mit dem Wachsen zu tun, sie werden im Schlaf größer. Bei Erwachsenen geht es dann darum, dass die Zellen, Gewebe und Organe sich durch das Yin und den Schlaf regenerieren, also teilweise erneuern. Außerdem erlaubt das Yin das Speichern von Substanzen und das Wiederauffüllen von substanziellen Reserven.

Die bei weitem häufigste Ursache für einen Nieren-Yin-Mangel ist allerdings das Altern. Bei Menschen jenseits der 50er oder 60er ist ein Nieren-Yin-Mangel bis zu einem bestimmten Grad physiologisch, während er bei jungen Erwachsenen immer Ausdruck einer relativ tiefgreifenden Störung oder einer entsprechenden konstitutionellen Schwäche ist. Allerdings vollzieht sich dieser altersbedingte Rückgang des Yin bei Männern und Frauen sehr unterschiedlich. Während er bei Männern graduell und kaum spürbar verläuft, bricht das Nieren-Yin bei Frauen während der Wechseljahre relativ heftig ein. Die weiblichen Hormone, allen voran das Östrogen, stützen das Yin. Nimmt die Östrogenproduktion ab, so kommt es bei vielen Frauen dazu, dass das nun relativ zum Yin übermäßige Yang sich in den Symptomen von Leere-Hitze manifestiert. Dazu gehören die klassischen Hitzewallungen ebenso wie Schlafstörungen, Nachtschweiß, Herzrasen oder innere Unruhe. Durch das teilweise Wegbrechen des Yin gleichen sich Frauen nach den Wechseljahren eher den Männern an und teilen mit diesen ein erhöhtes Risiko für Bluthochdruck, Stammfettsucht und Herz-Kreislauferkrankungen, Probleme, die nach der TCM mit dem relativen Zuwachs des Yang zusammenhängen. Andere Beschwerden können direkt mit dem Fehlen von Substanz in Verbindung gebracht werden, so zum Beispiel die Trockenheit von Schleimhäuten und die Abnahme der Knochendichte. Der Rückgang des Nieren-Yin ist bei den meisten Frauen allerdings nicht das einzige Muster, das sie in den Wechseljahren beschäftigt. Häufig gesellen sich eine Leber-Qi-Stagnation oder ein Nieren-Yang-Mangel dazu.

Relativ häufig ist eine besondere Form des Yin-Mangels außerdem bei Kleinkindern. Sie verbauen durch das Wachsen sehr viel Yin, weshalb sie während der Wachstumsschübe, also konkret während des Zahnens, kurzfristig eine Art von Yin-Mangel entwickeln können. Im Vordergrund stehen bei Kleinkindern diverse Symptome von Leere-Hitze, zum Beispiel Rötung oder entzündliche Prozesse an Zahnfleisch und After, rote Hautausschläge, Schlafstörungen und nächtliches

Schwitzen (bei Kleinkindern meist am Kopf), sowie leichtes Fieber am Nachmittag und während der Nacht. Im Unterschied zu erwachsenen oder älteren Menschen erholen sich die Kinder allerdings in relativ kurzer Zeit von diesem Ungleichgewicht.

Und damit sind wir schon bei den Symptomen angekommen, unter denen diejenigen hervorstechen, die in der TCM der sogenannten Leere-Hitze zugeordnet werden. "Leer" deshalb, weil diese Art von Überhitzung dadurch zustande kommt, dass dem Organismus die Fähigkeit abhandenkommt, sich zu kühlen und zu beruhigen. Ein Bild, welches sehr häufig verwendet wird, um die Leere-Hitze zu erklären, ist das eines Motors, der ohne ausreichende Kühlung heiß läuft. Die Anzeichen für eine Leere-Hitze begleiten im Prinzip auch die Yin-Mangel-Muster aller anderen Funktionskreise, also neben dem Nieren-Yin-Mangel auch den der Leber, des Herzens und der Lunge. Am ehesten ist es der Yin-Mangel des Magens, der sich nicht unbedingt durch Leere-Hitze manifestiert. Typischerweise manifestieren oder verschlimmern sich die Symptome der Leere-Hitze in der zweiten Tageshälfte und während der Nacht. Das hat damit zu tun, dass in diesen Stunden das Yin stärker werden und das Yang langsam gedrosselt werden sollte. Konkret beschreibt die Chinesische Medizin diesen Übergang dadurch, dass das Qi (vor allem das die Körperoberfläche wärmende Abwehr-Qi) sich beim Einschlafen in das Körperinnere zurückzieht und dadurch der Körper leicht auskühlt. Ist das Yin zu schwach, so gelingt dieser Wechsel nicht, der Organismus bleibt sozusagen im Yang stecken und die Körperoberfläche bleibt zu warm.

Zu den typischen Symptomen gehören ein leichtes Fieber oder subjektive Hitzegefühle. Dies kann auch äußerlich an verstärktem Blutandrang im Gesicht erkennbar sein, wobei aber typischerweise nur die Wangen gerötet sind. Die Hitzegefühle betreffen nach der TCM vor allem die "fünf Zentren", also Hände (hier vor allem die Handflächen), Füße (die Fußsohlen) und den Brustbereich. Auch die während der Wechseljahre typischen aufsteigenden Hitzewallungen haben oft mit einer solchen Leere-Hitze zu tun, zumal die Hitze, die durch einen Yin-Mangel der Niere entsteht, sich häufig in der oberen Körperhälfte manifestiert. Dies ist wohl auch der Grund dafür, dass die Theorie der Wasser-Feuer-Achse eine enge Verbindung zwischen den Funktionskreisen Niere und Herz herstellt, nach welcher dem Yin der Niere eine haltende, beruhigende und verankernde Funktion gegenüber dem Yang des Herzens zugeschrieben werden kann. In der Nacht kann es bei einem Nieren-Yin-Mangel außerdem zu vermehrtem Schwitzen kommen, der Mund ist trocken und der Mensch durstig. Ganz allgemein ist das Bedürfnis zu trinken bei einem Yin-Mangel allerdings öfters gebremst, sodass die Betroffenen in kleinen Schlucken trinken. Der Schlaf kann durch all diese Symptome gestört sein, wirklich typisch sind Schlafstörungen allerdings eher bei einem Yin-Mangel des Funktionskreises Herz.

Die Hitze, die durch einen Yin-Mangel entsteht, kann allerdings neben diesen klassischen Symptomen für Leere-Hitze auch zu Symptomen führen, die einer Fülle-Hitze sehr nahe kommen. So wird oft eine Leere-Hitze als Ursache dafür erkannt, dass Blut-Hitze entsteht und es zu Blutungen oder zu Hautausschlägen kommt. Ebenso kann eine Leere-Hitze neben anderen Störungsmustern hinter entzündlichen Reaktionen und Autoimmunerkrankungen stecken.

Neben den Symptomen der Leere-Hitze zeigt sich ein Nieren-Yin-Mangel natürlich auch mit spezifischen Störungen der Nierenfunktionen. Der Urin kann spärlich und sehr konzentriert sein, was sich in stärkerer Färbung und Geruch zeigt. In der Sexualität kann es zu übersteigerter Libido und Erregbarkeit kommen, außerdem bei Männern zu frühzeitiger Ejakulation oder nächtlichem Samenerguss in der Folge erotischer Träume, lauter Zeichen für fehlende Kühlung und Beruhigung durch das Yin. Im Unterschied zum Nieren-Yang-Mangel fehlt hier in der Sexualität also nicht die Kraft, sondern es fehlen Ruhe und Ausdauer.

Wie bei einem Nieren-Yang-Mangel kann das Gehör gestört sein oder es können Ohrgeräusche auftreten, ebenso wie Schwindel. Auch die Knochen gehören zum Funktionskreis Niere und hier lassen sich häufig Schwäche, Schmerzen und Gelenksbeschwerden in Lendenwirbelsäule und Knien, in der Folge aber auch im gesamten Rücken beobachten. Im Unterschied zu einem Nieren-Yang-Mangel gehen die Schmerzen bei diesem Muster allerdings nicht mit einem Gefühl von Kälte einher, sondern eher mit einer verringerten Knochendichte, fehlender Gelenksflüssigkeit und "trockenen" Gelenken, also Anzeichen von Abbau oder Verschleiß. Eine Abnahme der Knochendichte und die Osteoporose können in den allermeisten Fällen ebenfalls einer Schwäche des Nieren-Yin zugeordnet werden. Auch die Rückbildung der Kieferknochen und ein Wackeln oder der Verlust von Zähnen werden meist dem Funktionskreis Niere zugeschrieben, wobei die Ursache in einem Mangel von Yin oder mehr noch von Essenz liegen kann.

Ein Yin-Mangel ist klarerweise ein Leere-Muster und als solches kann es sich in Müdigkeit und einem Rückgang der Energie manifestieren. Die Müdigkeit bei einem Yin-Mangel hat aber immer einen unruhigen, überdrehten und beklommenen Charakter. Sehr häufig nehmen die betroffenen Personen auch wahr, dass sie gerade in den Abend- und Nachtstunden trotz einer zugrunde liegenden Müdigkeit nicht zur Ruhe kommen können. Wie man sich mit einem Yin-Mangel fühlt, kann man relativ gut nachvollziehen, wenn man eine Nacht lang nicht schläft bzw. sehr viel später als normal zu Bett geht. Nach einer anfänglichen Phase der Müdigkeit setzt sich meist eine überdrehte, zappelige Wachheit durch, die es eine Zeit lang sehr schwer macht, einzuschlafen, selbst wenn man es möchte. Die Müdigkeit bleibt unter der Unruhe zwar wahrnehmbar, aber sie setzt sich nicht durch. Bei Kleinkindern braucht es noch viel weniger, um diesen Zustand zu erreichen. Oft genügt es, dass sie abends ein paar Stunden länger aufbleiben, als gut für sie wäre, und schon verfallen sie in eine aufgedrehte, irgendwie fiebrige Aktivität, die von einer starken emotionalen Instabilität begleitet wird. Eine ähnliche Verbindung zwischen Müdigkeit und Unruhe gibt es in allen Mustern, in denen das Yang seinen relativen Überschuss einer Schwäche der Yin-Wurzel verdankt.

Häufig kann man bei diesem Muster auch von "schwachen Nerven" sprechen. Konkret haben die Betroffenen Schwierigkeit damit, Lärm, Trubel oder schlicht rasche Bewegungen auszuhalten, ohne sich davon gestört zu fühlen oder sehr nervös zu werden. Dies hängt damit zusammen, dass alle diese Eindrücke das nicht ausreichend verankerte Yang (in anderen Worten: den Geist) stärker mitzureißen vermögen. Das innere Erleben ist bei einem Yin-Mangel wie ein unruhiger Vogel auf einem Ast: sobald sich etwas in seiner Nähe bewegt, fliegt er auf und flattert umher. Einen Menschen mit einem starken Yin hingegen bringt so schnell nichts aus der Ruhe.

Wie schon erwähnt, kann sich eine Schwäche des Nieren-Yin auf das Yin jedes anderen Funktionskreises übertragen. Eine besonders enge Beziehung besteht zwischen dem Nieren-Yin einerseits und Yin und Blut der Leber andererseits. In der Theorie der Fünf Wandlungsphasen sind diese beiden "Mutter" (die Niere) und "Kind" (die Leber). Sehr häufig führt deshalb eine Yin-Schwäche der Niere dazu, dass auch in der Leber das Gleichgewicht zwischen Yin und Yang aus den Fugen gerät. Das in der Folge aufsteigende Leber-Yang manifestiert sich dann zum Beispiel in Kopfschmerzen, Ohrgeräuschen, Schwindel oder Bluthochdruck.

Die schwache Niere

Der Funktionskreis Niere ist die Wurzel von Yin und Yang, doch besitzt er neben diesen beiden Ressourcen eine dritte: sein Qi. Die zwei Hauptaufgaben des Nieren-Qi werden aus den zwei Mustern ersichtlich, die wir hier beschreiben: "Die Niere hält das Qi nicht" und "Das Nieren-Qi ist nicht fest".

Das erste Muster einer Nieren-Qi-Schwäche betrifft das Zusammenspiel zwischen Niere und Lunge, wie es bereits im Kapitel über die Lunge beschrieben wird. Niere und Lunge regulieren über ihre auf- und absteigenden Kräfte die Atmung. Bei einer meist kombinierten Schwäche dieser beiden Funktionskreise kann es zu Störungen der Atmung kommen, konkret geht es häufig um asthmatische Beschwerden aber auch um Kurzatmigkeit oder Husten. Liegt die Schwäche mehr im Funktionskreis Niere, so ist vor allem die Einatmung gestört. Begleitet werden die Atemstörungen von unterschiedlichen Symptomen eines Lungen-Qi und Nieren-Yang-Mangels, so zum Beispiel spontanem Schwitzen, Schwäche im Lendenbereich, reichlich klarem Urin oder Kältegefühl.

Im zweiten Muster geht es vor allem um die Funktion des Nieren-Qi, die unteren Öffnungen zu kontrollieren. Konkret sind damit Anus, Harnröhre, Samenleiter und Vagina gemeint, also sämtliche nach unten gerichteten Körperöffnungen. Es ist das Qi der Niere, das diese Öffnungen verschlossen hält, beziehungsweise öffnet und damit die Abgabe von Stuhl, Urin, Samenflüssigkeit und Vaginalsekret kontrolliert. Dazu benötigt die Niere Kraft. Ist diese Funktion geschwächt, so kann es zu Bettnässen, Harn- oder Stuhlinkontinenz, Verlust von Samenflüssigkeit beim Mann oder übermäßigem Ausfluss bei der Frau kommen. Als Ursachen für eine solche Schwäche können alle für den Nieren-Yang-Mangel aufgezählten gelten, außerdem die in der Folge näher beschriebenen inneren und äußeren Einflüsse, nämlich Angst und Kälte. Gerade was die Angst betrifft, ist der Zusammenhang überdeutlich, wenn man sich zum Beispiel vor Angst in die Hose macht.

Bisweilen werden die genannten Symptome auch einem Nieren-Yang-Mangel zugeschrieben, denn in diesem Funktionskreis sind Qi und Yang sehr eng miteinander verbunden. Wir könnten die Qi-Mangel-Muster der Niere also im Prinzip als eine Art Nieren-Yang-Mangel beschreiben, in dem sich nur die Schwäche, nicht aber die Kälte manifestiert.

Auf einer allgemeineren Ebene benötigt es die Kraft des Funktionskreises Niere auch für die aufrechte Haltung. Zum einen hat dies natürlich mit den Knochen selbst zu tun, die mit diesem Funktionskreis zusammenhängen. Die Entwicklung der Knochen hängt mit der Nieren-Essenz, deren Wachstum mit dem Nieren-Yang, deren Abbau im Alter über die Essenz hinaus vor allem mit dem Nieren-Yin zusammen. Die aufrechte Haltung, die auch durch eine bestimmte Körperspannung ermöglicht wird, hängt wiederum vor allem von der Yang-Wurzel der Niere ab, von deren Qi und Yang also. Diese Kraft der Niere ist nicht nur nötig für die aufrechte Haltung, sie wird durch letztere auch gestärkt. In der TCM erklärt sich dies dadurch, dass bei Belastung der Fußsohle der Punkt Niere 1, *yong quan*, in deren Mitte stimuliert wird. Aus der Sicht der Biomedizin bewirkt der aufrechte Stand eine Aktivierung des Sympathischen Nervensystems und eine unmittelbare Erhöhung der Muskelspannung. Bei einer Schwäche des Nieren-Yang kann es in diesem Zusammenhang auch zu einem niederen Blutdruck, bzw. zu Schwindel beim zu raschen Aufrichten aus einer sitzenden oder liegenden Position kommen.

Die Angst ist die Emotion der Niere

Wie jede der fünf grundlegenden Emotionen in der TCM beeinflusst auch die Angst die Bewegungen des Qi. Sie bringt das Qi dazu, abzusinken, eine Dynamik, die in gemäßigtem Ausmaß den Funktionskreis Niere ebenso stärkt, wie sie ihn im Übermaß zu schwächen vermag.

Beginnen wir wie immer mit den positiven emotionalen Fähigkeiten des Funktionskreises Niere und demnach mit der stärkenden Wirkung der Angst. Der Begriff "Angst" ist allerdings zu stark negativ besetzt, um diese positiven Gesichtspunkte zu beschreiben. Was die Niere stärkt, können wir am besten als ein Auf-der-Hut-Sein beschreiben, unsere spontane Reaktion auf eine zu meisternde Herausforderung. Wenn wir auf der Hut sind oder uns einer Herausforderung stellen, gibt es eine Abwärtsbewegung des Qi, die dazu führt, dass wir uns sammeln, uns zentrieren. Genauer gesagt sammeln wir unsere Kraft, das Qi, in einem energetischen Zentrum knapp unter dem Nabel, dem so genannten Unteren Dantian. Auch von außen wird dieses Absinken sichtbar: wer auf der Hut ist, verlagert seinen Schwerpunkt instinktiv nach unten, er duckt sich, um sprungbereit zu sein, bereit zu kämpfen oder zu fliehen.

Diese gemäßigte Abwärtsbewegung des Qi wirkt stärkend auf den Funktionskreis Niere, wie auch andere Einflüsse mit einer vergleichbaren zentrierenden Wirkung, im Besonderen äußere Kälte, der salzige Geschmack und sexuelle Erregung. In der TCM sagt man deshalb, kleine Mutproben stärken die Niere. Um dies zu belegen brauchen wir nicht erst auf die Konfrontationstherapie bei Ängsten zurückzugreifen, die nach diesem Prinzip vorgeht. Jeder weiß aus eigener Lebenserfahrung, wie stark es uns macht, Herausforderungen anzunehmen und wie sehr ein verwöhntes, verzärteltes Dasein Durchsetzungsvermögen und Kampfgeist (beides Ausdruck einer gesunden Nierenenergie) schwächt.

Dauert die Abwärtsbewegung des Qi allerdings zu lange an oder ist sie zu stark, stehen wir also nicht vor einer zu bewältigenden Herausforderung, sondern vor einer Gefahr, die uns erschüttert, so geht die stärkende Wirkung auf den Funktionskreis Niere über in eine schwächende. Das Qi der Niere hat eine aufsteigende und konsolidierende Natur, daher ist es energetisch leicht nachzuvollziehen, dass starke oder zu lange anhaltende Abwärtsbewegungen dieses Qi schwächen können. Die gesundheitlichen Störungen, die von übermäßiger Angst verursacht werden können, betreffen zum Beispiel die Fähigkeit des Nieren-Qi, die unteren Öffnungen zu kontrollieren. In der Folge kann es zu Inkontinenz oder Bettnässen kommen oder bei einem Schock - dem großen Bruder der Angst - dazu, dass die Kontrolle akut versagt und wir uns vor Schreck in die Hose machen. Auch die Fähigkeit des Nieren-Qi, den Körper aufrecht zu halten, ist häufig betroffen und es zeigen sich Symptome wie Schwäche oder Schmerzen an den Knien und im Lendenbereich bzw. das Knieschlottern bei akuter Gefahr. Steigt das Nieren-Qi in Folge der Angst zu wenig stark nach oben, so können Schwindel oder gar eine Ohnmacht die Folge sein. Ohrensausen und Hörsturz betreffen die Köperöffnung des

Funktionskreises Niere, das Ohr. Auch das rasche Ergrauen der Haare oder das sprunghafte Altern nach einem Schrecken gehören in der TCM als Symptome in den Bereich der Niere und werden einem Verlust von Essenz zugeschrieben. Und schließlich kann bei anhaltender Angst oder einem starken Schrecken auch die Verbindung zwischen unten und oben leiden, also vor allem zwischen Niere und Herz, was zu Herzrasen, Schlafstörungen oder Panikattacken führen kann.

Wie bei allen fünf Grundemotionen kann Angst sowohl Ursache von Ungleichgewichten oder Störungen sein als auch deren Symptom. Eine schwache Niere manifestiert sich deshalb oft in Angst oder einer ängstlichen Grundstimmung. Charakteristisch ist in diesem Fall, dass die Angst keinen realen Auslöser hat bzw. als Reaktion auf einen Auslöser unangemessen stark ausfällt oder lange anhält. Solche Emotionen, die ohne wirklichen Grund auftreten oder sich unnötig lange festsetzen, sind nach der TCM immer Anzeichen für eine Störung im jeweils zugeordneten Funktionskreis. Beobachten kann man eine solche Zunahme der Ängste oder das Auftauchen einer ängstlichen Grundstimmung durch eine Schwächung der Nierenenergie zum Beispiel bei älteren Menschen oder bei Frauen kurz nach einer Geburt.

Die Kälte geht zur Niere

Kälte beeinflusst das innere Gleichgewicht und dieser Einfluss richtet sich vor allem auf die Niere. Vergleichbar mit dem inneren Einfluss der Angst hat auch die Kälte als äußerer Einfluss eine zweifache Wirkung auf den Funktionskreis Niere. Ob er positiv oder negativ ausfällt, ob die Kälte die Niere stärkt oder schwächt, das hängt vom Ausmaß und der Dauer der Kälte ab.

Was bewirkt Kälte in uns? Als Yin-Faktor bringt sie den Organismus dazu, alle seine Prozesse zu verlangsamen. Insbesondere die Zirkulation von Qi und Blut und der Transport von Substanzen werden erschwert. Außerdem bringt der Körper als Reaktion auf äußere Kälte

Qi und Blut stärker in das Körperinnere, die Poren der Haut verschließen sich, die Körperoberfläche und die Extremitäten kühlen aus. Das ist der Grund dafür, dass wir im Winter trockenere Haut haben und bei derselben Raumtemperatur schneller frieren als in den Sommermonaten (so wie wir auch leichter frieren, wenn wir müde sind). Dieses Zusammenziehen und Zentrieren der Ressourcen ist als natürliche Reaktion des Organismus auf die Kälte sehr sinnvoll, denn es verhindert den Verlust von zu viel Wärme und Energie nach außen hin. Die Zentrierung der Ressourcen ist im Winter also unangenehm, weil durch das Auskühlen der Oberfläche schneller ein Gefühl von Kälte entsteht, sie erlaubt aber dem Organismus, sein Yang im Inneren zu schützen. Gleichzeitig bewirkt sie eine Stärkung des Funktionskreises Niere, da das Untere Dantian als energetisches Zentrum, in dem das Qi vor allem zusammengezogen wird, der Niere untersteht und das Sammeln und Speichern der Ressourcen im Dantian zu deren Aufgaben gehört. Äußere Kälte in einem angemessenen Ausmaß und zur richtigen Jahreszeit (nicht aus der Klimaanlage mitten im August) stärkt daher die Nierenenergie, allen voran das Nieren-Yang. Diese Tatsache machen sich praktisch alle nordischen Völker zunutze, wenn sie Wert darauf legen, ihre Kinder abzuhärten. Auch die TCM weiß, dass es die Fähigkeit des Organismus, sich von innen her warm zu halten, verbessert, wenn man sich immer wieder und in gemäßigten Situationen der Kälte aussetzt. Wer hingegen in den Wintermonaten zu viel wärmt und schwitzt, der zerstreut Qi und Yang, anstatt es zu sammeln, vermindert so die Fähigkeit des Organismus, sich von innen her warm zu halten und wird immer stärker von äußeren Wärmequellen oder wärmenden Speisen und Getränken abhängig.

Wird die Kälte aber übermäßig, so schlägt die stärkende in eine negative Wirkung um. Je nach Konstitution und innerem Gleichgewicht kann es dabei zu unterschiedlichen Situationen kommen. Zum einen wird das Yang vom Organismus eingesetzt, um gegen die äußere Kälte anzukämpfen. Hält diese zu lange an, kann es deshalb zu einem Nieren-Yang-Mangel mit den Symptomen einer Leere-Kälte kommen. Ist die Kälte sehr stark oder kann der Organismus zu wenig Yang mobilisieren, um sich gegen sie zu schützen, so kann sie aber auch direkt in das Körperinnere eindringen. Das Ergebnis ist eine Fülle-Kälte mit entsprechend akuten Symptomen. Dies passiert besonders leicht, wenn die Kälte direkt auf die Körperzonen wirkt, die mit der Niere zusammenhängen, also die gesamte untere Körperhälfte mit Füßen, Beinen, Unterbauch und Lendengegend. Die auf diesem Wege eingedrungene Kälte beeinträchtigt dann auch meist die mit dem Funktionskreis Niere verbundenen inneren Organe, also Blase, Niere, Prostata und Gebärmutter. Das passiert zum Beispiel, wenn wir eine Blasenentzündung bekommen, nachdem wir zu lange auf kaltem Stein gesessen haben. Auch jeder Motorradfahrer kann bestätigen, was die Chinesische Medizin lehrt: dass der Funktionskreis Niere und damit der gesamte untere Körperbereich besonders sensibel auf äußere Kälte reagiert und deshalb – in seinem Fall durch einen Nierengurt - mehr als andere Zonen davor geschützt werden sollte. In Zeiten von bauchfrei und Minirock entspricht diese Notwendigkeit leider oft nicht der gängigen Kleiderordnung.

Der Funktionskreis Blase

Die Aufgabe des Funktionskreises Blase ist schnell umschrieben: sie sammelt den Urin und gibt ihn kontrolliert ab. Der Urin ist sozusagen der letzte, definitiv unbrauchbare Anteil der Körperflüssigkeiten. Nachdem diese in mehreren Durchgängen von Dünndarm, Dickdarm, der Niere und zuletzt auch der Blase selbst in reine und unreine Anteile getrennt wurden, bleiben nur mehr die unreinen übrig und sammeln sich als Urin in der Blase.

Bei der kontrollierten Ausscheidung des Urins spielt allerdings nicht so sehr die Blase selbst, sondern vielmehr das Nieren-Qi die Hauptrolle. Letzteres "öffnet und schließt" die unteren Öffnungen und kontrolliert damit unter anderem den Abgang von Urin. Letztendlich kann eine Störung von Niere und/oder Blase sowohl zu einem häufigeren oder gar unwillkürlichen Abgang von Urin führen, als auch zu Harnverhalten. In beiden Fällen aber richtet sich das Augenmerk in Diagnose und Therapie mehr auf das Qi des Funktionskreises Niere als auf die Blase selbst.

Die Feuchte Hitze in der Blase

Die Muster der Blase sind wohl ebenso rasch beschrieben wie deren Funktionen. Hier soll es um ein einziges Muster gehen, die Ansammlung von Feuchte-Hitze, das bei weitem häufigste in diesem Funktionskreis. Die Ursachen für dieses Muster können viele verschiedene sein, denn Feuchte-Hitze ist in der Blase die Reaktion auf sehr unterschiedliche Störfaktoren. Prinzipiell herrscht in diesem Funktionskreis immer ein feuchtes Klima, weshalb sich bei diesem Muster die vorhandene Feuchtigkeit schlicht mit Hitze verbindet. Häufig entsteht die Hitze als eine Reaktion auf Kälte, und dies sowohl dann, wenn die Kälte von außen in die Blase eindringt, als auch wenn sie sich aufgrund eines Yang-Mangels (meist der Niere) im Inneren bildet. Als weitere Ursache kann es sich aber auch um innere Hitze handeln, die sich mit der Feuchtigkeit verbindet. Die Hitze stammt zum Beispiel aus dem Funktionskreis Leber, geht vom Nachbarn der Blase, dem Dickdarm, auf sie über oder aber sucht sich die Hitze aus dem Funktionskreis Herz über die Blase einen Weg nach draußen. Auch wenn man den Urin sehr lang in der Blase zurückhält, kann in Folge dieser Form von Stagnation Hitze entstehen.

Die Symptome von Feuchte-Hitze in der Blase sind jedem bekannt, der schon einmal eine Blasenentzündung durchgestanden hat: die Feuchtigkeit zeigt sich in trübem Urin, durch die Hitze kann es zu Blut im Urin kommen. Weitere Hitzezeichen sind Fieber, Durst und ein beschleunigter Puls. Der Harndrang kann sehr heftig sein, das Wasserlassen aber ist häufig erschwert oder schmerzhaft. Die

Feuchtigkeit kann durch die Verbindung mit der Hitze eindicken und zu Schleim (*tan*) werden, eventuell sogar zu Blasensteinen. Übrigens kann dieses Muster rein anatomisch betrachtet nicht nur die Blase selbst, sondern bei Männern auch die Prostata betreffen.

Nachwort

Kurzes Loblied auf die Prävention

Vielleicht erscheinen die hier beschriebenen Zusammenhänge und Muster manchem Leser als recht kompliziert und vielfältig. Doch muss man bedenken, dass mit dieser überschaubaren Anzahl von Ungleichgewichten praktisch alle durch innere Ursachen bedingten Erkrankungen beschrieben werden können. Jedes dieser Ungleichgewichte besitzt eine enorme Reichweite, was die klinischen Manifestationen betrifft, kann sich hinter einer kaum wahrnehmbaren Befindlichkeitsstörung ebenso verbergen wie hinter einer lebensbedrohlichen Erkrankung. Selbst schwere, chronische und sehr komplexe Krankheitsbilder lassen sich in der Chinesischen Medizin im Prinzip auf unterschiedliche Konstellationen und Verstrickungen dieser grundlegenden Muster herunterbrechen. Die TCM spannt so einen weiten Bogen von der Gesundheitsförderung und Prävention bis zur Therapie, wobei die Muster, die Art der Betrachtung, die Zusammenhänge an beiden Enden des Bogens dieselben bleiben.

Seit jeher gelten in der Chinesischen Medizintradition diejenigen Heilmittel als besonders wertvoll, deren Wirkungen auf das innere Gleichgewicht sich durch besondere Milde auszeichnen. Am besten ist es in diesem Sinne, wenn ein Heilmittel den Organismus unterstützt und stärkt, ganz ohne ihn aus dem Gleichgewicht zu bringen. Im Unterschied dazu, bevorzugt die Biomedizin Heilmittel, die möglichst schnell und durchgreifend wirken. Wenn ein Antibiotikum in zwei Tagen wirken kann, weshalb soll ich mich dann zwei Monate lang mit sanften Heilmitteln herumschlagen?

Der Grund dafür wäre eigentlich naheliegend: eine starke Wirkung geht eben meist mit ebenso starken Nebenwirkungen einher. Oder, in den Worten der Chinesischen Medizin: der gesunde Organismus besitzt die Fähigkeit, sich selbst im Gleichgewicht zu halten und ein Heilmittel sollte diese Fähigkeit wiederherstellen, aber sie nicht durch Einwirkungen von außen zu überspielen oder zu ersetzen versuchen. Bei einer zu starken oder nicht genau dosierten Wirkung kann sehr leicht passieren, dass das innere Gleichgewicht des Organismus zwar die zu therapierende Schlagseite verliert, dafür aber sogleich in eine andere Richtung umkippt. Das Antibiotikum treibt durch seine extrem stark kühlende Wirkung zwar die vorhandene Hitze aus, lässt den Organismus dann aber mit einem lädierten Yang zurück. Ein sanftes Heilmittel reduziert deshalb die Wirkung auf ein unbedingt notwendiges Minimum und beschränkt sich den Kräften und Ressourcen des Organismus gegenüber möglichst auf Hilfe zur Selbsthilfe.

Dafür aber benötigen wir Zeit. Viele Methoden der Chinesischen Medizin und besonders diejenigen, die in der Gesundheitsförderung eingesetzt werden, entfalten ihre Wirkung über eine lange Zeitdauer hin, über Monate, Jahre, ja sogar Jahrzehnte. Selbstverständlich kommt man mit solchen Methoden bei einer Lungenentzündung oder einem perforierenden Magengeschwür zu spät. Wenn wir diese Methoden der TCM einsetzen wollen, müssen wir deshalb 5, 10, 15 Jahre vorher ansetzten und rechtzeitig – wie es auf Chinesisch so schön heißt – „das Leben nähren" (*yang sheng*). Dabei können wir zum einen direkt die Ressourcen des Organismus stärken und nähren, also das Qi, das Blut, das Yin, das Yang, die Essenz... Wenn ich tief atme, gut verdaue und ausreichend schlafe, so hat dies immer eine positive Wirkung auf meine Gesundheit, ganz gleich wie mein inneres Gleichgewicht aussieht. Zum anderen aber steht uns mit der TCM die Möglichkeit offen, durch eine Befundung die vorhandenen Störungsmuster zu bestimmen und zwar zu einem sehr frühen Zeitpunkt, lange bevor sie sich als biomedizinisch diagnostizierbare pathologische Veränderungen oder Krankheiten manifestieren. Zu diesem frühen Zeitpunkt ist es meist noch möglich, die Muster allein durch die sanften Methoden der TCM positiv zu beeinflussen und so die drohende Erkrankung noch abzuwenden. Dies macht die TCM zu einem sehr wertvollen Instrument der Prävention, dessen Möglichkeiten leider zumeist bei weitem nicht ausgeschöpft werden.

Die Chinesische Medizin gibt uns in Gesundheitsförderung und Prävention mehrere wunderbare Methoden an die Hand. Akupunktur und Heilkräuterkunde, die beiden vorwiegend in der Therapie eingesetzten Methoden der TCM, haben in der Prävention einen begrenzten Nutzen. Sehr viel hilfreicher hingegen sind folgende Bereiche:

Der Lebenswandel. Vom ersten bis zum letzten Tag hat der Lebenswandel einen gewaltigen Einfluss auf unsere Gesundheit und unser Wohlbefinden. Schlaf- und Wachzeiten, körperliche oder geistige Anstrengung und Ruhe, der Umgang mit Emotionen, der Kontakt zur Natur, zu den klimatischen und jahreszeitlichen Einflüssen, all dies sind Faktoren, die in der TCM berücksichtigt und gezielt eingesetzt werden, um das innere Gleichgewicht zu stärken.

Qigong. Diese uralten Techniken sind viel mehr als Gymnastik, Atemübungen und Meditation zusammen. Qigong erlaubt uns einen direkten Zugang zu unserer Lebensenergie. Es verbessert die Haltung, vermehrt Kraft und Gelenkigkeit, vertieft die Atmung, sorgt für eine bessere Durchblutung und Versorgung mit Sauerstoff. Bei regelmäßigem Üben fällt es leichter sich zu entspannen, die Emotionen werden ausgeglichener. So schwer der Anfang vielleicht auch sein mag, so reich wird man belohnt, wenn das Üben erst einmal zur täglichen Gewohnheit geworden ist.

Massage und Selbstmassage. Was wir aus der Meridianlehre schließen können, ist die enge Verbindung zwischen außen und innen, der Peripherie des Körpers und den inneren Organen. Aus der Sicht der TCM geht es bei der Massage nicht nur um das Lockern der Muskeln, sondern auch um die Durchlässigkeit von Meridianen und Akupunkturpunkten. Das chinesische Tuina kann hier eingesetzt werden ebenso wie das japanische Shiatsu. Und mit ein wenig Gespür, Erfahrung und Kompetenz werden Massage und Selbstmassage auch für nicht-Profis ein wertvolles Instrument für mehr Wohlbefinden.

Die Ernährung. Jedes Lebensmittel hat eine bestimmte Wirkung auf das innere Gleichgewicht. So gering diese Wirkungen zum Teil auch sein mögen, sie summieren sich im Laufe unseres Lebens. Eine unpassende Ernährung kann deshalb bereits vorhandene Ungleichgewichte verstärken, während die richtigen Nahrungsmittel hier gegensteuern und geschwächte Ressourcen gezielt unterstützen. Deshalb ermittelt man bei einer Ernährungsberatung nach der TCM die vorhandenen Muster und versucht, die Ernährung passend dazu, also ganz individuell, zu gestalten.

Die Chinesische Heilküche. Die Tradition, alltäglichen Speisen durch die Zugabe von Heilmitteln einen gesundheitlichen Mehrwert zu verleihen, ist seit Jahrtausenden Teil der Chinesischen Medizin. Die Chinesischen Küchenkräuter verbinden die Ernährungslehre mit der Heilkräuterkunde. Dabei eignet sich für den Kochtopf nur, was auch im täglichen Gebrauch unbedenklich ist und vor allem gut schmeckt. Viele der chinesischen Küchenkräuter sind auch hierzulande immer beliebter, so die Goji-Beere, der Ginseng, der schwarze Sesam und chinesische Heilpilze, um nur einige zu nennen.

Es eröffnen sich also viele Wege. Wenn mich jemand fragt, welcher Weg denn wohl der beste sei, sage ich immer: „Es ist nicht wichtig, den besten Weg zu finden. Wichtig ist nur, sich auf den Weg zu machen". In diesem Sinne wünsche ich uns allen viel Freude und Erfolg.

Danke!

Dieses Buch ist im Selbstverlag erschienen. Für Fehler, die sich eingeschlichen haben, und Mängel, die sich nicht vermeiden ließen, bitte ich die Leser um Nachsicht.

Mein Dank geht an alle, die mich während der Arbeit an diesem Buch unterstützt und ermutigt haben, allen voran an meine Familie. Ein besonderes Dankeschön an drei liebe Freunde: an Gudrun Khünl-Brady-Ertl für die Durchsicht des Entwurfs und die wertvollen Ratschläge, an Mario Franceschini für die langjährigen Ermutigungen und die großzügige und kompetente Hilfe bei der Korrektur und an Silvia Carraro für die schöne Gestaltung des Buchumschlags. Grazie!

Literatur

Ich verwende in diesem Buch keine direkten Zitate. Ich habe versucht, den Texten über Chinesische Medizin, die ich kenne, inhaltlich so nahe wie möglich zu bleiben, ohne sie aber wörtlich zu wiederholen. Die folgende Liste soll den Lesern deshalb einen Anhaltspunkt geben. Sie enthält die Bücher, die mir in den letzten Jahren die wichtigsten Quellen für Information und Inspiration waren.

Bensky, Dan; Clavey, Steven: Chinese herbal medicine. Materia Medica, Eastland Pr., Seattle, 1986

Chen, Jiaxu: Chinese medicine study guide. Diagnostics, People's Medical Pub. House, Beijing, 2007

Clavey, Steven: Fluid physiology and pathology in traditional Chinese medicine, Churchill Livingstone, Melbourne, New York, 1995

Diolosa, Claude: Claude Diolosa spricht über..., Tonbandaufnahmen von Seminaren und Vorträgen, Avicenna Institut Freiburg

Farquhar, Judith: Knowing practice: the clinical encounter of Chinese medicine, Westview, Boulder, 1996

Flaws, Bob: A handbook of TCM Pediatrics, Blue Poppy Press, Boulder, 2006

Flaws, Bob: Treatment of modern Western diseases with Chinese medicine, Blue Poppy Press, Boulder, 2001

Hong, Hai: The theory of Chinese medicine. A modern Interpretation, Imperial College Press, London, 2014

Kalg, Andreas: Chinesische Arzneipflanzen. Wesensmerkmale und klinische Anwendung, Urban & Fischer, München, 2009

Kaptchuk, J.Ted, The web that has no Weaver: Understanding Chinese Medicine, Congdon & Weed, 1983

Maciocia, Giovanni: Diagnosis in Chinese Medicine. A comprehensive Guide, Churchill Livingstone, Edinburgh, New York, 2003

Maciocia, Giovanni: The foundations of Chinese medicine. A comprehensive text for acupuncturists and herbalists, Churchill Livingstone, Edinburgh, New York, 1989

Muccioli, Massimo: Le basi della medicina cinese. Fondamenti filosofici, fisiologia, eziologia, Pendragon, Bologna, 2013

Needham, Joseph: Science and Civilisation in China, Volume VI, Cambridge University Press, Cambridge, 2004

Ni, Maoshing: The Yellow Emperor's Classic of Medicine. A New Translation of the Neijing Suwen with Commentary, Shambala Publications, 1995

Pitchford, Paul: Healing with whole foods. Asian traditions and modern nutrition, North Atlantic Books, Berkeley, Calif. 2002

Ross, Jeremy: Zang Fu: The Organ Systems of Traditional Chinese Medicine, Churchill Livingstone, 1989

Tierra, Michael; Frawley, David: Planetary herbology. An integration of Western herbs into the traditional Chinese and Ayurvedic systems, Lotus Press, Twin Lakes, Wis., 1988

Unschuld, U. Paul: Medizin in China: eine Ideengeschichte, Beck, München, 1980

Unschuld, Paul: Was ist Medizin? Westliche und östliche Wege der Heilkunst, C.H. Beck, München, 2003

Weidinger, Georg: Die Heilung der Mitte. Die Kraft der Traditionellen Chinesischen Medizin, Steyr Ennsthaler, 2013

Zhou, Xuesheng; et al: Chinese medicine study guide. Fundamentals, People's Medical Publishing House, Beijing, 2007

Stichwortverzeichnis

absteigende Kräfte 142
Abwehr-Qi 30, 81, 180, 219
  - Schwäche 184
  - und Niere 180
Aggressivität 84
Alpträume 77
Alterung 27, 209
Angst 206, 222, 231
  - Dynamik 231
Ängstlichkeit 233
Aphten 100, 113, 168
Appetit
  - vermindert 137
Asthma 230
Atemgeräuschen 192
Atemnot 102, 182, 192
Atmung 177, 230
  - Dynamik 179
Aufputschmittel 113
aufsteigende Bewegung 74
aufsteigendes Leber-Yang 70–74
  - Auslöser 72
Augen
  - gerötet 76
  - trocken 61, 69
Ausdauer 138
Äußere Medizin 13
Äußerer Wind dringt in die Lunge
  ein 186–89
bakterielle Fehlbesiedlung 155
Ballaststoffe 148
Beckenboden 219
Befragung 36
Beschleunigung
  - innere 74
Bettnässen 221
Bewegungsmangel 48, 133, 151
Bewusstsein 96

Bindegewebsschwäche 140
Bi-Syndrom 81, 187
bitterer Geschmack 93
Blähungen 136, 148
Blase 206, 235
Blasenentzündung 219, 236
Blässe 58, 102, 104, 107, 139, 218
Blut 28, 32–33, 57
  - Enstehung 32
  - Mutter des Qi 63
  - und Yin-Wurzel 63
Blutdruck
  - niederer 220
Blut-Hitze 79–80
Bluthochdruck 50, 73, 76
Blut-Mangel 59
  - allgemein 32, 58
  - Frauen 60
  - Sportler 60
  - und Milz 59
  - und Niere 60
  - und Qi-Mangel 32
Blut-Stagnation
  - lokal 64
  - und Qi-Stagnation 65
  - Ursachen 66
Blutungen 67, 79, 114, 141
Blutverlust 58
Blutzirkulation 94
Blutzuckerspiegel 132, 138
Bronchitis 199
Brustkorb
  -Spannung 49
Brust-Qi 94, 179
Burn-out 216
Cellulite 152
Dantian 232, 234
Darmflora 133, 148

Denken 135
Depression 53, 103, 118, 222
Diäten 143, 217
Dickdarm 177, 202
Dreifacher Erwärmer 92, 122
Dünndarm 93, 121
Dünnhäutigkeit 108
Durchblutungsstörung 50, 116
Durchfall 52, 147, 157, 203, 219
Durst 76, 113, 154, 157, 171
 - fehlender 145
Einschlafstörungen 109
Emotionen
 - übermäßige 101
Endometriose 67
Entzündungen 227
Erbrechen 172
Erde 124
Ernährung
 - vegetarisch 143
Erschöpfung 107, 216
Essenz 26–28, 206
 - nachgeburtliche 208
Fettverdauung 53, 87
Feuchte-Hitze 87
 - Behandlung 156
 - im Genitalbereich 90
 - in der Haut 79
 - und Ernährung 89
 - vs. Schleim 88
Feuchte-Hitze in der Blase 236
Feuchte-Hitze in der Milz 154–58
Feuchte-Hitze in Leber und
 Gallenblase 88
Feuchte-Kälte 128
Feuchtigkeit 125, 127, 144, 145–47
 - äußere 145
 - innere 146
 - Wasser 127
Feuchtigkeit sammelt sich in der
 Milz 147–54
Feuer 74, 92
Fieber 188, 200
Fitness 102

Flüssigkeiten
 Haushalt 123
Freude 93, 101, 118
 - Dynamik 118
 - übermäßig 119
Frosch im Hals 50
Fruchtbarkeit
 - der Frau 62, 70
Frühling 39, 56
Fülle und Leere 34–36, 71
 - gemischt 150
 - Therapie 35
Fünf Wandlungsphasen 22–24
 - Entsprechungen 23
 - Modell 22
Funktionskreis
 - vs. Organ 25
Funktionskreise 24–26
Galle 86
Gallenblase 40, 53, 86
Gallenblasenmeridian 50, 73, 87
Gallenfluss 90
Gallensteine 89
Ganzheitlichkeit 15–17
Gehirn 211
Geist 95
 - Beschleunigung 114
 - Hyperaktivität 97, 98, 107
 - und Blick 96
 - und Herz-Blut-Mangel 107
 - und Herz-Qi-Mangel 103
 - und Herz-Yang-Mangel 105
 - und Schlaf 97
Gelbsucht 89
Gewichtszunahme 137, 152
glykämische Last 132
glykämischer Index 138
Glykogenspeicher 152
Grübeln 138
Haarausfall 61
Haltung
 - aufrechte 230
Harninkontinenz 221
Haut 80

Hautausschläge 63, 79
Heißhunger 168
Herbst 176
Herz 92
 - als Kaiser 93
 - Aufgaben 93
Herz-Blut-Mangel 105–9
Herz-Blut-Stagnation 115–16
Herz-Hitze 112–15
 - und Blase 115
Herzminister 121
Herz-Qi-Mangel 101–3
 - und Blut 101
 - und Lungen-Qi-Mangel 102
Herz-Yang-Mangel 103–5
Herz-Yin-Mangel 109–12
 - und emotionale Belastung 110
Hitze 74
Hitzegefühle 69, 76, 157
Hitze-Zeichen 76, 200
Höhenschwindel 74
Holz 39
Homöostase 212
Hormone
 - weibliche 225
Hormonsystem 212
Husten 183, 192, 194, 197
Inkontinenz 230
Innere Medizin 13
Innerer Leber-Wind 61, 83
Jojo-Effekt 143
Jugendliche 120
Kälte 206, 233
 - äußere 217
 - dringt ein 235
 - Fülle und Leere 234
 - Wirkung 233
Kältegefühl 139, 144, 218
kalter Schweiß 184
Kältezeichen 104, 144
Karenzzeit 150
Kauen 131
Kinder
 - und Geist 97

- und Wut 86
Konstitution 207
Kopfschmerzen 50, 73, 76, 78
Körperflüssigkeiten 28, 33–34, 127
 - und Blut 33
Krampfadern 141
Krämpfe 61, 83
Launenhaftigkeit 53
leaky gut syndrom 149
Leber 39
 - als General 43
 - Aufgaben 39
 - und Qi-Mechanismus 42
Leber-Blut-Mangel 59–64
Leber-Blut-Stagnation 64–68
Leber-Hitze 56, 74–78
 - Auslöser 75
Leber-Qi-Stagnation
 - und Leber-Blut-Stase 57
Leber-Qi-Stagnation 42
 - und Bewegung 48
 - und Impulse 44
 - und Leber-Blut-Mangel 56
 - und Schmerz 48
Leber-Qi-Stagnation
 - und Milz-Qi-Mangel 134
Leber-Yang
 - und Wind 80
 - Verankerung 71
Leber-Yin-Mangel 68–70
Leberzirrhose 69
Leere-Hitze 69, 110, 171, 197, 226
Lendenwirbelsäule
 - Schwäche 220
Lunge
 - Aufgaben 176
 - und Körperflüssigkeiten 189
 - und Qi 177
Lungen-Hitze 199
Lungen-Qi-Mangel 181–85
Lungen-Yin-Mangel 196–98
Lust auf Süßes 139, 153
Lymphsystem 151
Magen 125, 163–64

- Yin und Yang 163
Magen-Darm-Infekt 155
Magen-Feuer 166
Magen-Hitze 75, 166–69
Magenleiden
  - psychosomatische 167
Magen-Qi-Mangel 164–66
Magen-Yin-Mangel 169–71
  - und Magen-Hitze 169
Magersucht 165
Meditation 110, 224
Menstruation
  - schmerzhaft 54, 66
  - spärlich 62
  - starke Blutung 79
  - unregelmäßig 55
Menstruationsblut
  - klumpig 55
Metall 176
Milz
  - Aufgaben 125
  - haltende Funktion 140
  - Umwandlung 126
  - und Feuchtigkeit 127
Milz-Qi kann das Blut nicht halten 140
Milz-Qi sinkt ab 140
Milz-Qi-Mangel
  - und Ernährung 129
  - und Magen 131
Milz-Yang-Mangel 142–45
Mitte 124
Müdigkeit 63, 144, 218
  - bei Yin-Mangel 228
  - morgens 56
  - nach Mahlzeit 139
Mund
  - trocken 170
Mundgeruch 172
Muskelmasse 137
Muster-Differenzierung 36–38
  - vs. Diagnose 37
Nachdenken 125, 161
  - Dynamik 162

  - und Milz-Qi 162
nachgeburtliche Ressourcen 28, 126
Nachtschweiß 69
Nähr-Qi 30, 180
Nährstoffmangel 57
Nahrungsmittel
  - kühlende 131
Nahrungsmittelunverträglichkeiten 136, 148, 150
Nahrungsstagnation 171–73
  - morgens 173
Nahrunsmittel
  - befeuchtende 148
Nervenschwäche 229
Nervosität 63, 111
Niere
  - als Fundament 214
  - Aufgaben 205
  - Yin und Yang 212
Niere hält das Qi nicht 229
Nieren-Essenz-Mangel 209–11
  - bei Geburt 209
  - im Alter 209
Nieren-Qi ist nicht fest 230
Nieren-Yang-Mangel 217–23
Nieren-Yin-Mangel 223–29
Ödeme 151
Ohrgeräusche 73, 76, 78
Osteoporose 228
Palpitationen 102, 104, 110, 116
Panik 98, 111, 114
Pankreas 126
Perikard 92, 117, 121
prämenstruelles Syndrom 54
Prolaps 141
Puls
  - beschleunigt 110, 113
  - verlangsamt 104
Pulsdiagnose 36, 95
Qi 28–30
  - Abwehr-Qi 180
  - in der Äußeren Medizin 29
  - in der Inneren Medizin 29

- und Dynamik 40
- verschiedene Arten 29
-Nähr-Qi 180
Qi- der Funktionskreise 30–31
Qi-Mangel
  - allgemein 31
Qi-Mechanismus 41
Qi-Stagnation
  - im Brustbereich 105
  - lokale 42
Rauchen 197
rebellierendes Magen-Qi 51, 157, 168, 173–75
Reflux 51
regulative Ressourcen 212
Reizbarkeit 53
Reizdarm 52
Reizhusten 196
Rheuma 81
salziger Geschmack 206
Säureblocker 131
saurer Geschmack 40
saures Aufstoßen 174
scharfer Geschmack 177
Schilddrüse 223
Schlaf
  - und Nieren-Yin 224
Schlafmangel 224
Schläfrigkeit 222
Schlafstörungen 77, 99, 111, 115
Schleim 152, 158–61
  - äußerer 159
  - innerer 159
  - Manifestationen 159
  - unsichtbarer 160
Schleim in der Lunge
  - Kälte oder Hitze 192
  - und Ernährung 191
Schleim sammelt sich in der Lunge 189–94
Schluckauf 174
Schmerz 48
Schnupfen 186
Schreckhaftigkeit 107

Schüttelfrost 188
Schweiß
  - übelriechend 113
Schweregefühl 151
Schwindel 58, 73, 76, 78, 107
Seelen
  - der Funktionskreise 96
Sehnen
  - und Leber 61
Sexualität 221, 227
Sicht 61
Sodbrennen 168
Sommer 92
Spätsommer 124
Sport 134
Sportler 60
Sprachstörungen 100, 108, 111, 114
Stillen 62
Stimme
  - kraftlos 182
Störfaktor 35, 74
Stress 46
  - anhaltender 47
Stresshormone 46, 215
Stühle
  - trockene 196
  - trockene und harte 202
  - weiche 136, 144, 147
Stuhlentleerung
  - schwierig 52
süßer Geschmack 125, 148
  - übermäßiger 132, 153
Tatendrang 43
Taubheit 83
thermische Regulierung 20
Trauer 101
Träume
  - lebhafte 109
Traurigkeit 177, 185, 200
  - Dynamik 201
  - und Freude 201
Trockenheit 62, 77, 177, 194, 197
Überarbeitung 46
Übergewicht 143, 152

Umwandlung 59, 126
 -beeinträchtigt 135
Unentschlossenheit 84
Unruhe 99, 108, 111
untere Öffnungen 232
Urin 220, 235
Ursprungs-Qi 27, 207
Verdauung 126
Verdauungsenzyme 129
Verdauungsfeuer 128, 142
Verdauungsstörung 51
Verspannungen 49
Verstopfung 77, 149, 203
Völlegefühl 135
 - im Oberbauch 165
vorgeburtliche Ressourcen 26, 206
Wandlungsphase
 - Erde 124
 - Feuer 92
 - Holz 39
 - Metall 176
 - Wasser 205
Wandlungsphasen
 - Eigenschaften 22
Wärme 93, 117
Wasser 205
Wassereinlagerungen 54, 151, 184, 221
Wasser-Feuer-Achse 97, 227
Wechseljahre 60, 225
Wetterwechsel 81
Wind 40, 80
 - und Lunge 82

Wind dringt in die Lunge ein
 - Kälte oder Hitze 187
Wind-Kälte-Feuchtigkeit 145
Winter 205
Wochenbettdepression 106
Wut 40, 73, 77, 84
 - Dynamik 84
Wutanfall 85
Yang 19
Yang-Funktionskreise 26
Yang-Mangel
 - und Ernährung 143
 - und Qi-Mangel 218
Yang-Wurzel 22
Yin 19
Yin und Yang 17–19, 19–22, 98
 - Gleichgewicht 21
 - Schriftzeichen 18
 - und Niere 212
Yin-Funktionskreise 26
Yin-Mangel
 - bei Kleinkindern 225
Yin-Wurzel 22
Zahnfleisch
 - Rötung 168
Zucker 148
Zunge
 - blass 102
 - Ränder blass 61
 - Spitze gerötet 113
 - zyanotisch 67
Zungendiagnose 36, 99
zyanotische Verfärbungen 67, 116